병원이
내 몸을 망친다

지 은 이 | 김요자
펴 낸 이 | 김원중

편　　집 | 김민주
디자이너 | 조민희
제　　작 | 허석기
관　　리 | 차정심

초판인쇄 | 2013년 4월 15일
초판발행 | 2013년 4월 15일

출판등록 | 제313-2007-000172(2007.08.29)

펴 낸 곳 | (주)상상나무
　　　　　도서출판 상상예찬
주　　소 | 서울시 마포구 상수동 324-11
전　　화 | (02)325-5191
팩　　스 | (02)325-5008
홈페이지 | http://smbooks.com
이 메 일 | sun701@chol.com

ISBN　978-89-93484-73-1(13510)

값 15,000원

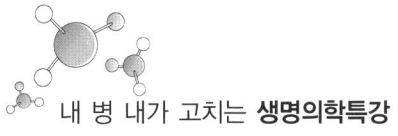

내 병 내가 고치는 **생명의학특강**

병원이
내 몸을 망친다

대한생명의학연구소장 | 김 요 자 著 |

상상
나무

머리글

　사람의 질병을 치료하려면 인체의 비밀을 알아야 한다. 고장 난 자동차의 엔진을 고치려면 자동차 엔진에 대해서 속속들이 알아야 하는 것과 마찬가지이다. 하지만 인체의 비밀을 안다는 것이 얼마나 어려운 일이겠는가? 인체의 비밀은 우주의 비밀만큼이나 어렵다. 지금까지 알려진 인체의 비밀과 우주의 비밀은 알려지지 않은 비밀의 일억분의 일 정도도 되지 않을 것이다. 그러니 어떻게 감히 인간의 질병을 치료할 수 있다고 자신할 수 있겠는가? 오히려 인간이 애초에 태어날 때부터 가지고 나온 생명력에 의해서 스스로 치료할 수 있도록 도와주는 것이 지혜로운 방법일 것이다.

　인간과 신을 통틀어서, 유사 이래 가장 위대한 신의(神醫)라고 평가할 수 있는 한국의 인산 김일훈 선생은 '진리를 깨우치지 못한 사람이 인간의 질병을 치료하는 의사가 된다는 것은 어불성설이다.' 라면서 '신비의 세계를 경험하지 못한 양반들이 쓴 게 의서(醫書)야! 신의 세계를 모르는 사람이 쓴 의서를 가지고 암을 어떻게 고치겠나? 의서 자체가 단일적으로 되는 약을 두고도 거기에 대한 말이 없으니 잘못됐어. 하나로 고쳐야지 너무 복잡해. 또 의서가 글하는 사람이나 보는 거지. 이거, 초등학교 학생은 못 보게 만들었어!(김일훈, 신약본초 후편, 인산가, 2009, 388p)' 라고 말한 바 있다. 그에 따르면 필자는 의사의 자격이 없다. 진리를 깨우치기는커녕 필자 자신이 누군지도 모르는 철부지에 불과하기 때문이다. 그러면서 왜 감히 의학교과서를 저술할 생각을 했느냐고 반문할지도 모르지만, 그에 대해서 필자는 이렇게 대답하고 싶다. "이 교과서는 필자의 교과서가 아니다. 그저 과거 인류의 위대한 대가들의 의술을 일반인들이 좀 더 쉽게 이해할 수 있도록 정리한 결과물일 뿐이다."라고 말이다. 그렇다면 독창성이라는 것이 없으니 그것은 교과서로서의 자격미달이라고 핀잔할지도 모른다. 하지만 과거 위대한 대가들의 의학을 집대성한 것으로 평가되는 허준의 『동의보감』을 누가 감히 평가절하할 수 있겠는가? 오히려 동양의학의 원전이라고 할 『황제내경』을 제치고 세계문화유산에 등재되지 않았는가? 어차피 일반인들이 의학을 알기는 어렵다는 이유로 독창성이라고는 털끝만큼도 없으면서 "이 책은 세계 최초로 오로지 내가 발명한 독창적인 의학이다. 나를 따르라!"며 세상 사람들을 속이는 사람들이 득실득실한 마당에 필자까지 남들처럼 거품물고 거들먹거리면서 환자들의 돈이나 후려쳐서야 되겠는가?

인류 중, 유사 이래 가장 위대한 명의(名醫)라고 평가할 수 있는 일본의 니시카츠조(西勝造) 선생은 '자신의 질병을 스스로 치료할 줄도 모르는 사람은 의사가 될 자격이 없다.'라고 설파한 바 있다. 그에 따르면 필자는 의사의 자격이 있는 사람이다. 지금까지도 그래왔지만 앞으로도 세상에서 말하는 난치병이든 불치병이든 필자의 질병은 필자 스스로 고칠 자신이 있기 때문이다. 그래서 필자는 의학을 연구하기 시작한 10년 이래 단 한 번도 병원이나 약국에 들러 본 일이 없고, 무료로 받을 수 있는 건강검진도 받아 본 일이 없다. 건강보험료만 꼬박꼬박 지불할 뿐이다.

필자가 의학을 연구해보니 몇 가지 놀라운 사실들을 알게 되었다. 터무니없는 내용의 교과서도 많았고, 일반인들은 이해할 수 없도록 그저 어렵게만 쓴 교재도 많았다. 의학 자체가 쉬운 내용인 것은 아니겠지만, 일반인이 쉽게 접근할 수 있는 의학교재를 찾는 것이 결코 쉽지 않다는 사실을 알았다. 이해하기 쉬운 교재가 없는 것은 아니지만, 모두가 자기만이 최고의 실력가라는 입장에서 독자들을 현혹시키려는 의도도 많이 엿보였다. 동서고금의 수많은 의학교재들을 독파하다보니, 자신의 생명력(生命力=면역력+자연치유력+자연양능작용력+신유의 능력)은 결국 자기 스스로 강화시키는 것만이 자신의 건강과 생명을 지킬 수 있다는 결론을 얻어 이 책을 쓰게 되었다. 하나밖에 없는 자신의 생명을 타인에게 맡겨서는 안 된다는 것이다.

일반인들도 의학교재를 수없이 독파한다면 어떤 교재가 옳고 어떤 교재가 틀리다는 것을 알 수 있겠지만, 이를 터득하기 위해 비용을 들이고 노력과 시간을 투자하는 것이 결코 쉬운 일이 아니다. 그런 일반인들을 위하여 이 책은 스스로 자신의 건강을 지키고 자신의 병을 고칠 수 있도록 하는 필자의 근본 취지를 담아 기술하였다. 인산 김일훈 선생의 말대로 '앞으로 초등학생들도 암을 고친다(김일훈, 신약본초 전편, 인산가, 1999, 485p).'는 것이 가능하도록 이 책을 썼다. "병을 고치려거든 모두 내게로 오라"가 아니라, "자신의 병은 스스로 고치시오!"라는 것이다. 비싼 치료비를 내고 치료받은 후 일찍 세상을 떠나는 일이 없었으면 하는 바람으로 이 글을 썼다. 어떤 것 하나만 알아도 난치병환자들을 치료할 수 있는 비방(秘方)들까지도 아낌없이 모두 공개하였다.

　따라서 이 책은 초등학생이라도 읽을 수 있도록 가능한 쉽게 썼다. 전문가를 위한 책은 아니라는 뜻이다. '초등학생도 배우면 암에는 전능한 치료법을 안다(김일훈, 신약본초 전편, 인산가, 1999, 531p).' 는 인산 김일훈 선생과 같은 취지이다. 내용이 많아서 책이 두꺼워지면 일반 독자들이 읽는데 어려움이 따를까봐 부차적인 설명을 생략하는 경우도 많았음을 밝혀 둔다. 그래도 인연이 되는 사람은 읽게 될 것으로 믿는다. 필자는, 돈이나 명예를 위해서가 아니라 이 책을 읽는 모든 사람들의 생명과 건강에 조금이라도 도움이 되었으면 하는 진실한 소망으로 이 책을 쓴 것이다. 그래서 일상생활 속에 누구라도 쉽게 실천함으로써 자신의 질병을 스스로 고칠 수 있게 될 것으로 확신한다.

　이 책은 의학이 앞으로 발전해 나아가야 할 방향을 제시한 책이기도 하다. 끝을 모르고 발전했다는 현대의학이지만 여전히 불치병, 난치병 환자들은 점점 더 많아지고, 그로 인해서 세상을 떠나는 환자들 또한 기하급수로 증가하고 있다. 그것은 현대의학이 생명과 건강에서 시작하지 않고 질병에서 시작하기 때문이며, 증상을 치료가 아닌 병으로 보며, 인체를 유기적 통일체로 보지 않고 전문의 덫에 걸려 부분으로만 보기 때문이다. 인간의 생명력을 강화하는 것이 아니라, '문제되면 그 기능을 죽이든지 아니면 조직을 떼어 내든지 바꿔 끼라!' 는 사고방식 때문이다.

필자는 이 책에서 그런 현대의학의 문제점을 지적하고, 잘못된 상식을 바로 잡을 것이다. 이 책이 세상에 나오면 저질 의료인들은 필자를 음해하고 박해할 것이 틀림없다. 이와 관련해서 필자의 의학 스승인 신의(神醫) 인산 김일훈 선생은 '의학서적을 전부 없애야 한다. 세상에 의학서적이 있으면 사람을 살릴 수 없다(김일훈, 신약본초 후편, 인산가, 2009, 258p).' 고 갈파했고, 또 다른 스승인 명의 니시카츠조 선생은 '당랑거철(螳螂拒轍- 사마귀가 제 분수도 모르고 앞발을 휘두르며 거대한 수레바퀴를 막으려 한다(니시카츠조, 건강생활대전, 홍익재, 2002, 638p).' 이라고 했다. 이 책은 바로 그 〈인산의학〉과 〈니시의학〉 및 필자의 임상경험 등을 종합해서 탄생시킨 〈생명의학〉이다. 필자의 독창적인 연구작품은 없으며, 설령 있다 해도 그것은 조족지혈(鳥足之血)에 불과하다는 점을 밝혀 둔다. 필자가 스승으로 받들고 있는 두 분에게 항상 감사할 따름이다.

"잘 배웠습니다, 고맙습니다."

10년 이상 걸리고 10억 이상 투자되어 완성한 이 책을 70억 인류의 생명과 건강을 위해 바친다. 예수님, 부처님, 허준, 인산 김일훈 선생, 니시카츠조 선생은 떠났어도 『성경』, 『불경』, 『동의보감』, 『신약(神藥)』, 『건강생활대전』은 살아남아서 오늘날까지 인류의 병든 몸과 마음을 치료하고 있다. 이 책도 그렇게 남아주기를 소망한다.

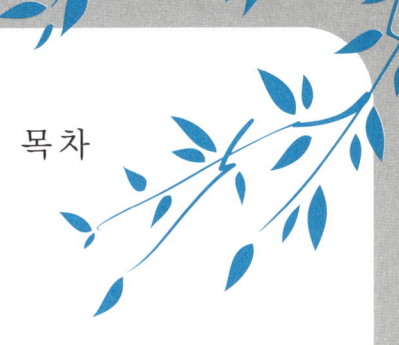

목차

제**3**장 질병의 원인분석을 통한 생명력강화

제**4**장 일상의 건강법 · 치료법을 통한 생명력강화

제**5**장 식이요법을 통한 생명력강화

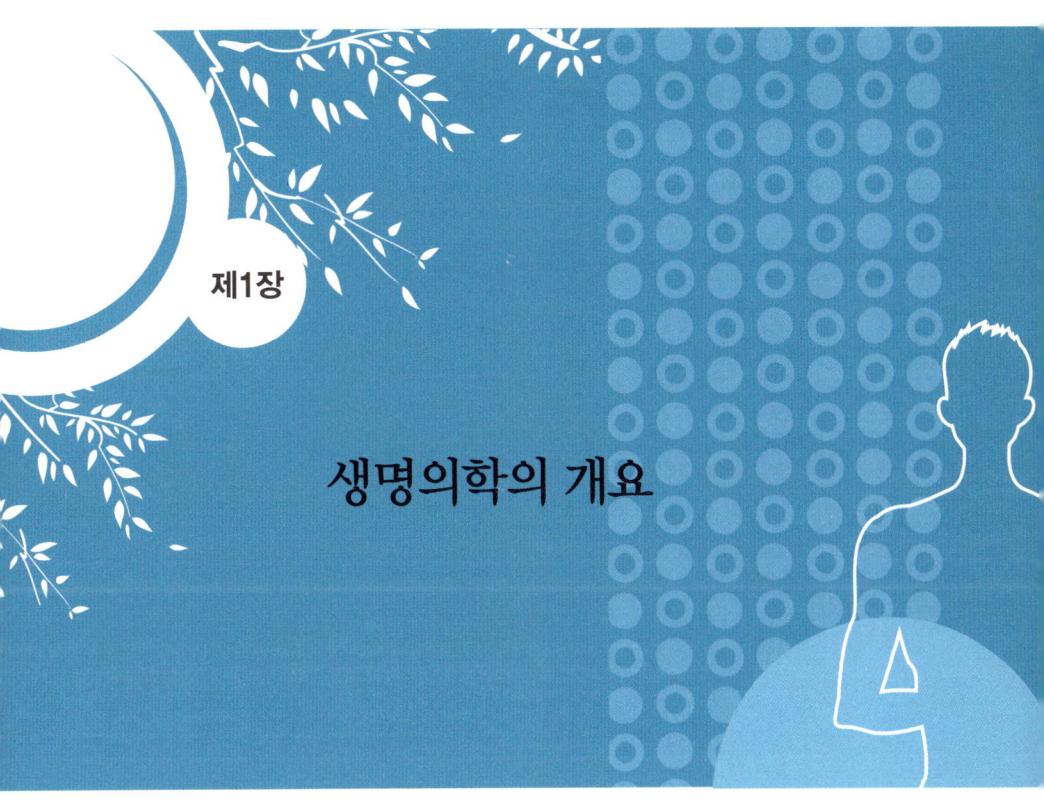

제1장

생명의학의 개요

병원이 내몸을 망친다

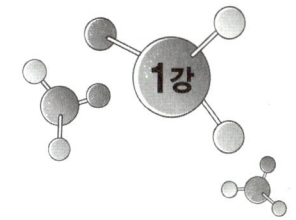

의학을 연구하게 된 배경

내가 의학을 연구하게 된 것은 우연과 필연이 겹친 결과인 것 같다. 대입 공부할 때 수학을 좋아했던 나는 한의대를 가고 싶었지만, 집안이 워낙 가난해서 중고등학교도 독학으로 마친 터라, 등록금도 비싸고 학업 기간이 6년이나 되는 한의대를 간다는 것은 큰 부담이었기에 포기하고 말았다.

내 나이 25세 때, 인생에 중대한 변화가 일어났다. 우연히 '진리'라는 것과 '영혼', '영생'이라는 것에 대해 알게 된 것이다. 그 이전에도 성경이나 불경은 더러 읽어 보았지만, 순전히 거짓말처럼 느껴졌다. 어떻게 예수님이 바다 위를 걷고 부처님이 공중에 높이 떠서 설법을 할 수 있다는 말인가? 더구나 학식이 높은 수많은 또랑또랑한 사람들까지도 신자가 되어 있다는 사실이 놀라울 뿐이었다. 현대의 초과학시대에 어떻게 그런 일이 있을 수 있을까? 많은 사람들이 모두 믿는다고 해서 반드시 옳은 것은 아니지만, 선(善)으로의 접근을 통해서 사회질서를 유지하는 종교의 가치만큼은 부정할 수 없다는 정도로 생각했었다.

그런데 그날은 불교성전을 읽다가 놀라움을 넘어 심장이 뛰고, 그로부터 3일간을 기쁨의 눈물로 지새며, '우와! 이제 나는 살았구나! 사선(死線)에서 기어 올라와 나는 이제 살아난 거야!'라는 가슴 벅차오름을 느낄 수 있었다.

참으로 신비한 일이었다. 과거에도 똑같은 책을 읽어본 일이 있었지만, 그런 느낌을 받은 적이 없었기 때문이다. 그것은 순전히 하나님의 축복이었다. 지금은 '어벙한 사람이든 또랑또랑한 사람이든 인류의 반수가 훨씬 넘는 사람들이 종교를 믿는다면, 그 속에는 틀림없이 뭔가 진리가 있는 것이다.' 라고 생각한다.

그 후 나는 성경도 읽어보게 되었다. 성경에서도 비슷한 느낌을 받을 수 있는지 궁금했기 때문이다. 결과는 동일했다. 불경과 성경이 다르지 않았다. 지엽적인 내용이 약간 다르기는 했지만, 그것은 진리를 가르치는 테크닉의 차이 정도로만 느껴졌고, 가르침의 큰 줄기는 조금도 다르지 않았다. 너무도 황홀해서 세상에 나와 있는 종교경전이라는 것은 우리의 민족종교에 이르기까지 거의 독파하게 되었다. 지금도 시간이 나는 대로 종교서적이나 명상서적을 읽기도 한다. 나는 항상 기쁘고 행복하게 살고 있지만, 그 중에서도 종교서적이나 명상서적을 읽을 때는 몸서리가 쳐질 만큼 행복하다.

갑자기 종교 이야기를 꺼내게 된 이유는, 그 후부터 남을 위해서 사는 방법을 연구하게 되었을 뿐만 아니라, 영혼이 건강하면 육체 또한 질병에 걸릴 수 없다는 것을 알았고, 육체의 병은 마음의 병이고, 마음의 병은 영혼의 병이라는 것을 알았기 때문이다. 또한 인간으로 세상에 나온 까닭은, 바로 남을 위한 삶을 살기 위해서라는 것을 깨달았다.

나는 짬나는 시간에 학원을 다니면서 동양철학과 침술학을 공부한 적이 있었는데, 그것이 결코 쉽지 않은 학문이라는 것을 알게 되었고, 또한 공부의 시작이 의학을 연구할 목적이 아니라 단순한 호기심이었기 때문에 그다지 깊게 연구하지 못 했다. 다만 의학을 본격적으로 연구하고부터는 그 짧은 지식이나마 크게 도움이 되었던 것은 분명하다.

내 인생에 또 하나의 중대한 사건이 벌어졌다. 어느 날 저녁 식사를 마치고 잠시 쉬고 있는데, 잘 놀던 세 살짜리 아들이 눈에 보이지 않는 것이다. 깜짝 놀라서 방안을 구석구석 찾아보니, 다른 방 한쪽 구석에 누워서 눈동자도 보이지 않게 눈을 치켜뜨고 있었고, 입에는 약간의 흰 거품이 있었으며, 숨은 붙어있었지만 몸을 만져보니 체온이 내려가서 싸늘했다. 저녁 먹은 게 체해서 경기(驚氣)했던 것이다. 하나밖에 없는 아들이 죽을지도 모르겠다고 생각하니 정신이 없었다. 직감적으로 '저 녀석을 끌어안고 병원까지 달려가다가는 틀림없이 죽겠구나!' 라는 것을 알 수 있었다. 하는 수 없이 침술원에 다니면서 사뒀던 삼릉침을 찾아보았다. 갑자기 찾으려니 눈에 띄지도 않아 그것을 찾는데 어느 정도의 시간이 걸렸는지 모르지만, 아마도 서너 시간은 걸렸던 것처럼 길게 느껴졌다. 나는 '아들아! 네가 만일 죽는다면 그것은 너에게나 아비에게나 더 할 나위없는 비극이다! 갈 때 가더라도 아비의 한이 남지 않게 침이라도 맞고 가려무나!' 고 생각하면서, 그 삼릉침을 1센티 깊이로 머리, 얼굴, 손발에 닥치는 대로 찔러댔다. 통상적으로는 약 5미리 정도로 찌르던 것이었는데, 그렇게 하다가 죽으면 한이 남을 것 같아서 훨씬 깊이 찔러댄 것이다. 한 10분 정도 찔러댔을까? 방안은 온통 피투성이로 흥건하였고, 나도 온몸이 식은땀으로 범벅이 되고 탈진되어 아들 옆에서 쓰러졌다. 그리고는 '주여! 저 아이와 저를 슬픔에 젖게 하지 마소서!' 라고 기도했다. 30분 정도의 시간이 지났을 무렵 옆에서 뿌스럭 소리가 들렸다. 놀라서 일어나 보니, 아이가 인상을 찌푸리며 작은 목소리로 "아퍼! 아퍼!" 하면서 손발을 약간씩 움직이는 것이다. 눈동자도 나타났다. 몸을 만져보니 아까보다 훨씬 체온이 올라온 상태였다. 나는 "오! 하나님! 감사합니다. 아들을 살려주신 은혜 결코 잊지 않겠습니다!"라고 외치며 바로 아들을 들쳐 업고서 택시를 잡아 타고 양방병원으로 향했다.

이제와 생각해보니 병원에 갈 필요도 없는 상황이었다. 그저 손발가락 끝을 사혈침으로 따서 피 몇 방울씩만 내주면 정상으로 돌아올 것이었고, 만일 그래도 낫지 않으면 코 아래 인중에 침을 위 방향으로 찌르거나 배꼽아래 약 8센티 근처 단전에 쑥뜸을 떠 주면 100% 정상으로 돌아올 것이었다. 하지만 그 당시 의학에 대해서 아는 것이 없었던 나는 아무 생각 없이 양방병원으로 달려갔던 것이다.

아무튼 그렇게 해서 아들을 살려 냈다. 만일 그때 내가 짧은 기간이었지만 침술을 공부한 일이 없었다면, 그래서 집에 삼릉침이 없었다면, 아마도 하나밖에 없는 아들은 내 곁을 떠나 죽음의 계곡을 넘어갔을 것이다.

나는 그 후 대학이나 신문사 등에서 강의를 하며 평범한 생활을 해왔다. 그러다가 나이 사십이 넘은 어느 날 신문에서 '침술학 무료공개강의'라는 광고를 접하고 '무료강의라니 어디 한번 들어나 보자!'라는 가벼운 마음으로 참석하게 되었다. 때가 무르익어 그런지는 모르겠지만 매우 재미있었다. 나와 가족의 건강을 지킬 수 있다면 좋겠다는 마음으로 공부하기 시작했는데, 몇 달 지나면서부터는 생업을 포기하고 의학만을 연구하기 시작했다. 함께 공부하기 시작했던 동기생들이 "의학을 생업으로 삼기에는 아직 위법적인 문제가 있는데, 왜 그렇게 열심히 공부하는 겨?"라고 물으면, 나는 "법을 뛰어넘을 정도로 실력을 키우면 되지 않는 겨? 글구 감옥에 가면 감옥에는 환자가 없는 겨? 그 환자들 고쳐 주면 되잖은가?"라고 받아 넘기며 불철주야 의학연구에 몰입했다.

주로 나와 내 가족, 친지, 친구들의 몸을 임상대상으로 삼아 침 찌르고, 피 뽑고, 쑥불 태우고, 벌침 배울 때는 온몸이 부어서 며칠 동안 두문불출하는 등 별짓을 다 하면서 연구했다. 그저 재미있어서 연구하였고, 하고 싶어서 연구했다. 그렇게 10여 년간 끝없이 동서고금의 의서들과 씨름하다보니 이제야 겨우 의학의 맛을 알게 된 듯하다.

한 가지 분명한 것은 인수분해도 못하는 사람이 고등학교 수학 선생을 해서는 안 되듯이, 병을 고치지도 못하면서 의사 노릇을 해서는 안 된다는 것이다.

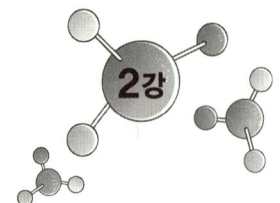

생명의학의 탄생

　필자가 의학을 연구하면서 가슴 아팠던 일이 있다. 양방의학이든 한방의학이든 의학이라는 것이 왜 생명과 건강에서 출발하지 않고 질병에서 출발하느냐는 문제 때문이다. 출발점이 질병이라면, 건강이라는 것은 질병 없는 상태가 될 것이다. 언뜻 보면 옳은 얘기처럼 들리기도 하겠지만, 인간이 탐욕을 버리고 자연으로 돌아가서 살면 결코 질병에 걸리지 않는다. 야생(野生)에서 사는 동물들은 인간이 뿌려놓은 독극물이나 자연재해로 사망하지 않는 한, 질병에 걸리지도 않고 죽은 시체조차도 남기지 않는 것을 생각해보면, 인간도 야생동물처럼 그야말로 건강한 것이 자연스런 결과이다. 출발점이 생명력(生命力=면역력+자연치유력+신유능력+자연양능작용력) 넘치는 건강이라면, '건강을 잃는 것이 질병'이 되는 셈이다. 요컨대 건강한 것이 정상이고, 질병에 시달리는 것은 정상이 아닌 것이다. 허준이 저술한 세계문화유산『동의보감』에서 '정상이 아닌 것이 병이다(反常爲病, (허준, 동의보감 잡병편, 여강, 2001, 1274p)).'라면 말은 필자의 〈생명의학〉을 뒷받침하고 있다. 질병을 연구하기에 앞서서 정상 즉, 생명과 건강을 먼저 연구해야 하는 것이다. 마치 어둠속에서 불 켜지면 어둠이 사라지듯이, 생명력이 넘쳐서 건강이 회복되면 질병도 사라지는 것이다. 그래서 나의 의학을 〈생명의학〉

으로 명명하였으며, 생명력을 강화시켜 건강을 회복하는 방법이 주된 내용을 이루고 있다.

서양의학의 아버지이자 고대 그리스 의성(醫聖)이신 히포크라테스는 일찍이 '원래 인간은 병을 치료할 수 있는 자연치유력을 갖고 있다. 의사는 그 힘을 충분히 발휘할 수 있도록 도와주기만 하면 된다. 병을 낫게 하는 것은 의사가 아니라 자연이다.' 라고 갈파했다. 여기서 말하는 자연치유력(自然治癒力)이 바로 생명력이다. 생명력은 자연치유력, 면역력, 신유력(神癒力=신의 치료능력), 자연양능력 등과 같거나 그들을 합친 개념이라고 생각하면 될 것이다. 식물도 태양이 비추는 곳으로 얼굴을 내밀거나 물이 흐르는 곳으로 뿌리를 뻗는다. 그것이 생명력인데, 하물며 인간에게는 그 생명력이 없겠는가? 바로 그 생명력을 강화시키자는 것이 〈생명의학〉이다. 결국 생명력이 약화되면 질병에 걸리는 것이고, 생명력이 강화되면 건강하게 되는 것인데, 생명력 바로 그 자연치유력은 인간이 태어날 때부터 원래 갖고 태어나는 것이므로, 건강이 출발점이지 질병이 출발점이 될 수는 없는 일이다.

서양의학의 아버지 히포크라테스의 말과는 달리 최근 서양의학의 상황은 어떠한가? 생명력을 말살시키는 치료에만 열중하고 있지 않은가? 생명력을 강화시켜 건강하게 만들기는커녕, 질병에만 열중한 나머지 찢고, 째고, 떼어 내고 있지 않은가? 공자께서는 『효경(孝經)』에서 '신체발부 수지부모(身體髮膚受之父母=머리털까지도 부모로부터 받은 것이므로, 몸을 함부로 손상시키지 말라는 뜻)' 라고 했는데, 그렇게 찢고, 째고, 떼어 내는 것이 과연 생명력을 강화시키는 것일까? 오죽하면 〈니시의학〉의 창시자이신 일본의 니시카츠조 선생은 '현대의학은 사체해부라든가 병리해부라든가 하여, 어떻게 하면 죽는 걸까 라고 하는, 극단적으로 말하면 죽는 방법을 연구하고 있는 것과 같다. 전혀 건강을 연구하지 않고 질병, 사망만을 연구하므로, 현대의학이 인류의 복지에 이바지할 까닭이 없다. 현대의학은 이제라도 질병이나 사체 연구하는 것을 그만두고 건강을 연구하지 않으면 안 된다(니시카츠조, 건강생활대전, 홍익재, 2002, 173p).' 라고 했겠는가?

현대의학에서는 충수염에 걸리면 수술로 충양수를 떼어낸다. 충양수의 염증은 충수염의 결과이지 충수염의 원인이 아닌데 충양수를 떼어내 버리는 것이다. 수술 후 환자는 여러 가지 병들이 발생해서 오랫동안 시달리다가 드디어 결핵에 걸려 사망하는 경우가 그다지 드문 예가 아니라고 한다. 충수염으로 사망한 것은 아니므로 환자는 의사를 탓할 수도 없을 것이다. 당뇨병에 걸린 환자에게 의사는 인슐린을 주사해서 넣어 준다. 주사하면 소변 속의 당은 일시적으로 없어지지만, 인슐린 효과가 사라지면 당은 다시 소변으로 나오게 된다. 인슐린 주사에 수년간 친숙해지다가 마침내 여러 가지 합병증에 걸려서 사망하는 예는 너무도 허다하다. 당뇨병 자체로 사망하는 것은 아니므로 의사는 역시 책임을 면하게 될 것이다. 당뇨병 환자가 십 수 년간 인슐린 주사를 맞고도 당뇨병이 나았다는 얘기는 아직까지 들어본 일이 없다. 그런 것도 치료라고 말할 수 있을까? 고혈압도 마찬가지이다. 고혈압 약을 수십 년 복용했다고 해서 고혈압이 나았다는 얘기 들어 보았는가? 고혈압에 시달리다가 사망했다는 얘기만 심심찮게 들리지 않는가? 사람을 살려내야 의학인 것이지, 다른 병에 걸려 사망하게 하는 것은 이미 의학이 아니다. 당뇨병이든 고혈압이든 영양 과잉으로 인한 질병이므로 10일만 금식해 보라! 씻은 듯이 완쾌될 것이다.

여러분도 잘 알겠지만, 환자가 암에 걸려 있으면 그것 역시 현대의학에서는 당연히 수술해서 암세포를 떼어낸다. 가뜩이나 생명력이 약화되어 암에 걸린 것인데, 그런 환자를 수술대에 올려놓고 수술하고, 항암제 먹이고, 방사선치료를 한다. 환자가 견뎌낼 수 있겠는가? 그래서 다른 병에 걸려 사망하거나 암이 다른 곳으로 전이되어 사망하게 된다. 수술하지 않고 생을 자연히 마감한 환자의 수명보다, 수술 받고 암덩어리를 떼어 낸 환자가 더 오래 산다는 통계를 필자는 아직까지 단 한 번도 접하지 못했다.

생명과 건강을 출발점으로 하지 않고 질병을 출발점으로 삼게 되면 극단적으로는 '황달병은 간병(肝病)이므로 간이 없으면 황달병도 없다.'는 결론에 도달하게 될지도 모른다. 그렇게 주장하는 의사도 있다고 들었다. 당연히 위가 없으면 위병도 없을 것이고, 장이 없으면 장병도 없을 것이며, 뇌가 없으면 뇌암도 없을 것이다. 그렇다면 인간 세상의 모든 질병을 소멸시키는 방법도 너무 쉽지 않겠는가? 지구상에 인간이 없어지면 되기 때문이다. 인산 김일훈 선생이 '생명, 건강에 대한 이야기는 모든 자가치료법(自家治療法)만 필요하지, 입원해 가지고 박사들 도움을 받아라하는 것만은 내가 권할 생각이 없어요(김일훈, 신약본초 전편, 인산가, 1999, 423·424p).'라고 말한 것처럼, 이 글의 근본취지 역시 '내 병은 내가 고치자'는 것이다.

결론을 말하자면 현대의학도 변해야 한다는 것이다. 질병에서 시작하지 말고 생명과 건강에서 출발하여 생명력을 강화하고 질병을 자연스럽게 추방하는 〈생명의학〉의 길로 나아가야 한다. 예컨대 설사가 나면 생명력에 의해서 장내의 독극물을 배출하려는 것이므로, 함께 배출된 수분만을 보충하면 되는 것인데, 링거를 주사한다든지 지사제(止瀉劑)를 사용한다든지 하는 것은 전혀 쓸데없는 일이다. 이 쓸데없는 일을 마치 당연한 것처럼 위엄 있게 행동해서는 안 된다. 니시카츠조 선생이 질타한 '현대의 의학자는 남이 모르는 병을 발견하든가, 아니면 남이 할 수 없는 수술을 감행하든가 하지 않으면 그 명성을 떨칠 수가 없다. 현대의학의 방향에서는 어떤 방법을 생각해도 병 고치는 방법을 발견할 수 없으므로, 하다못해 새로운 병의 형식을 발견하는 데라도 노력할 수밖에 없기 때문이다. 새로운 병이 매년 발생하고 있고, 병의 수는 무수하므로 그 일은 그다지 어렵지 않을 것이다(니시카츠조, 건강생활대전, 홍익재, 2002, 177p).' 라는 말을 귀담아 들을 필요가 있을 것이다.

그렇다고 해서 필자가 현대의학은 전혀 불필요하다고 주장하는 것은 아니다. 그것은 뒤에 다시 설명할 것이다.

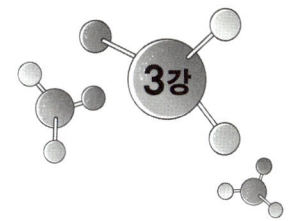

의학의 위대한 스승들

나에게 의학에 대해 알게 해준 의학의 위대한 스승들이 있다. 지금 이 글을 쓰게 된 것도 모두 그들의 덕이다. 그들은 인산 김일훈 선생, 일본의 니시카츠조 선생, 세계적인 명저『황제내경』의 주인공인 황제 선생, 세계적인 명저『동의보감』을 저술한 허준 선생, 그리고 부처님, 예수님, 라즈니쉬, 호킨스를 포함한 여덟 명의 스승이다. 앞의 네 명은 그렇다 치더라도, 왜 부처님과 예수님, 라즈니쉬 그리고 호킨스까지 의학의 스승이라고 하는지 의문을 갖는 사람도 있겠지만, 병이라는 것 자체가 궁극적으로는 '영혼의 병'이므로 병의 치료 역시 영혼을 치료해야 한다. 바로 그 '영혼의 치료'에 관해서 어느 누구보다 완벽한 가르침을 준 그들이 부처, 예수, 라즈니쉬, 호킨스이다. 필자의 〈생명의학〉에서도 그들의 가르침을 수용하고 있으며 더러 언급하기도 했지만, 천학비재(淺學非才)한 필자는 그들의 가르침을 올바로 전달하는 데 한계가 있으니, 독자들은 시간이 나는 대로『불경』,『신약성경』, 라즈니쉬의『탄트라비전』, 호킨스의『내안의 참나를 만나다』를 읽어보기 바란다.

허준과 황제는『동의보감』과『황제내경』을 통해서 시간, 공간을 떠나 나에게 의학의 기본원리를 가르쳐 준 분들이다. 황제가 한국 사람인가, 중국 사람인가에 대해서 논란이 있다고 들었지만, 의학을 연구하는 입장에서는 그 분의 국적은 하등 중요하지 않다. 후학자들은 그분의 학문적 연구 성과를 존중하고 배우면 되는 것이다. 특히 동의보감은 완벽한 체계와 최고 수준의 내용으로 후학자들의 보감(寶鑑)이기에 충분하다. 과연 세계문화유산에 등재될 만하다. 항간에서는 '동의보감에는 독창성이 없다.'고 주장하기도 한다지만, 세밀히 분석해보면 결코 독창성이 없는 것이 아니라, 오히려 자신과 반대되는 다른 학자들의 학설까지 중요한 것은 모두 언급함으로써 후학자들이 폭넓은 식견을 갖도록 도움을 주고 있다는 점과, 완벽하게 의학의 체계를 잡아 주었다는 점 등에서도 타의 추종을 불허하는 불후의 명작이라고 생각한다. 다만 내용이 의학을 전문적으로 연구하는 사람이 아니면 결코 쉽게 이해할 수 있는 수준이 아니라서, 꼭 읽어보기를 요청할 수는 없다는 점이 조금 아쉬울 따름이다.

이 책에서 필자가 가장 많이 언급하고 있는 내용은 단연, 과거에도 없었고 미래에도 없을 세계에서 유일한 신의(神醫) 인산 김일훈 선생의 저서 『신약』, 『신약본초』와, 세계적인 명의(名醫) 니시카츠조 선생의 저서 『건강생활대전』이다. 〈인산의학〉과 〈니시의학〉을 합본한 것이 〈생명의학〉이라고 해도 좋다. 따라서 기회가 된다면 『신약』, 『신약본초』, 『건강생활대전』 역시 읽어보기를 바란다.

태어날 때부터 이미 진리를 깨우친 인산 김일훈 선생은 1909년에 태어나 1992년 타계할 때까지 암을 비롯한 모든 난치병을 고쳤다. 죽어가는 사람까지도 깨어나게 했던 김일훈 선생은 일상생활에서 식품에 숨어 있는 약성(藥性)을 찾아내어 세상의 모든 질병을 고치고 사람들을 교육시켰다. 특히 그가 발명한 '죽염요법'과 '쑥뜸요법' 및 '마늘요법'은 인류의 생명과 건강을 위한 불후의 명작이다. 그 이외에도 황태요법, 오이요법, 쥐눈이콩요법, 홍화씨요법, 토종무요법, 생강감초탕요법, 돼지내장탕요법, 유황오리요법, 죽염김치요법 등 실로 무궁무진하다. 각각 관련되는 곳에서 다시 설명할 것이다. 인산 선생이 항일운동을 할 때 공중의 새소리를 듣고도 일본경찰이 쫓아오고 있음을 알아채고 자리를 피한 일과 그가 호랑이굴에 들어갔을 때 호랑이가 그를 무서워해서 도망갔다던 일화로도 유명하다. 그런 분이 인류의 질병을 영원히 없애기 위해 지구에 태어났다는 사실 자체가 70억 인류의 커다란 축복이다.

그런데 인산 김일훈 선생의 인간구원 생활에서는 감명적이면서 이해할 수 없는 또 하나의 신비가 있다. 그것은 수많은 사람들의 난치병을 고쳐주고도, 단 한 번, 단 한 사람으로부터 1원 한 장의 치료비를 받은 일이 전혀 없다는 사실이다. 병을 제대로 고치지도 못하면서 돈과 명예만을 추구하는 현대의 의사나 의료업자와는 전혀 다른, 그야말로 성자다운 모습이다. 부처님이나 예수님께서 인류의 영혼을 구원하면서도 1원 한 장 받은 일 없이 평생 거지생활을 했던 것과 전혀 다르지 않다.

필자는 단 한 번도 인산 김일훈 선생을 뵌 일이 없지만, 마음속 깊이 필자의 의학 스승으로 모시며, 일 년에 두어 번씩은 막걸리 한 병을 사가지고 경상도 함양에 있는 선생의 묘소를 참배하고 있다. 그 때마다 필자는 "스승님! 감사합니다. 저를 제자로 받아주십시오!"라고 간청하는데, 필자는 인산 김일훈 선생이 제자로 받아주었을 거라 믿고 있다. 최근에는 꿈속에서도 자주 나타나 필자를 지도해주기도 했다.

인산 김일훈 선생은 죽어가는 사람을 살려주고도 수많은 박해를 받으면서 '보통사람들보다 조금 더 알고 조금 더 나은 재주를 지니면 선생노릇도 하고 남에게 대접도 받겠지만, 인간세상을 초월한 지혜는 고독할 뿐이다. 안다고 해서 아는 대로 모두 말하려 하다가는 명대로 살기도 어려울 것이다(김일훈, 신약, 인산가, 2000, 481p).' 라는 말씀을 했으며, 해방 후 미국인 방역대책위 수석고문과의 대화에서, 인산 선생이 침 하나로 뇌염을 치료했다는 얘기를 듣고 고문이 "쇠꼬챙이로 찔러 뇌염환자를 고쳐요? 이보십쇼, 쇠꼬챙이로 사람을 찌르고 불로 살을 지지며 나무껍질 풀뿌리를 삶아 먹이는 것도 의술입니까? 그런

야만적인 방법으로 어떻게 사람의 병을 고친단 말입니까? 그런 거짓말 마십시오!"라고 하자, "쇠꼬챙이라니, 이 개만도 못한 자야! 그럼 꼭 살릴 자신도 없으면서 툭하면 칼로 사람의 배를 가르는 것은 문명인의 의술이더냐? 메스가 한번 가해질 때마다 그것을 타고 체내로 들어가는 공간의 전류가 인체조직에 어떤 해를 얼마만큼 입히는지를 너희들은 짐작이라도 하느냐? 동양의학은 눈에 보이는 세계만을 고집하는 너희들의 머리로는 결코 도달할 수 없는 영역이니라(김일훈, 신약, 인산가, 2000, 497p).' 말하고 계룡산으로 떠나서 중생구제를 위해 노력하였다고 한다.

일본의 니시카츠조(西勝造 1884-1959)선생은 태어날 때부터 병약했고 만성설사와 만성감기에 시달리며, 온갖 병원을 돌아다니면서 치료를 받아 보았지만 허사였다고 한다. 16세 때는 당시 최고 권위 있는 의학박사로부터 "이 소년은 20세를 넘기기 힘들겠습니다."라는 비극적인 진단을 받고서 '이 세상의 어떤 의사도 믿을 수 없다. 내 병은 내가 고치지 않으면 안 되겠다. 우선 의사들이 처방한 것과 정 반대로 해보자!' 라고 결심한 후, 설사에는 '생수를 마시지 말고 배를 차게 하지 말라!' 라고 했던 의사들의 처방을 반대로 실행하기 시작했다고 한다. 즉 생수를 많이 마셨고, 잘 때는 배를 덮지 않고 내놓고 자기 시작했다. 처음에 잠시 설사가 좀 더 심해지는가 싶더니 얼마 되지 않아서 설사가 완전히 낫는 것을 알게 된 선생은, 그 후로 평생 동안 수만 권이 넘는 동서고금의 의서들을 독파한 후 〈니시의학〉을 창시했다. '증상은 병이 아니라 치료법이었다.' 는 것을 깨달은 것이다. 예컨대 설사는 몸에서 독극물을 배출하기 위해서 나타나는 생명력의 치료현상인데, 오히려 설사를 막으려고 해서는 절대로 안 된다는 것이다. 설사를 통해서 몸의 수분이 빠져나가므로, 생수를 마심으로써 수분만 보충해주면 설사는 자동으로 낫게 된다는 것이다. 생명력(자연양능작용력)을 강화시키면 병은 낫게 된다는 것이다. 〈니시의학〉은 '건강의 4대원리'(피부·영양·사지·정신)와 '보건요양의 6대 법칙(평상침대 · 경침베개 · 붕어운동 · 모관운동 · 합장 합척운동 · 등배운동)'을 특징으로 한다. 아주 쉽고도 좋은 건강비법이며 치료비 법이다. 각각 관련되는 내용에서 설명할 것이다.

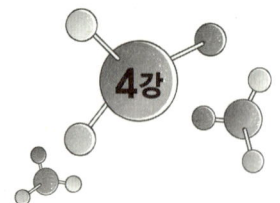

의학의 목적과 의사의 임무

의학의 제1목적이나 의사의 제1의무는 뭐니 뭐니 해도 '건강유지'를 제일로 삼아야 한다. 질병치료가 제1목적이나 제1의무가 되어서는 안 된다. 그것은 어디까지나 부차적인 제2목적이나 제2의무가 되어야 한다. 굴드의 의학사전에는 '건강이란 신체 일체의 기능이 정상적으로 영위될 때의 상태를 말한다.'라고 되어 있는데도, 현대의학이나 현대의사들은 전문분과로 분할되어 오로지 질병에만 관심 있는 것처럼 보인다. 오히려 전문의라는 것을 대단한 명예로 여기는 듯하다. 동양의학에서도 미병(未病=아직 나타나지 않은 질병)을 치료하는 의사를 최고의 의사로 취급하지 않는가? 장차 병으로 발전할 것을 예상하여 건강을 유지시키는 것이 최고의 의사가 해야 할 의무라는 것이다.

여기서 다시 니시카츠조 선생의 말을 들어보자. 즉 '현대의학은 질병의 치료라고 하는 목적이 너무나 크게 취급되었다는 것과, 그것이 여러 가지 전문분과로 분할되었다는 것 때문에 여러 가지 폐해를 낳게 되었다. 즉, 각 전문의 범위 내에서의 질병만 치료하면, 건강이 유지되든 말든, 또한 그 결과로서 다른 분과에 어떤 결과가 나타나든 말든 그것을 크게 문제시하지 않게 된 것이다. 예컨대 내장외과라고 칭하여 질병에 침범당한 내장을 적출하고,

흉곽성형술이라고 칭하여 늑골을 절제해서 흉곽을 변형시켜 그로써 결핵을 치료하려고 하는 것과 같다. 이것도 저것도 모두 그렇지 않은 것이 없다(니시카츠조, 건강생활대전, 홍익재, 2000, 336 · 637p).'라고 했던 것이다. 또한 '현대의학에서는 어려운 이름의 약제를 사용하고 웅대 장려한 미를 자랑하는 병원을 지어서 환자나 주위를 속이고 있다. 어떻게 속여야 하는가(의사가 전부 의식적으로 속이는 것은 아니지만)에만 열중하므로, 이도 저도 아니면 여러 가지 약제를 발명하고 여러 가지 니켈도금이나 유리기구를 만들어 내고 있다(니시카츠조, 건강생활대전, 홍익재, 2002, 644p).'라는 말도 했다. 현대의학이나 현대의사들이 더 이상 이런 비판의 소리를 듣지 않게 되기를 바랄 뿐이다. 그 방법이라면, 인류의 건강을 유지시키는 방안을 연구하고, 설령 질병에 걸렸더라도 생명력(=자연치유력)을 복원시킴으로써 치료시키는 방법만이 유일할 것이다. 만일 그랬더라면 〈인산의학〉이든 〈니시의학〉이든 〈자연의학〉이든 〈대체의학〉이든 〈생명의학〉이든 이 세상에 나올 필요조차도 없었을 것이다. 질병을 치료하지 못하는 한, 아무리 수술을 잘 하고 아무리 유명한 약품을 개발한다고 해도 그런 비난을 결코 피할 수 없다.

질병은 인간이 문화생활을 하면서 자연의 합리적 생활에서 일탈하고 자연환경에 순응할 수 없어서 인간에게 경고를 주어 자연으로 돌아가라는 가르침으로 출현하는 현상이다. 『자연요법』의 저자 미국의 케빈 트루도(Kevin Trudeau)는 '야생동물은 결코 심장발작을 일으키는 일이 없다. 그런데 왜 인간에게는 발생하는 걸까? 야생동물은 암에도 걸리지 않는다. 왜 우리는 병에 걸리는가? 암과 당뇨병 등은 모두 체내에서 발생하는 증상이다. 원인은 체외에서 존재하는 바이러스가 아니다. 실제 질병의 원인 대부분은 몸 안에 있다. 그리고 약은 해답이 될 수 없다. 병에 걸리는 것은 이상하고도 부자연스러운 것이다. 인간의 몸은 본래 병에 걸리지 않도록 만들어져 있다. 야생

동물은 병원에 가지 않아도, 청년이 되고 나면 그때까지 살았던 세월의 10-20배 이상 산다. 침팬지나 고릴라가 좋은 사례이다. 그들은 의사의 처방약이나 시판약이 없이도 평생을 지낸다. 처방약, 시판약은 모두 독이다. 의사, 약, 패스트푸드를 지금 당장 손에서 놔라! 우리가 건강에 쏟아붓는 금액은 역대 최고에 달했으며, 예전보다 더욱 많은 약을 먹고 있는데도, 질병의 수는 사상 최고치를 계속 갱신하고 있다'고 주장했다. 또한 일본 의학평론가 후나세순스케(船瀨俊介)도 '야생동물도 인간에게 사육당하거나 백신주사를 맞고 항생물질과 가공된 먹이를 먹으면 인간과 마찬가지로 여러 가지 질병에 걸린다. 최근 수의사는 개의 당뇨병까지 진단한다(후나세순스케, 병원가지 않고 고치는 암치료법, 중앙생활사, 2011, 96p).' 라고 주장했다. 좋은 참고가 될 것이다.

그렇다고 필자가 '깊은 산 속으로 들어가서 풀뿌리나 캐먹으면서 살자!' 고 주장하는 것이 아니다. 자신의 생명력과 자연치유력을 강화함으로써 문화생활을 하면서도 자연생활을 하는 것과 같은 효과를 내자는 것이다. 니시카츠조 선생은 '몸에 열나는 환자가 병원에 가서 의사가 처방하는 약 한 첩 먹거나 페니실린 주사 맞고 열이 내렸다고 하자, 환자는 훌륭한 선생이라고 고마워하지만 의사 쪽에서는 그 원인을 제거한 것이 아니므로 묘한 기분이 들 것이다. 원인이 제거된 것이 아니므로 재삼재사 발열이 계속되어 드디어 중태에 빠지고 이 의사, 저 병원으로 찾아다니는 동안에 환자는 더욱 쇠약해져서 최후의 비명 하게 되는 것이다. 몸에 열나는 것은 열이 필요해서 나는 것이므로 해열제를 먹고 단지 열을 내리려고 하는 것은 자연을 모독하는 것이다. 약의 작용으로 열을 일시적으로 내릴지도 모르지만, 열이 필요한 원인은 제거되지 않고 있으므로 열은 다시 올라오게 되는 것이다(니시카츠조, 건강생활대전, 홍익재, 2002, 644p).' 라고 주장했다. 단 한치도 틀림없는 지적이다. 증상만을 고치려는 것은 자연을 위반하는 처사일 뿐이다.

따라서 현대의학에서도 생명력과 자연치유력을 알아야 한다. 그래야만 일본 의학평론가 후나세순스케가 말한 '자연치유력을 배우지 않는 의학은 생체항상성(生體恒常性)을 배우지 않는 의학이나 마찬가지이다. 이는 생명의 진실을 배우지 않는 의학이라는 이야기이다. 현대의학은 왜 자연치유력을 배우지 않는 걸까? 이유는 단 하나, 그들은 한 사람이라도 암이 나아서는 안 되기 때문이다. 즉 의사와 약사의 밥그릇을 뺏는 일이기 때문이다. 그러므로 자연치유력이 애초에 환자의 체내에 존재하지 않았던 것처럼 행동한다. 참으로 우스꽝스런 꼴이 아닐 수 없다. '있는 것'을 '없다'고 계속 주장하다니 광대나 피에로가 아니고 무엇이겠는가? 그래서 통상요법인 암의 3대 요법(수술 · 항암제 · 방사선치료)을 고집하는 의사들의 언동이나 모습이 한심스럽다 못해 애처롭기까지 하다(후나세순스케, 병원가지 않고 고치는 암 치료법, 중앙생활사, 2011, 65 · 66p).'와 같은 비난을 면하게 될 것이다.

필자는 환자가 자기병을 자기 스스로 고치는 것을 이상으로 할 뿐, 현대의학이나 현대의사를 비난할 생각은 털끝만큼도 없다. 더구나 후술하는 것처럼 현대의학이 유용한 면도 있다. 다만 양방의사든 한방의사든 의사(醫師)는 사람들의 스승이다. 그 점이 판검사의 사(事)와 다르고, 전기기능사에서의 사(士)와도 다르다. 그런 스승이 병에 걸리거나 스스로 자기병을 고치지 못한다면 그것은 이미 스승이 아니라는 의미이다. 그런데 대한민국의 통계는 잘 모르겠지만, 미국의 의사들은 일반인보다 10년 정도나 평균수명이 짧다는 얘기를 들었다. 수치스러운 일이다. 그런 사람들이 다른 사람들에게 건강을 지도하고 다른 사람들의 질병을 치료한다는 것은 어불성설(語不成說=말이 안됨)이고 언어도단(言語道斷=말이 끊김)이다. 일본의 후나세순스케의 말을 다시 한 번 옮겨 본다. '일본 의사 271명 중 자신이 암에 걸렸을 때 항암제 투여를 거부하겠다는 의사가 270명이나 되었다. 그들은 항암제가 환자를 극심한 고통 끝에 죽게 만드는 맹독이라는 것을 이미 알고 있다(후나세순스케, 병원가지 않고 고치는 암치료법, 중앙생활사, 2011, 42p).' 필자는 그저 어안이 벙벙하다.

결론을 말하자면 의학이든 의사든 환자의 건강과 생명을 지키기 위해 연구하고 임상하는 데 총력을 기울여야 한다. 의사 자신들의 밥그릇만 가지고 싸울 일이 아니다. 오죽하면 인산 김일훈 선생도 '죽어가는 사람들한테 무슨 짓을 해서라도 도움이 될 일이면 협력을 해야지, 양의사는 양의사끼리 한의사는 한의사끼리 또 돌팔이는 돌팔이끼리 이거 삼각으로 싸우고 있어요! 그러면 아픈 사람만 골병들고 망하고 죽어요! 의사라면 사람 살리는 데 합세해서 누구라도 도와줘야지 잘 고치는 사람 있으면 거기 쫓아가서 고치는 비법을 배워가지고 자기들도 해야 되잖아? 우리나라 박사들은 연구 결과에, 더 알아볼 생각은 안하고 조금 알고는 얼른 발표부터 하니, 그 애들이 전부 사람 죽이는 데는 필요한 애들이다. 병 고칠 애들은 못된다(김일훈, 신약본초 전편, 인산가, 1999, 939 · 940p).' 라고 했겠는가? 인산 선생의 다음과 같은 말이 하루빨리 실현되기를 소망한다. '옛사람들과 요즘 사람들의 몸이 각각 약을 받아들이고 반응하는 것은 큰 차이가 날 것이 분명하다. 그런데 아직도 몇 백 년 전 사람들에게 통용되던 처방을 가감 내지 혁신함이 없이 그대로 쓰는 예가 많음을 볼 수 있다. 인체의 영양상태도 다르려니와 그 당시의 약재가 자연산(自然産)이 많았던데 비하여 요즘은 대부분 인공산(人工産) 재배품인 것을 고려할 때 처방의 용량이나 가감 방법의 개선, 우수한 합성약물의 개발 등은 이 시대 전 의료인의 과제가 아닐 수 없다(김일훈, 신약, 인산가, 2000, 288p).'

서양의학의 아버지 히포크라테스는 '병을 고치는 것은 환자 자신이 갖는 자연치유력(=생명력) 뿐이다. 의사는 그것을 방해하는 일이 있어서는 안 된다. 또한 병을 고쳤다고 해서 약이나 의사 자신의 덕이라고 자랑해서도 안 된다!' 라고 했다.

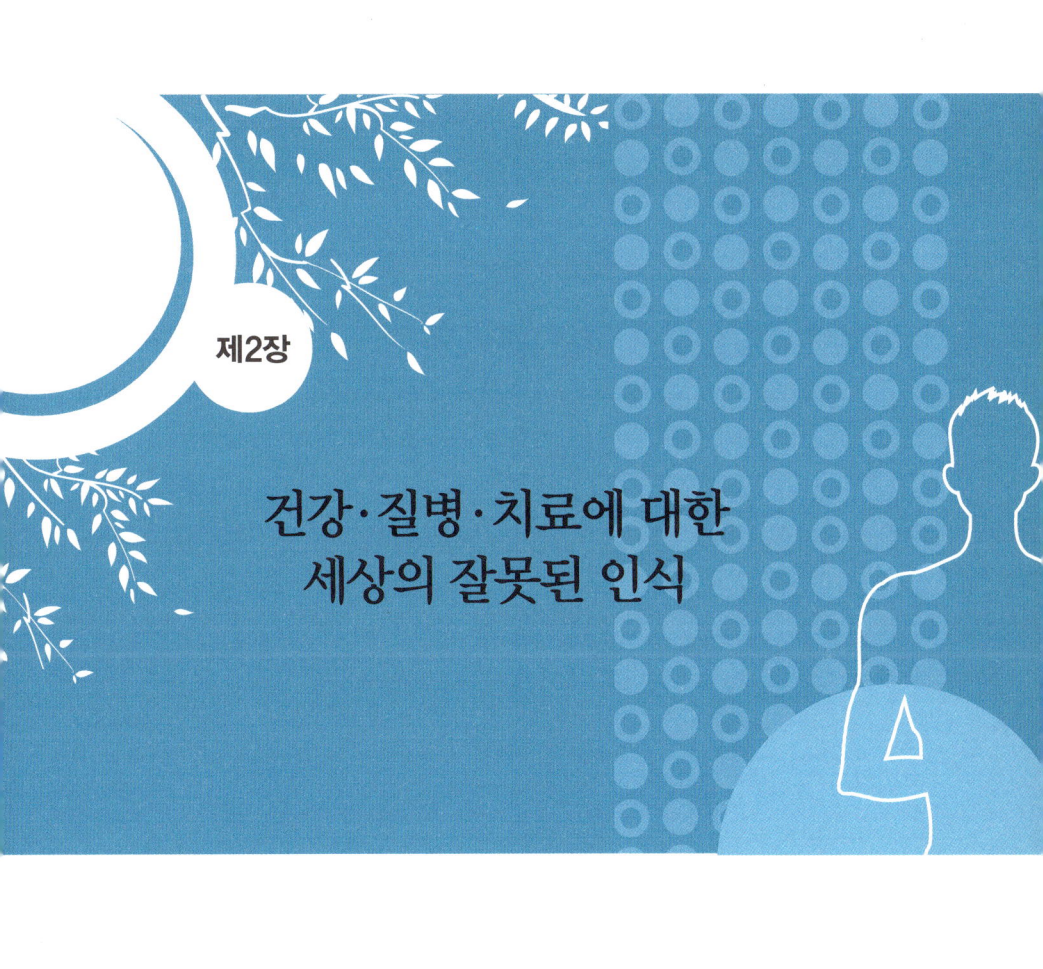

제2장

건강·질병·치료에 대한
세상의 잘못된 인식

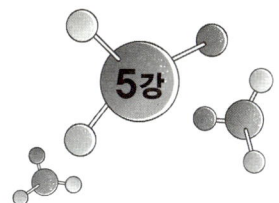

유기적 통일체의 원리

　　인간의 몸은 400조의 세포가 독자적으로 결합해서 발생된 것이 아니고, 유기적 통일체로서 존재하는 것이다. 생명체는 단지 개개의 세포가 끌어 모아져 존재하는 것이 아니라 하나의 생명체 그 자체가 하나의 단위이며, 만일 이것을 분할하면, 즉시 하나의 생명체로서의 특질은 사라진다. 따라서 생명체는 언제나 전체로서 관찰할 수밖에 없다. 동양의학에서도 전식관(全息觀)이라고 하는, 부분이 전체를 대표한다는 이론에 입각해 있다. 인체의 모든 부분은 서로 밀접하게 연결되어 있으며, 오장육부든 400조 세포든 독자적으로 홀로 존재하는 것은 아무 것도 없다. 현대의학이 점점 병을 고칠 수 없게 된 것은 극도로 전문화되었기 때문이다. 전문가가 되는 조건은 전문지식 이외의 지식은 아무 것도 없어야 하는 것으로 되어 버린 듯하다. 현대의학의 가장 큰 폐단이 바로 전문화인 것이다. 다소 극단적인 비유일지는 모르지만, 가정에서도 가정의 건강과 행복은 가정의 구성원 모두가 행복하고 건강해야 하는 것이지, 어느 한 사람이라도 불행하거나 병에 걸리면 다른 가족도 불행의 영향을 받는 것과 마찬가지이다. 자식이 병에 걸려 죽을 때 다른 곳에서 사람 하나 구해와 끼워 넣는다고 부모, 형제들의 슬픔과 불행이 없어지겠는가?

간이 병들면 간만 나쁜 상태인 것이 아니라, 피부, 눈, 근육, 위장, 콩팥 등 몸 전체가 나빠진다. 현대의학자는 나쁜 곳만 고치려 하고 있고 그것이 잘 되지 않으면 떼어 내라고 한다. 만일 간암이라고 해서 그 암덩어리를 떼어 낸다면, 가뜩이나 생명력이 쇠약해진 상태에서 몸의 일부를 떼어 내고 항암 제나 방사선치료까지 해댄다면 생명력이 남아날 수 있겠는가? 생명력을 강 화시킴으로써 약해진 간을 회복시켜야 하지 않을까? 니시카츠조 선생은 '현 대의학이 문예부흥 이래 발흥한 분석적 연구방법을 채용한 결과, 전체로서 보지 않으면 안 되는 인체를 부분으로 나누어서 연구하게 되어, 의학 각 부 문 상호의 관련이 이어지지 않게 되고, 마침내 오늘날과 같은 사도(邪道)에 빠져버린 것이다. 즉 위가 나쁘다고 하더라도 위만 단독으로 나쁜 것은 아니 고 장도 나쁘다. 장이 나쁜 것은 간장과도 관계가 있고, 간장은 피부와도 밀 접한 관계가 있다고 하는 식으로 상호간에 관련이 있는 것인데, 그것을 각각 독립적이라고 생각하는 데에 현대의학의 큰 결함이 있는 것이다(니시카츠 조, 건강생활대전, 홍익재, 2002, 93p).' 라고 갈파했다.

그렇듯 전문화의 폐단은 부분화와 세분화를 낳았다. 단지 척추 7개가 부 탈구(副脫臼-비뚤어짐)된 것만으로도 11만개의 증상이 생긴다는 의학자도 있다. 이렇게 많은 병에 대해서 진단을 붙여서 병명을 결정하고 치료법을 생 각한다는 것은 도저히 불가능한 일이다. 병은 전체적으로 건강이 해쳐진 형 태이며 침범당한 기관은 그 종합결과이다. 인간은 언제나 심신을 하나로 하 여 전체로서 생각하지 않으면 안 된다. 간장만을 연구하는 것은, 결국 간장 을 조금도 연구하지 않은 것이다(니시카츠조, 건강생활대전, 홍익재 2002, 182 · 183p). 또한 니시카츠조 선생은 '전문가는 전문의 폐해를 알아채지 못 하고 있다. 알아채도 고의로 알아채지 못한 것 같은 태도를 취하는 것이 일 본 의학자들의 공통된 폐해이다. 자기 전문 이외에는 모른다고 하는 것이 전문가의 하나의 중요한 조건인 듯하다(니시카츠조, 건강생활대전, 홍익재, 2002, 184p).' 며 '의사가 감기에 걸리고 스스로 치료하지 못하면서 남의 감기를 고칠 수 있는 도리는 없다. 먼저 자신과 가족을 건강하게 하고 그 후에 일반의 진료에 종사해야 한다(니시카츠조, 건강생활대전, 홍익재, 2002, 190p).' 라고 했다. 귀담아 들어야 할 내용이라고 생각한다. 세계적인 명의(名醫)가 그런 말을 한 것은 현대의학에서는 자신의 감기조차도 고치지 못하는 것 아니냐 하는 의문이 들겠지만, 본서의 〈생명의학〉을 실천하게 되면 감기 같은 것은 걸리지도 않을 뿐만 아니라, 불가피한 상황 때문에 섭생에 실패해서 설령 감기에 걸렸다고 하더라도 순식간에 나을 것이다.

요즘은 거의 없어졌지만, 1960년대 한때 돈깨나 있는 집안에서는 자식이 태어나자마자 맹장수술을 해주는 경향이 있었다. 맹장 정도는 없어도 되는 부위라고 생각했겠지만, 이는 무식의 극치를 이루는 현상이었다. 맹장은 소화기능은 없지만 대장에서 소장으로 음식물이 역류하는 것을 막아주고, 림프조직이 많아 면역력 강화에도 크게 도움을 주는 기관이다. 맹장염에 걸리면 무지 힘들고 고통스럽다는 얘기를 들었을 때, 나 역시 생명에 대한 애착이 강했던 어린 나이였기 때문에 부모가 부자였다면 참 좋겠다는 생각을 했었다. 하지만 의학을 연구한 지금은 차라리 가난했던 부모님이 참으로 고맙다. 내 친구 중에 그 때 태어나자마자 맹장수술을 한 친구가 있었다. 젊은 시절이 지나서 40대부터는 골골하다가 환갑도 되기 전, 지금은 두문불출하는 신세가 되었다. 그 이유가 맹장수술을 했기 때문인지 아니면 다른 이유 때문인지 정확하지는 않다. 다만 맹장이 없어서 그럴 수 있다는 가능성이 결코 낮지 않다는 것은 확실하다. 당시 수술을 집도한 의사가 맹장의 기능을 몰랐던 것인지, 아니면 알고도 돈 벌기 위해서 그랬는지 나도 알지 못한다. 하지만 태어나자마자 맹장을 떼어내는 터무니없는 일이 다시는 벌어지지 않기를 간절히 소망한다.

우주가 신비하듯이 우주의 일부인 인체도 신비하다. 그렇게 자기 자신이든 의사이든 알기 어려운 신비로 둘러싸인 자신의 몸과 생명을 남에게 쉽게 맡기는 일은 없어야 하지 않을까? 필자는 의학을 연구한 이래 벌써 10년이 넘도록 양방병원이든 한방병원이든 약국이든 그 주변을 얼씬거려 본 일이 없다. 스스로 건강할 자신이 있고, 스스로 치료할 자신이 있기 때문이다. 그것은 본서 〈생명의학〉의 실천으로 가능한 일이다. 나는 공짜로 건강검진을 받으라는 정기검진도 받아본 일이 없다. 검진 자체가 생명력을 많이 약화시키기 때문이다.

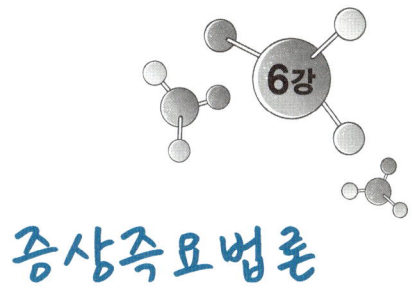

증상즉요법론

증상즉요법론(症狀則療法論)이란 신체에 나타나는 모든 증상은 치료법이라는 의미이다. 일반인의 입장에서는 상상하기조차 힘든 위대한 발상이자 진리이다. 이것은 〈니시의학〉의 결론이지만, 진리이기도 하여 필자의 〈생명의학〉에서 그대로 수용한다. 증상즉요법론을 수용하면 '병도 없고 치료도 없다.'는 결론에 도달하게 된다. 어떤 증상이 나타날 때 그대로 놔두라는 결론이기도 하다. 예컨대 설사 증세가 있으면 설사를 막으려고 지사제 먹고 그러지 말고 그대로 놔두라는 것이다. 설사는 우리 몸의 장(腸) 안에 있는 독극물을 배출시키는 치료를 하고 있는 것이다. 독극물이 위(胃)에 있으면 구토하고, 장에 있으면 설사하며, 장벽을 뚫고 피 속으로 들어가면 발열(發熱=열남)한다. 구토, 설사, 발열 모두 체내에서 해독(解毒=독을 제거함)시키는 수단, 즉 증상이 치료법인 것이다. 현대의학과 전혀 상반되는 이론이다. 현대의학에서는 건강을 해친다는 증상이, 〈생명의학〉에서는 건강을 위한 치료법이기 때문이다. 서양의학의 아버지 히포크라테스도 '건강이란 체액의 산·알칼리가 완전히 조화된 상태이고, 질병은 그 조화가 깨뜨려진 상태이다. 따라서 증상이란 자연치유력(=생명력)이 작용하는 복구과정이다. 자신의 경험이 부족하고 유효한 치료법을 알지 못할 때는 오히려 간섭하지 말고 자연의 경과에 맡기는 방법을 취하여 우선 해치지 말라! 자연이 치료하고 의사가 뒤처리한다. 의학이란 자연의 치료기전을 모방하는 기술일 뿐이다' 라고 했다.

몇 가지 예를 더 들어보겠다.

뇌빈혈을 일으키면 쓰러지는 증상이 나타나는데 이것은 신체가 수평이 됨으로써 빈혈하고 있는 뇌에 혈액을 순환시키기 위함이다. 콜레라균이 체내에 들어오면 조금이라도 빨리 체외로 배출하기 위해서 구토, 설사라는 증상이 나타날 수밖에 없다. 결핵의 경우에는 우선 발열(發熱=열남)하지만, 이는 열에 의해서 결핵균을 살균하기 위함이다. 그 후 도한(盜汗=밤에 땀남)이 나타나는데, 이는 열나서 피살된 결핵균의 시체를 피부로 버리기 위한 자연의 작용이다. 결핵균과 백혈구의 시체를 배출하기 위해서 객담(喀痰=목구멍으로 담을 배출함)도 나타나고, 담(痰)을 제대로 배출하기 위해서 기침도 나타나며, 영양과잉으로 생긴 여분의 혈액을 체외로 배출하기 위해서 객혈(喀血=피를 토함)이 나타나기도 한다. 정신병조차도 일시적으로 사회와 절연(絕緣=인연을 끊음)하여 그 병을 고치려는 증상에 불과하다. 모두가 증상이고 치료법이다. 또한 종기의 고름은 백혈구가 화농균과 싸우다가 전사한 시체이며, 늑막염에서 늑막강에 물이 고이는 것은 늑막의 염증을 마찰하지 않도록 늑막사이를 떼어놓기 위함이다. 염증만 사라진다면 열나는 것도 물 고이는 것도 불필요할 것이다. 부종(浮腫=몸이 부음)도 마찬가지이다. 인간이 삶은 것만 먹으면 신장에서 분해가 어려워지고 혈액은 수분부족과 영양과잉으로 농축되어 순환장애가 일어나는데, 그 위에 과식하면 콩팥의 부담이 더해져서 요산, 요소를 분해할 수 없고 노폐물도 배출할 수 없어 피 속에 정체된다. 정체된 독소(요산, 노폐물)는 조직세포에 장애를 유발하므로 물을 가해서 이를 희석시킬 필요가 있다. 물로 독소를 희석하는 것이 바로 부종인 것이다. 당뇨병의 경우도 마찬가지이다. 체내에서 연소되고 남는 여분의 포도당은 지방 혹은 글리코겐(당원)으로서 간장이나 근육 안에 저장된다. 포도당의 연소과정이나 저장과정에 인슐린은 필수적인데, 인슐린을 만드는 췌장이 때로 고장을 일으키면 인슐린이 부족하여 포도당의 연소·저장이 불가능해서 소변으로 당을 배출시키는 것이다. 만일 영양과잉이 계속된다면 당으로서도 과잉된 영양을 배출할 수 없으므로, 생명력은 신체를 혼수상태에 빠뜨려 환자에게 단식을 시킨다. 이것이 바로 당뇨병의 혼수 증상이다.

증상즉요법론와 관련해서 몇 가지 의문이 들기도 할 것이다. 모든 증상이 치료법이라면 어떤 증상에 대해서도 그냥 놔둬야 하는가? 세상에서 말하는 소위 모든 질병에 대해서 아무 것도 하지 말고 그냥 놔두면 저절로 낫는 것인가? 하는 의문이고, 예컨대 암에 걸려도 그것도 증상이므로 그냥 놔둬야 하는가? 하는 것도 의문이며, 리바운드현상(=명현현상=치료 중에 나타나는 현상)은 어떻게 이해할 것인가? 하는 의문이다.

결론부터 말한다면 세상에서 말하는 질병이라는 것 특히 암까지도 증상이다. 그러나 그냥 놔두라는 의미는 잘 이해해야 한다. 아무 것도 하지 말라는 의미는 아니다. 단지 그 증상에 대해서는 그냥 놔두라는 뜻이다. 증상이 기분 좋은 현상이라면 아무 것도 하지 않아도 될 것이지만, 증상이라는 것은 기분 나쁜 현상 아니겠는가? 그래서 어떤 작업인가는 하는 것이 좋다. 그 작업이라는 것은 말할 나위도 없이 생명력을 강화시켜 건강을 회복시키는 작업이다. 그러면 증상도 점차 사라질 것이다. 예컨대 설사는 수분을 상실시키고, 구토는 수분과 염분을 상실시키며 땀은 수분, 염분, 비타민C를 상실시킨다. 수분이 상실되면 요독증에 걸려버리고, 염분이 상실되면 체력이 약화되며, 비타민C가 상실되면 괴혈병이나 피하출혈을 일으킨다. 따라서 설사나 구토나 땀을 막으려고 하지 말고 생수, 염분, 비타민C를 보충하라는 것이다.

세계적인 명저 『상한론』을 저술한 중국 후한시대의 신의(神醫) 장중경 선생도 '발한·구토·설사·출혈하는 환자라도 산·알칼리가 조화되는 사람은 자연히 낫는다. 발한·구토·설사·출혈은 모두 산·알칼리조화를 위한 생명력, 자연치유력, 자연양능의 작용이다.' 라고 했다. 산·알칼리의 과부족이 적으면 적을수록 그 사람은 건강하다. 암의 경우에도 마찬가지이다. 암덩어리를 떼어 내려고 하지 말고, 생명력을 강화시켜 산·알칼리의 균형을 유지하여 건강을 회복한다면 암덩어리는 자연히 사라질 것이다. 암 역시 몸 안의 독극물이 온몸으로 퍼지면 금방 사망할지도 모르므로, 몸 안에서 약한 특정한 부분에 자리 잡고서 독극물을 집약적으로 축적함으로써 가능한 사망시기를 늦추기 위한 증상일 뿐이다. 빨리 건강을 위해 신경 쓰지 않으면 생명이 위험할 것이라는 경고를 주는 증상이다.

따라서 〈니시의학〉의 충실한 계승자였던 일본의 와따나베쇼(渡邊正)의 말대로, 증상은 그 자체가 치료법이므로 증상을 없애려는 것은 잘못이고, 증상을 병이라고 생각하여 약을 복용시키는 현대의학의 치료법도 잘못이다. 현대의학에서의 인슐린의 보급으로 당뇨병성 혼수에 의한 사망자수는 현저히 감소했지만, 당뇨병 환자의 수는 현저히 증가하였고, 동맥경화성 당뇨병 환자의 사망률이 증가하지 않았는가?

리바운드현상(=명현현상) 또한 부조화를 조화로, 불통일을 통일로, 부자연을 자연으로, 올바른 상태로 복구시키려고 하는 생명력·자연양능작력용 이외의 아무것도 아니다. 이에 대해서는 후에 다시 설명드릴 것이다.

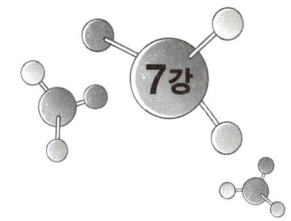

설사·구토·땀의 올바른 이해

인간은 세상을 살아가면서 입으로 코로 피부로 수많은 독극물(毒劇物)을 섭취하게 된다. 독성(毒性)없는 약물(藥物)이 없고, 약성(藥性)없는 독극물이 없다. 모든 약물이나 음식물에는 정도 차이는 있어도 모두 독성을 포함한다는 의미이다. 양약에는 독성이 매우 많고, 한약에는 독성이 상대적으로 적으며, 매일 먹는 음식물 속에는 독성이 매우 미약할 뿐이다. 물론 독극물 속에도 약성이 있다. 그래서 미량의 독극물을 물에 희석해서 약으로 사용하는 예는 허다하다. 서구에서 현재 많이 활용하고 있다는 동종요법(同種療法)이라는 것도 바로 그런 것이다. 동종요법은 하네만(Hahnemann)이 창시한 요법으로써 어떤 환자를 치료할 때, 건강한 사람에게 같은 병을 일으키는 약물을 극히 소량 사용하여 치료하는 방법이다. 예컨대 건강한 사람이 그걸 먹어서 뇌염에 걸린다면, 극도의 소량을 뇌염환자에게 투약한다는 식이다.

지구의 환경이 오염되어 공기 중에도 수많은 독극물이 존재한다는 것은 이제 따로 설명할 필요조차 없는 일이다. 공기 중에 떠돌아다니는 그 수많은 독극물들이 우리의 코로 피부로 흡수된다. 독극물이 우리 몸속에 들어오는 것을 막을 방법은 없다. 먹지 않고 살 수도 없고, 숨 안 쉬고 살 수도 없으며, 피부의 모공을 틀어막을 수도 없는 일이기 때문이다. 구더기가 무섭다고 장을 담그지 않을 수는 없는 일 아니겠는가? 그렇게 입으로 코로 피부로 흡수되는 수많은 독극물들이 우리 몸에 차례차례 쌓인다면 우리 인간은 그다지 오래 살지 못하고 사망할 것이 틀림없지만, 다행히도 우리에게는 생명력(生命力)이라는 것이 있어서, 간과 콩팥에서는 그러한 독극물을 해독하여 배출시키고 장(腸), 위(胃), 피부에서는 설사·구토·땀이라는 방법을 통해서 독극물을 몸 밖으로 배출시킨다.

따라서 우리가 건강하기 위해서는 간과 콩팥의 기능을 활성화시키고, 설사·구토·땀에 대해서 올바른 지식을 가지고 올바른 대책을 세우면 되는 일이다. 간, 콩팥 기능의 활성화 방법은 다른 파트에서 설명할 것이므로, 여기서는 설사·구토·땀에 대해서 설명하고자 한다. 이미 밝힌 바와 같이 설사·구토·땀은 우리 몸에서 독극물을 몸 밖으로 배출시키는 생명력의 작용이지만, 현대의학에서는 매우 이상한 작업을 한다. 설사를 막겠다고 지사제를 먹이고, 구토를 진정시키는 약물을 투약하며, 땀이 나지 않도록 해열제를 먹이는 것이다. 그런 것들은 생명력을 말살시키는 방법 이외에 아무 것도 아니다. 동양의학에서도 설사를 멎게 하고 구토를 못하게 하며 땀나지 않게 하는 침법이 있지만, 그것도 잘못이다.

필자의 〈생명의학〉에서는 〈니시의학〉의 결론과 마찬가지로 설사·구토·땀이 날 때, 그것은 생명력의 작용이므로 절대로 막아서는 안 된다는 입장이다. 예를 들어보면, 개인의 주량에 따라 다소 다르기는 하겠지만 술을 한두 잔 마시면 그것은 기혈순환을 원활하게 하기 때문에 건강에 해롭지 않다. 그러나 과음하게 되면 장에서 그 술독을 견디지 못하고 설사를 하게 된다. 생명력의 작용으로 몸 안의 수분을 끌어들여서 술독과 함께 몸 밖으로 배출하는 것이다. 만일 지사제를 복용함으로써 설사를 멈춘다면 술독은 그대로 몸에 남아서 결국 더 큰 질병으로 이어질 것이다. 따라서 설사를 멈추게 해서는 안 된다. 만일, 술을 과음의 범위를 넘어서 정신이 혼몽할 정도까지 마신다면 이번에는 술독이 장(腸)까지 내려가는 것이 아니라 위(胃)에서부터 받아들여지지 않고 구토시킴으로써, 수분과 술독을 몸 밖으로 배출시켜 버린다. 모두가 생명력의 작용이다. 당연히 구토를 멈추게 해서는 안 되는 것이다. 오히려 토하게 만들어야 한다.

그렇다면 설사나 구토가 날 때 어떻게 해야 할 것인가 하는 점이다. 설사나 구토가 병이 아니라, 생명력의 작용으로 나타나는 하나의 증상에 불과하다면, 그에 따라 몸에 필요한 것까지 배출되는 것을 보충시켜 주면 그뿐이다. 설사할 때 몸 밖으로 나가는 것은 수분과 술독이고, 구토할 때 몸 밖으로 나가는 것은 수분과 염분과 술독이다. 술독이 몸 밖으로 나간다고 해서 그 술독을 보충해줄 필요는 없지만, 설사 때 나가는 수분은 보충해 주고, 구토 때 나가는 위산의 성분인 염분과 수분은 보충해 줘야 한다. 요컨대 설사 때는 수분을, 구토 때는 수분과 염분을 보충해 주면서 기다리면, 몸 안의 독극물이 빠져나간 후에는 설사나 구토의 증상까지 사라지게 되는 것이다. 만일 보충해주지 않으면 독극물이 몸 밖으로 충분히 빠져나가지 못할 수도 있고, 설사·구토의 증상이 계속 이어질 수도 있으며, 수분이나 염분의 상실로 인해서 괴혈병 등 다른 질병에 시달릴 수도 있고, 당연히 생명력도 약화될 것이다. 이러한 이치는 비단 술독에 한정되는 것은 아니고, 상한 음식을 먹었다는 등 기타 어떤 이유로 설사하든 구토하든 마찬가지이다. 막걸리인줄 알고 농약을 먹었을 경우에도 우리의 몸은 생명력이 발동되어 즉시 구토와 설사를 하게 되는데, 이것을 못하게 막는대서야 말이라도 될 법한 일인가?

우리가 찜질방에서 사우나를 하든, 운동을 심하게 하든, 또는 뜨거운 음식을 먹든 땀나는 경우가 많다. 그것 역시 몸 안의 독극물이 땀을 통해서 몸 밖으로 배출되는 과정이다. 다만 설사, 구토와 다른 점은 수분과 염분뿐만 아니라 몸 안의 비타민C까지 배출된다는 것이 다른 점이다. 따라서 땀을 많이 흘렸을 경우에는 당연히 수분, 염분, 비타민C를 보충해 준다.

다시 한 번 요약해 본다면 설사에는 수분을, 구토에는 수분과 염분을, 땀에는 수분, 염분과 비타민C를 보충해 준다. 설사·구토·땀으로 우리 몸의 평형이 깨뜨려졌으므로, 그 깨뜨려진 부분은 보충해야 한다. 수분을 보충할 때는 생수가 좋으며, 염분을 보충할 때는 우리 민족의 신의(神醫)셨던 〈인산의학〉의 창시자 인산 김일훈 선생이 발명한 '9회죽염'을 가능한 많이 복용하는 것이 좋고, 비타민C를 보충할 때는 〈니시의학〉의 창시자 일본의 니시 카츠조 선생이 강조한 감잎차가 좋다. 등산을 할 때 땀을 많이 흘리는데, 생수, 9회죽염, 감잎차를 준비해서 챙겨간다면 건강에 많은 도움이 될 것이다.

생수·9회죽염·감잎차에 대해서는 다른 파트에서 다시 설명하겠지만, 여기서 한 가지만 더 보충할 것이 있다. 땀을 과도하게 흘릴 때에만 생수·9회죽염·감잎차를 보충해야 할 것인가 하는 점이다. 결론을 말하자면, 우리는 항상 땀을 흘리고 있다고 생각하는 것이 옳다. 땀이라는 것이 무엇인가? 피부의 모공을 통해서 나오는 액체 아닌가? 물을 떠서 밖에 내놓으면 수분이 증발되어 사라지듯이, 우리의 피부를 통해서도 수분은 항상 증발되고 있다. 우리의 피부가 말라서 쭈글쭈글 되어 있지 않은 까닭은, 피부를 통해서 수분이 항상 밖으로 나오고 있기 때문이다. 밤에 잠자는 시간에도 1인당 평균 300㎖는 땀으로 배출된다. 결국 생수는 하루 2리터 이상, 9회죽염은 가능한 많이, 감잎차는 하루 1리터 이상 마시는 것이 건강에 필수적이다. 목마를 때 물마시겠다는 생각을 버리고, 시도 때도 없이 수시로 항상 생수를 마시겠다는 마음가짐이 필요하다. 땀을 많이 흘려서 수분이 부족하면 탈수현상이나 흑사병의 원인이 되기도 한다.

인간의 생명력은 인간의 감각수준이나 두뇌수준을 훨씬 뛰어넘는 신의 능력 수준이다. 맛있다고 술 마시는 경우뿐만 아니라, 예컨대 식중독의 경우에도 그 작용은 확실하다. 물론 완전히 상해버린 음식은 우리 입맛이나 두뇌를 통해서도 먹지 말아야겠다고 생각하겠지만, 약간 상한 음식은 입맛이나 두뇌로는 판단하기 어려운 경우도 많다. 그래서 역시 맛나게 먹게 되지만, 우리의 생명력은 빈틈없이 그 식중독균을 잡아내어 한쪽으로 몰아다가 설사나 구토를 통해서 밖으로 배출시켜 버린다. 생명력의 작용이 비록 인간의 눈에는 보이지 않지만, 그 생명력의 작용은 그야말로 철저하고도 신비하다. 그 생명력의 작용으로 설사나 구토하는 것을 약과 주사로 막아서야 되겠는가?

'건강을 자기 스스로 지키자! 내 병은 내가 고치자!' 는 것이 〈생명의학〉의 근본 취지이다.

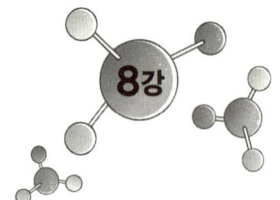

리바운드 현상

리바운드 현상 즉 명현(瞑眩)현상에 대해서는 학자에 따라서 개념을 달리 사용하기도 한다. 몸에 나타나는 모든 현상을 리바운드 현상으로 보는 입장도 있고, 건강을 위해서 나름대로 운동, 식이요법, 한약복용 등 특별한 조치를 취한 후에 나타나는 증상을 리바운드 현상으로 보는 입장도 있다. 전자의 입장에서는 모든 증상은 리바운드 현상이므로 모든 리바운드 현상은 치료현상이라는 결론이 될 것이고, 후자의 입장에서는 특별한 증상만이 리바운드 현상이고, 리바운드 현상도 증상이므로 치료현상이라는 결론이 될 것이다. 어떤 입장을 취하든 리바운드 현상을 인정하는 입장에서 리바운드 현상이 치료현상이라는 결론은 동일하다. 다만 현대의학에서는 리바운드 현상을 인정하지 않는다. 모든 증상을 없애려는 것이 현대의학의 입장이기 때문이다. 하지만 리바운드 현상은 의학을 연구하고 임상하는데 있어서 매우 중요하다. 중국의 고전 『서경(書經)』에도 '약을 먹고도 리바운드 현상이 나타나지 않으면 병은 낫지 않는다.' 라고 되어 있고, 『상한론』의 저자인 중국의 장중경 선생도 '병을 고치기 위해서는 리바운드 현상을 참고 견디지 않으면 안된다.' 고 했다. 약이 아무리 잘 적중해도 독이 해소되지 않으면 약은 결국 리바운드 현상을 일으키지 않는다. 독이 해소되어야 그때는 약이 즉시 리바운드 현상을 일으키게 된다. 명현한지 수십 일이 되어 밥도 못 먹고 여위고 쇠약하고 호흡이 끊기고 맥도 멎는 등 사경을 헤매다가도 독이 해소되어 갑자기 회생하는 사람도 있다. 몸에서 열날 때 각탕(脚湯=뜨거운 물에 다리를 담금)하는 것은 약이며, 이 때문에 땀나는 것은 리바운드 현상이다. 땀나면 해열되어 병이 낫는 것이다. 〈니시의학〉의 계승자이신 와따나베쇼 선생도 좌골신경통으로 입원해서 〈니시의학〉의 치료를 받는 중 고열(高熱)이 나고 전신(全身)에 관절통이 나타나며 불면증이 나타나 걱정했지만, 단식요법과 각탕 등으로 차차 완화되었다. 리바운드 현상을 모르면 환자나 가족은 매우 놀라게 된다. 리바운드 현상에 의해서 체내의 독소(주로 무기수산)가 혈류 속으로 구축되어 땀이 되어 체외로 배출되면 병이 낫는 것이다. 진통제나 해열제는 도리어 류머티즘을 발생시켜 병을 만성화시킨다고 했다. 리바운드 현상을 병이라고 생각하고 그것을 억제하는 치료 행위는 금지되어야 한다.

여기서 필자의 경험을 한 가지 털어 놓으면, 〈니시의학〉의 탁월함을 임상하기 위해서 경침(頸枕=나무토막을 반으로 쪼개서 목에 베고 잠을 잠)을 사용한지 2개월 정도 지난 후였다. 아침에 정상적으로 일어나 1시간 정도 지나서 막 외출하려는 순간 "아~!"하고 비명을 지르게 되었다. 목이 아파서 상하 좌우로 도저히 움직일 수가 없었던 것이다. 나는 순간 '아아아! 이건 틀림없이 리바운드 현상일 것이다. 목이 아프니까 더더욱 경침을 베야만 하겠다!'라고 생각했다. 외출을 포기한 채, 아주 서서히 다시 누워서 경침을 목에 베었다. 약 2시간 정도가 지나니 통증이 사라졌다. 그 후로 나는 이 글을 쓰는 지금까지 수년간 단 한 번도 목이 아파본 일이 없다.

가끔 잠을 잘 못잔 날은 목이 매우 아픈 일이 있었을 것이다. 목을 삔 일이 없는데 단지 잠자고 난 후에 간혹 그런 일이 발생한다. 동양의학에서는 그것을 낙침(落枕)이라고 하는데 그런 경우 대부분 침을 맞으러 한의원에 가거나, 아니면 양방병원에 가서 주사 맞고 약 먹고 물리치료를 받기도 한다. 그러면 경우에 따라 다르지만 하루에서 일주일 정도면 낫는다. 그러나 나의 경험은 이 경우와 조금 다르다. 이런 경우는 통상적으로 일어나자마자 바로 통증이 시작되지만, 나는 약 1시간 동안 멀쩡하게 생활하다가 갑자기 움직일 수도 없는 통증이 시작되었던 것이다. 낙침의 경우든 나의 경우든 이런 경우 경침을 베면 낫는다. 공연히 병원에 갈 필요가 없다. 병원에 가서 주사를 맞고 약을 먹는다면 우리의 몸이 그만큼 독극물에 노출되는 것이다.

리바운드 현상의 이해를 돕는 첫 번째 예로, 어느 날 무슨 사고로 경추(頸椎=목뼈)를 삐었다고 하자! 그것을 즉시 바로 잡으면 좋겠지만, 그러지 않고 많은 세월이 흐르면 불편하기는 해도 처음처럼 그렇게 아프지 않은 경우도 많다. 그러다가 어느 날 경침을 베서 비뚤어진 목뼈가 바로 돌아오면 아프지 않을까? 아마도 처음 목뼈가 비뚤어질 때와 거의 같을 정도로 통증이 따를 것이다. 목뼈가 비정상으로 비뚤어질 때도 아프겠지만, 목뼈가 정상으로 되돌아올 때도 마찬가지로 통증이 따른다. 사람이 태어날 때 숨 막혀서 고통이 따르다가 세상에 나오면 마구잡이로 울어 댄다. 마찬가지로 태어나기 이전의 원상태로 되돌아가는 것이 죽음인데, 죽을 때도 당연히 고통이 따르지 않겠는가?

두 번째 예로, 발목이 무지 아픈 일이 있었다고 하자! 그 통증의 원인이 제거되지 않은 채 무릎이 아파지면, 새로운 무릎통증 때문에 발목의 통증은 느끼지 못하는 경우가 많다. 그러다가 다시 허리가 아파지면 무릎의 통증은 느끼지 못하는 경우도 있다. 그러다 허리뼈가 정상으로 돌아와 허리통증이 사라지면, 어느 날인가 아무런 이유 없이 무릎의 통증이 시작되는 경우가 있다. 무릎뼈를 정상으로 되돌리면 이번에는 또다시 아무런 이유 없이 발목뼈에 통증이 시작되기도 하는 것이다. 병은 들어간 그대로 다시 나온다고 하지 않았는가? 나는 지금까지 아무런 이유 없이 허리가 아픈 일도 있었고, 무릎이 아픈 일도 있었다. 아마도 다음은 아무런 이유 없이 발목이 아픈 일도 벌어지지 않을까?

리바운드 현상을 이해할 때 문제가 하나 있다. 어떤 증상은 리바운드 현상이고, 어떤 증상은 리바운드 현상이 아닐까? 하는 의문이다. 모든 증상을 리바운드 현상으로 이해하는 입장에서는 문제될 것이 없지만, 특별한 조치를 취한 후의 증상만을 리바운드 현상으로 이해할 때 나타나는 의문이다. 나는 이렇게 구별하는 것이 좋다고 생각한다. 예를 들어 허리가 아프다고 가정하면, 무거운 물건을 들다가 갑자기 허리를 삐는 바람에 허리가 아픈 경우는 리바운드 현상이 아니지만, 아무런 이유 없이 또는 특별히 건강생활에 열중하거나, 아니면 허리에 좋다는 침을 계속 맞거나, 허리에 좋은 식품이나 한약을 복용하는 중에 어느 날 허리가 더 아픈 경우는 리바운드 현상으로 이해하는 것이 좋다.

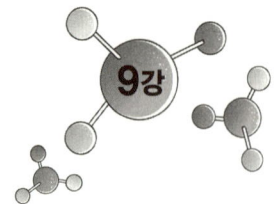

현대의학의 장단점

현대의학에는 단점만 있는 것은 아니다. 현대의학은 오로지 단점뿐이라는 것이 〈니시의학〉의 입장이지만, 내가 보기에는 장점도 있다. 먼저 장점에 대해서 살펴보고, 단점을 정리해 보자.

현대의학의 장점이라면 응급병에는 단연코 그 효과가 뛰어나다는 점이다. 암이 무서운 것은 암덩어리 자체에 있는 것이 아니라, 암덩어리 때문에 그 장기 또는 주변의 장기에 압박을 주어 장기의 기능이 제대로 발휘되지 못하기 때문이다. 폐암에 걸려서 암덩어리가 커지면, 폐나 심장에 압박을 주어 폐나 심장이 제대로 기능을 발휘할 수 없게 만들기 때문에 사망하는 것이다. 암에 걸린 초기에는 〈생명의학〉으로 생명력을 강화시키면 점차 암덩어리는 소멸할 것이지만, 암을 너무 늦게 발견해서 말기암이 되었다면, 그래서 생명력의 강화로 암덩어리가 줄어드는 속력보다 암덩어리가 커지는 속력이 훨씬 빠르다면, 차라리 수술로 제거하는 응급처치가 지혜로운 선택일 수 있다. 다만 수술 후에는 〈생명의학〉에서 가르치는 대로 생명력강화에 만전을 기해야 한다.

일 년 전의 일인가 우리나라 아덴만의 영웅 석해균 선장에 대해 기억할 것이다. 온몸에 타박상을 입고 총탄이 박혀 혼수상태였다. 그런 경우에는 〈생명의학〉으로 생명력을 강화한다고 해서 반드시 살아난다고 장담할 수 없다. 빨리 수술해서 총탄도 제거하고 응급처치를 하는 것이 바람직할 것이다. 그처럼 현대의학은 응급병에는 매우 유용하다. 다만 그런 중에도 가능한 한 약물사용을 자제하는 것이 좋을 것이며, 또한 수술 후에는 반드시 〈생명의학〉을 통해서 생명력강화에 총력을 기울여야 한다.

하지만 현대의학은 잘못된 연구목표와 연구방법 그리고 전문화의 폐단 등으로 새롭게 태어나지 않으면 안 되는 상황에 이르렀다. 거듭나려는 각고의 노력이 필요하다. 감기에 걸려서 열나고, 땀나고, 기침한다고 해서 해열제나 먹이고 기침 멎는 약이나 먹인다는 것은 결코 감기를 치료하는 것이 아니다. 의사가 감기에 걸리고도 스스로 치료하지 못하면서 남의 감기를 고칠 수 있는 도리는 결코 없을 것이다. 먼저 자신과 가족을 건강하게 하고, 그 후에 일반인의 치료에 종사해야 한다. 의사(醫師)는 스승인데, 자신의 병도 치료하지 못하면서 남을 치료한다는 것은 이미 스승이기를 포기하는 것과도 같다. 선생 자격도 없는 사람이 선생소리 들으면서 제자들을 가르치고 있는 것이다. 스승을 믿고, 귀하고도 귀한 하나밖에 없는 생명을 맡긴 제자에게 씻을 수 없는 상처를 주는 행위이다. 니시카츠조 선생도 '남의 병을 고치는 의사가 감기에 걸리고 결핵이나 위장병에 걸리고 고혈압이나 심장병으로 고생하고 천식을 앓고, 암연구소의 소장이 암으로 죽어도, 일반인들은 질병은 잘 낫지 않고 피하기 어려운 것이라는 것이 선입견이 되어 있으므로 조금도 이상하게 생각하지 않는다. 그래서 병에 걸리면 감기 걸린 의사에게 감기치료를 받으러 가고, 암연구소 소장이 암으로 죽은 연구소에 암을 고치러 간다(니시카츠조, 건강생활대전, 홍익재, 2002, 336p).' 라고 했다.

일본의 의학평론가인 후나세슌스케(船瀬俊介)는 '도쿄대학 의학부 소속 교수 4명은 수천 명이나 되는 환자에게 항암제를 투여하고, 정작 자신들이 암에 걸리자 항암제를 거부하고 식이요법으로 암을 고치고 활기차게 지내고 있다고 한다. 이들은 자신의 암환자가 식이요법 등의 대체요법으로 암을 치료하고 싶다고 어렵게 말을 꺼내면 이렇게 말한다. "절대로 안 된다. 그런 치료법은 미신이요, 속임수일 뿐이다(후나세순스케, 병원가지 않고 고치는 암치료법, 중앙생활사, 2011, 24p).' 라고 현대의사들을 고발하고 있다. 우리나라에는 그런 의사는 없을 것이라고 믿고 싶다. 하지만 우리나라도 다른 외국의 예처럼 의사를 살인자로 고소하는 운동이 언제 벌어질지 모른다. 현대의학은 현실에 안주하지 말고 가능한 빨리 〈생명의학〉으로 방향을 틀어야 할 것이다.

인슐린을 수십 년 투약한 당뇨병 환자가 나았다는 얘기를 들어 보았는가? 아니면 수십 년 동안 혈압강하제를 먹은 고혈압환자가 나았다는 얘기는 들어 보았는가? 어느 날인가 그 환자를 찾아가 보면, 사람이 보이지 않거나, 아니면 먹던 약의 양이 한없이 증가된 것이 고작이지 않은가? 인슐린이나 혈압강하제가 인체의 생명력에는 하등의 도움이 되지 않고 오히려 해가 된다는 사실을 알면서도, 부족하므로 넣어주고 높으므로 내려주는 것이 의학일까? 치료되지 않는다는 것을 뻔히 알면서도 인슐린이나 혈압강하제를 계속 투약하는 이유는 무엇인가? 오죽하면 인산 김일훈 선생도 '박사라는 사람들은 미국을 숭배하는데, 미국은 약학은 돌대가리고 병리학에도 돌대가리야! 순 돌멩이야!(김일훈, 신약본초 전편, 인산가, 1999, 678p)' 라고 했겠는가?

현대의학은 생명과 건강을 연구하지 않고 질병만을 연구하므로 결코 생명과 건강으로 가는 길로 들어설 수 없을 것이다. 만일 우리 신체가 생명력이 넘쳐서 건강하기만 하다면, 인간이 생활하는 가운데 항상 요소와 암모니아를 만들고 있어도 그것이 과도하지만 않다면 건강을 유지할 수 있다. 일본의 암치료학 연구소 대표인 가와다께후미오(川竹文夫)는 다음과 같이 말했다고 한다. '현대 암치료법은 근본부터 잘못되어 있다. 우선 의학의 대전제부터 틀렸다. 암세포는 환자를 죽일 때까지 무한증식한다는 150년 전 독일 학자 피르호의 학설이 지금까지 의학교과서의 한 페이지를 장식하고 있다. 인간의 체내에는 매일 약 5천개나 되는 암세포가 만들어지는데, 피르호의 학설이 옳다면 인류는 10만 년 전에 이미 전멸했을 것이다(후나세순스케, 병원가지 않고 고치는 암치료법, 중앙생활사, 2011, 27p).' 사람이 생명력이 넘쳐서 건강하면 암에 걸리지도 않을 것이고, 설령 암에 걸린다고 하더라도 얼마든지 소멸시킬 수 있다는 의미일 것이다. 필자의 〈생명의학〉에서 바로 그 방법을 제시해 드릴 것이다.

현대의학의 연구방법도 문제이다. 주로 동물실험 결과를 이용하고 있지만, 동물실험 결과를 그대로 인간에게 응용할 수 없는 이유는 동물은 네발로 걸으므로 척추가 설계대로 사용되고 있고, 그들은 옷을 입지 않으며, 그들은 화식(火食=불로 익혀 먹음)을 하지 않고, 또한 동물의 정신 상태를 무시한다는 점 등 때문이다. 인간보다 훨씬 우수한 직감력을 가진 동물에 대해서 그 정신력을 무시한다는 것은 아주 터무니없는 일이다. 이 같은 불신의 결과를 인간에게 응용하려는 것이야말로 매우 무모한 일이다. 예컨대 주사를 한방 놓는다는 것 자체만으로도 인간에게 놓는 것, 생쥐에게 놓는 것과 코끼리에게 놓는 것이 그 충격에 있어서 커다란 차이가 있을 것이다. 인간에게 놓는 주사가, 생쥐에게는 굵은 송곳으로 찌르는 충격쯤은 될 것이고, 코끼리에게는 모기에 물리는 충격조차도 되지 않을 것이다.

이미 밝힌 바와 같이 현대의학의 가장 커다란 맹점은 전문화의 폐단이다. 〈니시의학〉의 창시자인 니시카츠조 선생은 '인슐린을 주사해서 당뇨병의 혼수사(昏睡死)는 감소했지만, 고혈압에 의한 뇌출혈의 사망률은 증가했다. 하지만 의사는 당뇨병 전문이므로 당뇨병만 나으면 그것으로 족하며, 고혈압은 그 방면의 전문가에게 적당히 처리하도록 하겠다고 해서야 너무 무책임한 것 아닌가?(니시카츠조, 건강생활대전, 홍익재, 2002, 332p)' 라고 말했으며, 또한 '잘못된 의학이라도 권위가 붙여지면, 멀쩡한 사람을 잡아서 뢴트겐을 찍고, 중증(重症)결핵의 진단을 내려서 휴업을 명하고, 처자와 가족을 길거리에서 헤매게 하는 죄악을 범해도, 감사와 찬양을 받을 뿐이다(니시카츠조, 건강생활대전, 홍익재, 2002, 336p).' 라고 했다.

또한, 현대의학은 너무나 분석적이다. 세상에는 분석할 수 있는 것보다 분석할 수 없는 것이 훨씬 더 많은데, 현대의학은 분석할 수 없는 것은 관심조차도 가지려 하지 않는다. 예컨대 물을 10시간 정도 푹 끓이면 백비탕(白沸湯)이라고 해서 더위 먹고 체한 서체(暑滯)에는 탁효가 있는 약물이지만, 과학적 분석으로는 얼음이든, 수증기든, 맹물이든, 1분 끓인 물이든 10시간 끓인 백비탕이든, 아무리 분석해 봐도 단지 물(H_2O)일 뿐이다. 사람의 눈물을 분석하면 수소와 산소로 나오는데, 그 눈물이 사랑의 눈물인지 증오의 눈물인지 어떤 방법으로 분석할 수 있겠는가?

인산 김일훈 선생도 '자기가 볼 수 없고 알 수 없는 세계를 쉽게 부정해 버리는 것이 보통 사람들의 속성이다. 광대무변한 우주의 세계로 시야를 확대해보면 오늘의 과학기술은 어린아이의 장난일 뿐이다. 사람이 질병에 걸리면 우선 머릿속의 12뇌로 병균이 모여들어 자리 잡고 서서히 온몸에 파급되는 것이므로, 수술 등 부분치료법으로는 질병이 완전히 치유되지 않는다. 서양의술은 병의 부분적 치료에는 탁월하나 원인치료 즉 종합적 치료에는 어두운 실정이다(김일훈, 신약, 인산가, 2000, 316·481·511p).' 라고 했다.

'서양의 마음은 자연을 정복하려는데 관심을 두었기 때문에 자연과 갈등하며 투쟁 속에 있어 왔지만, 동양의 마음은 자연과 하나 되는 방법에 흥미를 두었기 때문에 신비 속에서 자연과 사랑의 관계를 맺어 왔다. 서양의 과학적 접근은 자르고 나누고 베어 버리는 일을 통해서 죽은 입자, 죽은 원자들만을 얻을 수 있다. 왜냐하면 생명이란 잘려 들어가 분리되어서는 존재할 수 없는 어떤 것이기 때문이다. 그대가 자르는 순간 생명은 더 이상 거기에 존재하지 않는다. 그것은 마치 어떤 사람이 음표 하나하나를 읽음으로써 교향악 전체를 이해하려는 것과 같다. 각각의 음표는 교향악을 이루는 부분이다. 그러나 교향악 자체는 아니다. 음표 하나하나를 연구하는 것만으로는 결코 교향악을 이해할 수 없다. 과학을 통해서 알려진 것은 무엇이든지 죽음에 관한 것이다. 이미 물체가 되어버린 것이다. 과학은 결코 생명을 지켜볼 수 없다. 과학은 생명을 다스릴 수 없다. 죽은 부분들만 알 수 있을 뿐이다(오쇼 라즈니쉬, 탄트라 비전Ⅲ, 태일출판사, 2011, 54~56p).'

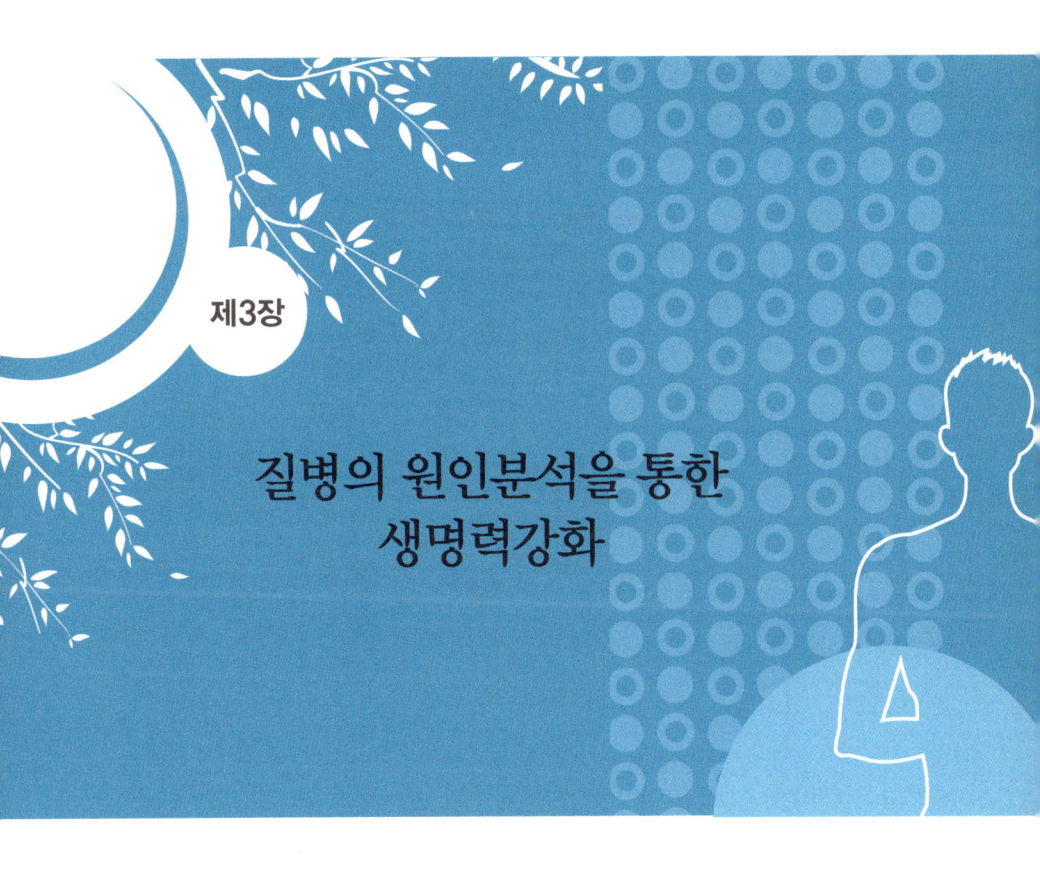

제3장

질병의 원인분석을 통한
생명력강화

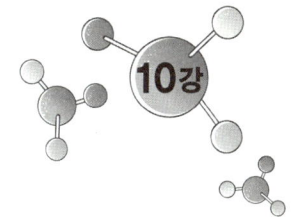

산·알칼리의 불균형

〈니시의학〉에서는 질병의 원인으로 산·알칼리의 불균형을 매우 중요하게 여긴다. 중국의 신의(神醫) 장중경(張仲景)이 저술한 의학의 성전이라는 『상한론(傷寒論)』에도 산·알칼리 평형자는 반드시 낫는다(陰陽自和者 必自愈)고 되어 있다. 체액이 산성으로 기울면 당뇨병, 고혈압, 동맥경화증, 신장병, 중풍, 감기, 발열(發熱), 중이염, 편도선염, 임파선체질, 허약체질, 류머티즘, 결핵, 신경통, 통풍(痛風=요산이 체내에 비정상적으로 축적되어 뼈 관절이 붓고 아픈병)에 잘 걸리게 되고, 알칼리성으로 기울면 암, 천식, 위궤양, 유문협착, 테타니(강직성 경련증), 간질에 잘 걸리게 되며, 질병의 70%는 산성체질에서 비롯되고 30%는 알칼리체질에서 비롯된다고 하므로, 체액을 약간 알칼리상태(PH7.3)로 유지시키는 평형상태야말로 생명력강화의 비결이고 건강의 기본이 되는 셈이다. 이런 상태에서는 세균이 몸 안에 들어가도 번식하지 못하고 죽게 되고, 일체의 질병도 사라지게 되어 우리는 체액을 주기적으로 체크해 보고 항상 약알칼리성으로 보존시킴으로써 생명력을 강화하는데 힘써야 한다.

체질적으로 산성체질인가 아니면 알칼리체질인가를 알아보는 방법도 있다. 혈압이 높은 사람은 산성체질이기 쉽고 혈압이 낮은 사람은 알칼리체질이기 쉽다. 대머리는 산성체질이 많고 백발(白髮)이면 알칼리체질이 많다. 움직일 때 피로를 느끼는 사람은 산성체질이 많고 도리어 활력을 느낀다면 알칼리체질이 많다. 잠이 부족할 때 신경이 둔탁해지면 산성체질이 많고 잠이 부족해도 특별히 불편하지 않으면 알칼리체질이 많다. 믿음이 강하고 충동적인 사람에게는 산성체질이 많고, 의심이 많고 이론적인 사람에게는 알칼리체질이 많다.

생명력을 강화하기 위해서 산·알칼리의 평형은 매우 중요하여 우리 몸에서도 자체적으로 평형을 유지시키기는 기능이 있다. 생체조절작용이기도 하고 그 자체가 생명력의 작용이기도 하다. 즉, 산이 과잉되면 간에서는 단백질대사로 암모니아를 만들어 피 속으로 들어가서 산성을 중화시키고, 또한 콩팥에서는 산성오줌을 배설시킨다. 또한 폐에서는 산과잉이면 호흡을 빨리하여 탄산가스의 방출을 늘리게 되고, 혈관에서는 산과잉 때는 확대시키고 알칼리과잉 때는 수축시킨다.

생활이나 환경을 바꿈으로써 산·알칼리의 불균형을 조정하는 방법도 있다. 예컨대 체액이 산성인 사람은 어두운 방에서 편히 쉰다든지, 온욕을 하고 안정하면서 잘 웃으면 체액이 알칼리성으로 된다. 요컨대 부교감신경을 긴장시킬 필요성이 있다. 만일 체액이 알칼리성으로 기운 사람은 몸을 햇볕에 쪼인다든지, 노동하든지, 냉욕하든지, 분노하든지, 불안이나 슬픔에 빠진다든지 하면 체액은 산성으로 변화된다. 교감신경을 긴장시키는 것이다. 요약하면 교감신경이 긴장하면 체액은 산성화 되고, 부교감신경이 긴장하면 체약은 알칼리화 된다. 그래서 산성체질을 교감신경긴장증, 알칼리체질을 부교감신경긴장증이라고도 한다. 결국 '건강은 산·알칼리의 평형상태'라는 말은 '교감신경과 부교감신경이 평형하면 건강하다.'는 것과 마찬가지이다.

〈니시의학〉에서의 산·알칼리 조절작용은 잡곡식, 생채식, 풍욕, 냉온욕, 등배운동이 담당한다. 예컨대 현대의학으로 고치지 못하는 당뇨병이나 고혈압도 생채식으로 낫는다는 것이다. 동물성식품과 곡물류는 대체적으로 산성이고, 야채나 과일은 대부분 알칼리성이다. 야채라도 삶아서 많이 먹으면 알칼리화 되므로 주의해야 한다. 또한 과일의 신맛은 산성이지만, 이들 유기산이 체내에서 연소되는 신진대사 과정에서는 알칼리성 식품이라는 것도 알아둘 필요가 있다. 산성이 과잉되면 태양총(배꼽의 좌상 대각선으로 약 4센티 정도에 위치함)과 족삼리(정강이뼈 경골 바로 외측의 움푹한 곳을 따라 올라가서 막히는 부분에서 다시 외측으로 약 1센티 정도에 위치함)에 뜸뜨면 좋으므로 참고한다.

옆 〈표 1〉에서는 산성식품과 알칼리식품의 대요에 대한 것이다. 잘 참고하여 자신의 산·알칼리의 평형을 유지시켜 생명력을 강화하는데 만전을 기하자.

표 1. 산성식품과 알칼리성 식품의 대요(大要)

산성식품		알칼리성 식품	
식품명	산성도(慶) 100gmb	식품명	알칼리도(慶) 100gmb
계 란	24.5	차	53.5
닭고기	24.3	오 이	31.5
농 어	21.1	토 마 토	13.7
치 즈	17.5	고 구 마	10.3
잉 어	17.3	순 무	10.2
오 트 밀	14.5	석 화	10.2
돼지고기	12.5	오 렌 지	9.6
소 맥 빵	11.0	밤	9.6
비 스 킷	10.4	당 근	9.1
호 두	9.2	무	6.0
흰밀가루	8.3	커 피	5.6
쇠 고 기	8.1	시 금 치	5.1
인조버터	7.3	바 나 나	4.4
메밀가루	3.8	캐 비 지	4.0
완 두	3.4	크 림	3.1
쌀	3.1	샐 러 리	2.5
송 어	2.75	양 송 이	1.8
소 맥 분	2.66	우 유	1.7
푸른완두	2.29	포 도 주	1.4
파	1.09	사 과	0.8
아스파라거스	1.01	호 박	0.3
맥 주	0.19		

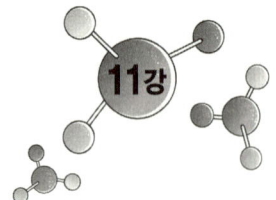

척추가 비뚤어짐

어렸을 때부터 들어오던 이야기가 있다. 척추에 문제가 생기면 움직이기도 힘들고 만병의 원인이 되며, 힘쓸 수도 없게 된다는 것이다. 그래서 결혼하기도 힘들고 애 낳기도 힘들다고 했다. 남녀 간에 합방할 때도 허리를 많이 움직이게 될 텐데, 허리가 아파서야 어떻게 힘쓸 수 있겠는가? 그러므로 민간에서 들려오던 그 얘기는 틀림없다. 따라서 우리는 척추에 대한 올바른 지식을 가지고 척추의 부탈구(副脫臼=과도하게 밀착되거나 기울어지거나 비뚤어짐)를 똑바로 세워서 생명력을 강화해야 하겠다.

인간은 약 100만년 동안 네 발로 생활했다고 한다. 그 때는 척추의 부탈구가 있을 수 없었다. 네발로 생활하는 야생동물에게 척추의 부탈구가 없는 것과 마찬가지이다. 척추가 원래 설계된 대로 동량(棟樑=대들보)으로 활용되었기 때문이다. 그러다가 약 1만 년 전부터는 두발로 서서 생활할 수 있게 되면서 척추 위에 무거운 머리가 얹히게 되었다. 척추가 대들보 역할에서 기둥 역할로 바뀌면서 그로 인해 인간은 머리와 손을 이용해서 오늘날의 현란한 현대문명을 쌓아 올렸지만, 척추는 머리 무게에 짓눌림으로써 척추와 발에 여러 가지 고장이 생기게 되었다.

사람에게는 33개의 척추가 있다. 위로부터 목에 7개의 경추(頸椎)가 있고, 그 아래 가슴에 12개의 흉추(胸椎)가 있으며, 그 아래 허리에는 5개의 요추(腰椎)가 있고, 그 아래 엉덩이에 삼각형을 이루는 5개의 선추(仙椎)가 있고, 맨 아래 꼬리에는 4개의 미저골(尾骶骨)이 있다. 각 추골의 알력과 충격을 피하기 위해서 각 추골 사이에 연골과 인대가 있고, 급격한 외부충격으로부터 척수(脊髓=척추의 관 속에 들어 있어 뇌와 함께 중추 신경계를 구성하는 골)를 보호하기 위해서 각 추골에는 돌기(突起=뾰족하게 도드라짐)가 나와 있다. 또한 각 추골의 좌우 양쪽에 한 개씩의 추간구멍이 뚫어져 있어 그 속에 신경과 혈관이 들어 있다.

말할 필요도 없이 척추에 신경과 혈관이 통하고 있다는 사실이 가장 중요하다. 그것도 자질구레한 모세혈관 수준의 신경과 혈관을 말하는 것이 아니라, 대형 전신주와 같은 신경과 혈관이다. 만일 그것이 찌그러지거나 짓눌려진다면 신경의 말초가 제대로 충분히 활동하지 못할 것은 뻔한 일이고, 혈액순환 역시 막대한 지장을 초래할 것이다. 그렇게 초대형 신경과 혈관이 우리의 오장육부와 사지를 움직이게 하고 먹여 살리는 것인데, 만일 척추가 부탈구 되어 비뚤어지거나 기울어진다면 무엇 하나 제대로 돌아가는 일이 있겠는가? 소위 만병의 원인이라는 말이 전혀 어색한 일이 아닐 것이다.

〈니시의학〉을 계승하셨던 와따나베쇼의 연구결과에 의하면, 1번 경추가 부탈구 되면 눈, 얼굴, 목, 폐, 횡격막, 간, 심장, 비장, 부신, 심장, 비장 그리고 대·소장에 병 걸리기 쉽고, 4번 경추가 부탈구 되면 눈, 얼굴, 목, 폐, 횡격막, 간, 심장, 비장, 부신, 코, 이빨 그리고 인후에 병 걸리기 쉬우며, 2번 흉추가 부탈구 되면 폐나 늑막에 병 걸리기 쉽고, 5번 흉추가 부탈구 되면 인후, 눈, 장, 위 그리고 갑상선에 병 걸리기 쉬우며, 10번 흉추가 부탈구 되면 눈, 심장, 신장, 대·소장 그리고 코 등에 병 걸리기 쉽고, 2번 요추가 부탈구

되면 방광염, 맹장염 그리고 남녀 성기능장애에 걸리기 쉽고, 5번 요추가 부탈구 되면 치질에 걸리기 쉽다고 한다(와타나베 쇼, 서식건강법에 의한 현대병에 도전, 홍익재, 2010, 51p). 가히 만병의 원인이라고 할 만하다.

원래 인간의 척추는 포물선이나 쌍곡선을 그리면서 약간 만곡(彎曲=완만한 곡선처럼 굽어짐)되어 있다. 걸어가거나 활동할 때 외부의 충격으로부터 두뇌를 보호하기 위해서이다. 만일 막대기처럼 직선으로 되어 있다면 걷는 것도 힘들고 사소한 충격에도 넘어지게 될 것이다. 그러나 바로 그렇게 척추가 굽어져 있기 때문에 더욱 더 척추가 비뚤어지거나 기울어지기 쉽다. 각별히 주의하지 않으면 안 된다.

어렸을 때, 자다가 일어나 보면 때로는 잘 때의 위치와 180도 다르게 거꾸로 누워있기도 했었고, 때로는 장롱 속에 쳐들어 박혀 있기도 했었고, 또 책상 밑에서 자고 있기도 했었다. 몽유병환자인가? 하는 의문이 들기도 했지만, 그런 것들이 모두, 낮에 뛰놀면서 생긴 척추의 고장을 수면 중에 고치는 척추교정운동의 과정이라는 것을 알게 되었다. 어린이가 소풍가서 야외에서 하루 동안 놀다가 돌아왔을 때 키를 재보면 1-2센티는 작아진다고 한다. 이것은 추골과 추골 사이를 연결하는 연골과 인대가 체중 때문에 압축되었기 때문이다. 그것을 잠결에 몸부림을 쳐서라도 다시 원상태로 돌리는 작업인 것이다. 그런 이치를 안다면 갓난아이에게 걸음마를 시키는 부모가 얼마나 어리석은 짓을 하고 있는 것인지 알게 된다. 자신의 갓난아이가 하루라도 빨리 걷는 모습을 보고 싶은 부모의 탐욕이 훗날 아이가 성장하면서 척추 부탈구나 발고장을 일으킴으로써 만병을 끌어 모으는 것이다. 농약을 먹지 않는 한 금방 병에 걸려 죽는 것도 아니고, 불사약을 먹지 않는 한 금방 병이 낫는 것도 아니라는 사실을 기억해야 할 것이다. 신심록(信心錄)에는 '처음의 눈곱만한 차이가 끝에 가서는 엄청난 차이를 빚어낸다(毫釐有差 天地懸隔).' 는 말이 있다.

그렇다면 어떻게 척추의 부탈구를 교정함으로써 생명력을 강화할 것인가가 문제이다. 말할 나위도 없이 일상생활 속에서도 척추가 부탈구를 일으키지 않도록 주의할 필요가 있다. 예를 들어서 공부하는 학생의 경우 의자 끝에 엉덩이를 꼭 붙이고 척추를 곧게 펴고 공부해야 한다. 도서관에라도 가보면 많은 학생들이 척추를 꾸부정한 자세로 공부하는 모습을 많이 본다. 공부하기 싫은데 억지로 공부하기 때문인지는 몰라도 때가 무르익으면 반드시 후회하게 된다. 그런 자세로 공부하는 것보다는 차라리 밖에 나가서 친구들하고 뛰어 노는 것이 낫다. 또한 사무직에 종사하는 직장인의 경우에는 몸을 좌우 어느 한쪽으로만 비틀면 10번 흉추가 부탈구 되어 신장장애를 일으키기도 한다. 사소한 부주의가 큰 병으로 이어질 수 있다는 사실을 항상 염두에 두어야 한다.

척추의 부탈구를 교정하여 생명력을 강화하는 방법으로써, 〈생명의학〉에서는 니시카츠조 선생의 가르침대로 평상침대 · 경침베개 · 붕어운동 · 합장합척운동 · 등배운동을 채용한다. 각각 관련되는 파트에서 좀 더 자세히 살펴보겠다. 필자의 경험으로는 거꾸리운동(발목을 붙잡아매고 거꾸로 매달림)과 현수운동(목매다는 것처럼 턱 부분을 붙잡아매고 똑바로 매달림)도 매우 효과적이었다. 허리 아프다는 사람이 30분 거꾸리운동 몇 번으로 나았다는 사람도 많이 보았다. 물론 척추가 비뚤어진 것을 고치는 것은 정력 강화에도 탁월하다.

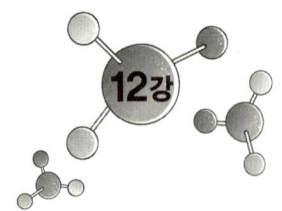

발(足)고장

나는 의학을 공부하기 전에 발고장이 만병의 원인이라는 것을 전혀 알지 못했다. 그저 발목이 삐면 고통스럽다는 정도로 생각했을 뿐이다. 하지만 의학을 연구하다 보니 발고장은 척추의 부탈구 못지않게 만병의 원인이라는 것을 알게 되었다. 물론 그것은 니시카츠조 선생을 비롯한 인류의 위대한 의학 대가들의 공덕이다. 조금만 생각해보면 이해가 안 될 일도 아니다. 척추는 머리 무게만 들고 다니지만, 그 작은 발목은 머리뿐만 아니라 척추, 가슴, 배 등 자기 체중의 대부분을 들고 다니기 때문이다. 미국의 느점(Nhzum) 박사는 인간의 사망원인은 반드시 심장, 신장, 혈관에 관계가 있다고 했는데, 발목의 장애는 심장, 신장, 혈관에 장애를 일으키므로, 발목의 장애는 곧 인간의 사망원인이기도 한 것이다. 또한 미국의 쇼올(Scholl) 박사도 감기, 설사, 치아, 코, 편도선, 갑상선 등 모든 환자의 95%는 발고장이 있다. 발고장은 전신을 지배한다. 두통, 등어리통증, 요통, 소화장애, 류머티즘, 좌골신경통, 둔통(臀痛=엉덩이통증), 피로, 신경마비증, 무릎통증, 인후통(咽喉痛=목구멍통증) 등도 모두 발고장이 원인이라는 결과를 발표하기도 했다. 그것은 아마도 인간의 신경이 660개로 나뉘어져 있지만 이것이 26개의 발뼈에 연결되고, 그것이 다시 무수히 나뉘어져 있기 때문일 것이다. 요컨대 두 발은 큰 신경의 가지인 것이다.

니시카츠조 선생도 '고혈압의 95%를 차지하는 진성고혈압은 그 원인이 신장에 있다. 발고장이 신장병, 고혈압의 원인이다(니시카츠조, 건강생활대전, 홍익재, 2002, 492p).'라고 했다. 또한 '발의 정맥류(靜脈瘤=피의 흐름에 장애가 생겨 종아리 등의 정맥의 일부가 혹처럼 이상하게 확장된 상태)가 편도선염, 나력(瘰癧=결핵균이 귀, 목 또는 겨드랑이 등의 림프샘에 침입하여 결핵을 일으키며, 콩알만 하거나 달걀만한 몇 개의 멍울이 딴딴하게 생기고 연쇄상으로 붓다가 후에 곪아서 터짐), 폐렴, 폐결핵, 인두염, 후두염, 귀병, 코병, 눈병, 이빨병, 류머티즘, 관절염, 신경통 등을 일으킨다(니시카츠조, 건강생활대전, 홍익재, 2002, 462p).'고 했다. 실로 만병의 근원이 바로 발고장인 것이다. 또한 '발의 고장은 만병에 관련되어 있으므로, 예컨대 인후가 아픈 것을 거기만 손대고 발을 내버려두는 현대의학은 쓸모없는 일이다. 이비인후과 의사는 모르는 일이지만, 병에는 원인이 있고, 그 원인에는 발고장이 큰 역할을 연출하고 있다는 것을 알지 않으면 안 된다(니시카츠조, 건강생활대전, 홍익재, 2002, 483p).'는 것이다. 따라서 우리는 발고장이 나지 않도록 각별히 주의해야 할 뿐만 아니라, 설령 고장이 났더라도 빨리 교정함으로써 생명력을 강화시키고 회복시켜야 하겠다. 특히 갓난아이가 스스로 걸을 때까지 걸음마를 시키지 않는 것이 중요하며, 하이힐을 신지 않는 것도 매우 중요하다. 하이힐을 신으면 몸의 중력선이 복사뼈 선에 오지 않고 그보다 앞쪽으로 늘어지게 되므로 발에 고장을 일으켜서, 골반에 영향을 미쳐 자궁병이나 기타 부인병의 원인이 되고 오장육부의 질병에도 원인이 된다.

그런데 발을 침범하는 2대 질환이 있다. 그것은 다름 아닌 몰튼씨병과 소렐씨병이다. 몰튼씨병은 중족골(中足骨) 부근의 염증으로서, 넷째발가락의 뿌리부분에 통증이 따르는 병이고, 소렐씨병은 복숭아뼈 아래 부근에 염증과 통증이 따르는 병이다. 몰튼씨병은 발가락의 밑뿌리를 쥐어보면 통증을 느끼게 되고, 소렐씨병은 복사뼈 아래부분을 안팎으로 눌러볼 때 발바닥이나 복사뼈 부분에 통증을 느끼게 된다. 문제는 몰튼씨병이나 소렐씨병 자체에 있는 것이 아니라, 인체 신경이 반사되어 몸 전체로 파급된다는 점이다. 예컨대 우측 발끝의 몰튼씨병은 좌측 발목의 소렐씨병을 유발하고, 다시 위로 우측 무릎이 아프고 욱신거리게 된다. 다시 위로 좌측 S자형 결장부에 대변을 고이게 하고, 그것은 다시 간장의 고장을 일으켜 담석이나 담낭염을 일으키기 쉽다. 그것은 좌측 심장에 고장을 일으키고 우측 폐를 침범한다. 다시 좌측 어깨를 뻐근하게 하고 우측 편도선염을 일으키며 좌측 편두통을 일으키게 된다.

그러면 아무리 주의했어도 발에 병이 생기면 어떻게 해야 할까? 발에 통증이 발생한 부위에는 토란찜질법 및 겨자찜질법 등을 사용해서 고치고, 몰튼씨병은 하지유연법1·2와 발끝의 부채꼴운동과 모관운동으로 고치며, 소렐씨병은 하지유연법1·2와 발끝의 상하운동과 모관운동으로 고친다. 필자의 생각으로는 몰튼씨병과 소렐씨병은 구별할 필요 없이 항상 하지유연법1·2와 발끝의 부채꼴운동, 상하운동 그리고 모관운동을 하는 것이 질병을 예방하고 치료하는 데 좋을 것으로 생각한다. 지금 건강하다고 해서 운동할 필요까지 없는 것은 아니지 않는가? 토란찜질법 및 겨자찜질법, 하지유연법1·2와 발목의 부채꼴운동, 상하운동은 아래와 같다. 모관운동은 후에 다시 살펴보도록 한다.

참고로 필자는 아침에 기상하자마자 하지유연법1·2, 부채꼴운동, 상하운동, 심장운전법(반드시 누워서 양다리를 30도 올리고 30도 벌려서 발목을 발등 쪽으로 약간 안쪽으로 젖힘), 혈관운전법(심장운전법자세로 발목 전체를 굴신), 신장운전법(심장운전법자세로 발목을 좌우양쪽으로 비틈+전후에 모관운동하면 효과상승), 발목펌프운동(방바닥에 발목펌프기나 맥주병 등을 놓고 무릎을 구부리지 않은 상태에서 위로 20-30센티 올린 후 힘 빼고 내려놓아 발목 뒤 아킬레스건을 자극함-다리부종, 냉증, 변비, 치질, 고혈압, 미용, 무좀, 심장병, 통풍, 시력감퇴, 흰머리, 아토피, 간경변, 백내장, 정맥류, 뇌동맥류, 요통, 허리디스크, 복통, 전립선비대증, 불면증 등에 효과적임) 등을 한다. 가끔씩 발가락으로만 걷기도 한다.

니시카츠조 선생은 건강의 4대원칙으로서 사지(四肢)·피부·영양·정신을 들었다. 자신의 생명과 건강을 위해서 가장 신경 써야 한다는 의미이다. 위의 발고장에 대한 설명이 사지에 대한 설명이다. 나머지 피부·영양·정신에 대해서는 뒤에서 다시 설명할 것이다.

♠ 토란찜질법

❶ 토란을 껍질째로 털이 약간 탈 정도로 숯불에 구워 껍질을 벗기고 강판에 짓이긴다. 동량의 밀가루와 둘을 합친 양의 1할의 죽염, 1할의 생강을 껍질을 벗기고 짓이겨 함께 반죽해서 면넬이나 린트전에 6미리 두께로 발라서 환부에 붙이며, 마르면 갈아 붙인다. 피부가 헐거나 두드러기나면 먼저 식물유를 바르고 붙인다. 종기는 힘껏 짜내고 붙인다.

❷ 종기, 혹, 동통, 류머티즘, 신경통, 관절염, 어깨뻐근, 근염, 육종, 피부암, 유방암, 염좌, 중이염, 맹장염, 치통에 유효하다.

❸ 얼굴에 1주정도 붙이면 기미, 죽은깨 없어지고 희어진다.

❹ 만성천식도 가슴 전체에 3주 붙이면 낫는다.

❺ 붉은사마귀, 백납병(피부흰얼룩)도 엽록소, 올리브유, 마그밀올리브유, 토란찜질을 1주일씩 순서대로 3회 반복하면 낫는다.

❻ 인후병은 환부 쪽 무릎관절 앞면에서 대퇴 하부에 걸쳐서 싸는 것처럼 붙

이면 낫는다.

❼ 남자14-15세, 여자 생리시작 무렵에 하루걸러 3-7회 취침 전에 양쪽 무릎에 토란찜질하면 키 크고 20세 이후의 결핵을 예방한다.

❽ 피부가 헐어서 가려우면 마그밀을 바른다.

♠ 겨자찜질법

❶ 겨자 100그램과 동량의 55℃ 온수로 개서 수건 등에 6미리 두께로 펴 발라 목에서 가슴까지 20분 단위로 붙인다. 발적(發赤=빨개짐)하면 떼지만, 발적 하지 않으면 40분 휴식 후 발적할 때까지 반복한다. 겨자가 없으면 후추, 고추, 생강, 와사비로 대용한다.

❷ 겨자찜질법은 세균아사법(細菌餓死法)이다.

❸ 폐렴(빨개질 때까지 40분 간격으로 20분을 반복함), 기침, 늑막염, 폐결핵, 후두결핵, 천식, 기관지염, 감기, 인후통, 협심증, 심장병, 신경통, 어깨 뼈근함, 중이염, 맹장염, 히스테리, 피로회복, 혈액순환에도 유효하다.

♠ 하지유연법 ❶

❶ 평상(딱딱하고 평평한 침대) 위에 경침(목에 대는 둥근 나무베개)베고 반드시 누워 한쪽다리는 평상에 붙이고 다른 다리는 똑바로 뻗친 채 천천히 위로 추켜올려 수직의 위치를 넘어 가슴 쪽으로 가져온다. 때때로 발가락을 위로 젖힌다. 이것을 좌우 번갈아 행하는 것인데, 밑에 똑바로 뻗고 있는 다리를 굽힌다든지 지면에서 떨어지게 해서는 안 된다.

❷ 평상에서 경침 베고 반드시 누워서 한쪽 다리를 평상에 붙인 채 다른 다리를 굽혀서 반대쪽 어깨 쪽으로 끌어당긴다.

❸ 걸상에 앉아서 한발씩 발끝이 눈높이까지 추켜올린다.

❹ 위 3가지 모두 심신의 고장을 예방하고 혈압을 조절하며 시력을 호전시킨다.

♠ 하지유연법 ❷

❶ 누워서 두 다리를 바꿔 찬다.
❷ 정력 강화법이고 중풍예방법이다.

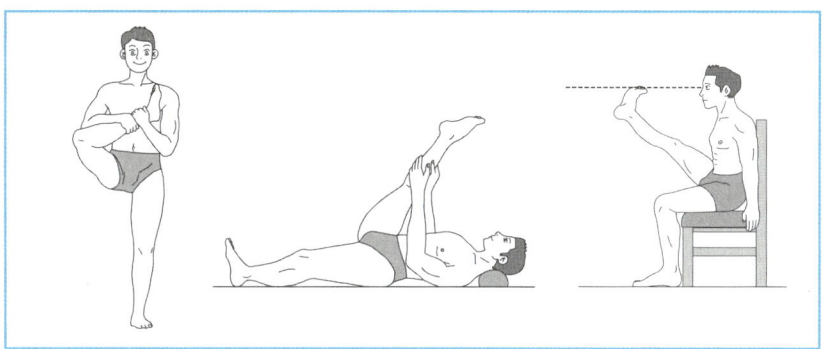

그림 ❶ 하지유연법

♠ 발목의 부채꼴운동

❶ 반드시 누워서 예컨대 우측 발의 경우, 우측 손으로 우측 다리 경골(정강이뼈)의 하부를 쥐고, 왼손으로 뒤꿈치를 거머쥐고 발끝을 좌우로 진동시킨다.(그림 ❷ 참조)

❷ 몰튼씨병을 치료하고, 발중심 위쪽의 통증이나 부종을 제거하며, 좌우 발을 똑같이 가지런히 한다.

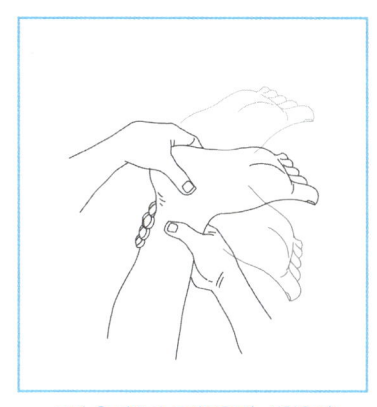

그림 ❷ 발끝의 부채꼴운동(=선형운동)

♠ 발목의 상하운동

❶ 예컨대 좌측 발의 경우, 왼손으로 종아리의 하부를 쥐고, 오른손을 덧붙여서 발목을 상하로 진동시킨 다.(그림 ❸ 참조)

❷ 발목의 염증을 제거하여 소렐씨병 을 치료하고, 좌우의 복사뼈를 똑 같이 가지런히 한다.

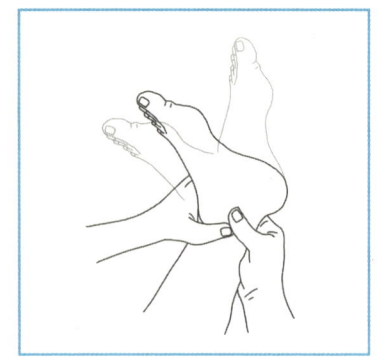

그림 ❸ 발목의 상하운동

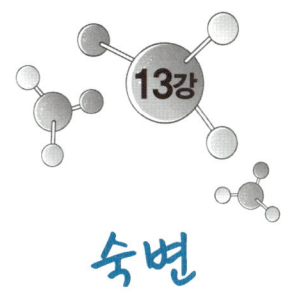

숙변

숙변(宿便)이라는 것은 대장이나 소장의 내벽 주름에 달라붙어서 밖으로 배출되지 않은 썩은 똥을 의미한다. 이런 썩은 똥이 대장 벽에 몇 년 동안 달라붙어서 대장 안에서 부패발효를 일으킴으로써, 해로운 화학물질이 자연히 혈액 속에 흡수되어 만병의 원인이 되는 것이다. 특별한 설명이 필요 없지 않을까? 소련 태생의 메치니코푸 박사도 '인간이 노쇠(老衰=늙고 소약해짐)하는 원인은 대장 안에 있는 막대한 대장균 탓인데, 이들 세균은 대장 안에서 끊임없이 부패, 발효작용을 하고 해로운 화학물질을 만들며, 이 해로운 화학물질이 끊임없이 자연히 체액 속에 흡수되어 자가중독(自家中毒)을 일으켜 노쇠의 원인을 만든다. 그러므로 대장 안에 있는 세균류가 많으면 많을수록 노쇠가 빠르므로 대장이 가장 발달해 있는 포유동물은 그 유해 작용을 받는 것도 크고, 따라서 다른 동물에 비하여 단명(短命)한다(와따나베쇼, 의약에 의존하지 않는 서의학건강법, 홍익재, 1976, 50p).' 암의 발생 원인이 몸 안의 독극물이라는 것이 의학자들의 절대 다수 학설이다. 그렇다면 독극물 생산 공장인 숙변은 당연히 암의 원인이기도 한 것이다.

숙변이 많을수록 방귀 냄새도 지독하다. 어떤 사람의 방귀 냄새는 그저 참을만하다 싶을 정도로 구수한 반면, 어떤 사람의 방귀 냄새는 인내력의 한계를 느낄 만큼 독가스가 뼈 속까지 파고드는 느낌이 드는 경우도 있다. 바로 숙변이 많은 사람이 그렇다. 우스갯소리로 독가스 방귀 10방이면 똥 한 숟갈을 먹는 것과 같다는 말도 있지만, 타인을 위해서 뿐만 아니라 자신의 건강을 위해서도 숙변제거는 필수적이다.

바로 이러한 숙변이 노쇠뿐만 아니라 기생충의 온상이기도 하고, 중풍, 장폐색(腸閉塞), 고혈압, 사지냉증(四肢冷症), 치질, 눈병, 구내염(口內炎), 치은염(齒齦炎), 입냄새, 피부부스럼, 여드름, 기미, 검고 창백한 피부의 원인이기도 하다. 숙변은 머리의 혈관도 끊어놓는다고 하니, 숙변이야말로 가히 만병의 원인이라고 말하기에 충분하다. 변이 가늘기도 하고, 항상 피로하고 싫증을 느끼며, 시도 때도 없이 아무데서나 하품하고, 얼굴색이 거무튀튀한 것도 모두 숙변이 원인이다. 변비, 무좀의 원인도 숙변이다. 따라서 숙변을 제거하는 것이야 말로 무병장수의 핵심이고 불로장수의 비결인 셈이다. 소위 똥배라는 것도 바로 숙변이 대부분이다. 본질이 똥배인 것을 '사장배'나 '인격배'로 미화시킬 필요는 없을 것이다. 똥배가 나올수록 그와 반비례해서 정력은 떨어진다는 말도 있다. 그렇다면 숙변을 제거하는 것은 최고의 정력강화법이기도 한 것이다. 숙변은 기미, 여드름, 거무튀튀하고 창백한 피부의 원인이기도 하므로, 숙변제거는 또한 최고의 피부미용법이기도 하다. 공연히 다른 나라까지 달려 나가서 뱀이나 곰 등 몸에 좋다는 것을 싹쓸이해서 나라망신 시킬 필요 없이, 비아그라 먹다가 심장마비나 중풍으로 쓰러질 필요 없이, 얼굴의 여기저기 뜯어 고치다가 부작용 나서 고생할 필요 없이 숙변을 제거하는 것이야말로 가장 시급한 일이다.

그런데 때때로 오해하는 문제가 있어서 짚고 넘어갈 것이 있다. 매일 쾌변을 싸면 숙변이란 있을 수 없다고 생각하는 것이 문제이다. 절대 그렇지 않다. 쾌변과 숙변과는 무관하다고 생각하는 것이 차라리 낫다. 필자는 틈틈이 단식을 즐기는 사람인데, 약 일주일 정도만 단식해 보면 콜타르 모양의 숙변이 거의 세숫대야 하나 가득히 나옴을 알 수 있다. 물론 필자도 항상 쾌변을 보고 있다.

〈생명의학〉에서의 숙변제거 최고의 방법은 금식이다. 생수와 생과일, 야채를 많이 먹을수록 좋으며 복부된장찜질법과 관장법 그리고 1일2식주의와 니시건강법에서의 건강보양 6대 법칙(평상침대 · 경침베개 · 붕어운동 · 모관운동 · 합장합척운동 · 등배운동)을 채택한다. 여기서는 금식법, 관장법, 복부된장찜질법에 대해서 설명하고, 생수, 생채식, 1일2식주의, 건강보양 6대 법칙에 대해서는 다른 파트에서 살펴보도록 하자. 관장법은 대장청소법이다.

♠ 금식법

❶ 경우마다 다르겠지만, 만일 숙변제거를 위해서라면 7일 금식이 좋다.

❷ 약 7일 전부터 소식하다가 금식일 하루 전날 구충제를 먹는다. 금식 중에는 매일 관장하는 것이 좋으며, 생수와 감잎차와 9회죽염을 많이 먹는다. 금식이 끝나면 7일까지 죽부터 시작해서 소식한다. 금식 중에 구토하기도 하는데, 이는 대량 숙변이 벗어지면서 일시적으로 장폐색 되어 나타나는 증상이고 산과잉된 혈액이 산을 버리기 위한 증상이므로 걱정할 필요가 없다. 또한 통증이 나타나기도 하지만 이는 환부의 신경재생현상이며, 열이 나기도 하는데 이 또한 몸 안의 병원균이 섬멸되는 현상이므로 모두 걱정할 필요가 없다.

❸ 금식 중에는 매일 내의를 갈아입고, 풍욕 · 냉온욕을 하며, 면도하지 말며, 양치하지 말고, 마그밀수로 입안을 헹구는 것이 좋으며, 1시간 정도 산책하면 좋다.

❹ 금식 후에는 1개월 정도 기름진 음식, 흰설탕, 술, 조미료 등을 먹지 않는

것이 좋으며, 부부관계도 금하는 것이 좋다. 금식 후의 육식은 식염과다 (食鹽過多)로 되어 중화를 위해서 설탕을 많이 먹게 되는 관계로 암이나 폐결핵의 원인이 될 수도 있다. 다만 9회죽염은 식염과다와는 무관하다.

❺ 금식은 숙변제거 외에도 혁명적 체질개선, 당뇨병의 구세주, 숙변제거, 정력강화, 최고회춘법, 혈액순환강화, 몸전체대청소, 임파액청소, 임파선종창, 염증제거, 해독, 면역력강화, 글로뮤회복재생, 자율신경불균형해소, 호르몬기능강화, 잠재능력개발, 피로회복, 두뇌개발, 인격향상, 정신개조, 심신개조, 피부병치료, 류머티즘치료, 신장병, 간장병, 혈관병, 심장병, 척추부탈구, 위장병, 장의 염전·협착·유착·궤양, 감기, 설사, 두통, 신경통, 류머티즘, 고혈압, 저혈압, 뇌일혈, 결핵, 폐렴, 암 등 실로 만병통치법이다.

♠ 관장법

❶ 관장기에 26~36℃ 되는 미지근한 생청수에 마그밀 녹인 물을 넣어 50센티-1미터 높이에 달고, 1세 미만은 30-60cc, 3세 까지는 100-300cc, 성인은 500-2000cc를 주입한다. 관장기 끝과 항문에는 탈지면에 바셀린이나 올리브유를 묻혀서 바르고, 항문에 관장기 끝을 아이는 3센티, 성인은 4-5센티 정도 천천히 삽입한다. 환자의 몸은 우측을 바닥으로 향하여 옆으로 눕히고 베개를 베고 두 다리는 구부리게 한다. 환자는 입을 벌리고, 가능한 배에서 힘을 뺀다. 주입이 끝나면 좌측 옆으로 몸을 바꾸고 항문을 누른 채 8-15분을 참는다. 연속적으로 2-3회 실시하면 더 좋고, 특히 금식 중에는 매일 실시하는 것이 좋다.

❷ 관장법은 대장을 청소하고 조직에 수분을 공급하며, 통변을 재촉하여 장내 독소를 중화시키고, 몸의 열을 내려준다. 중풍, 일사병, 뇌염, 각종 난

치병에도 좋다.

❶ 밥공기 가득 정도의 된장을 열탕으로 개서 타올에 5미리 정도로 펴 바르고 가제 2장을 얹어서 복부에 댄다. 배꼽에는 직경4미리 정도의 종이를 미리 댄다. 맨 위에 뜨거운 타올을 반복적으로 갈아 올려 온도 내려가는 것을 방지한다. 곤약 2개를 뜨거운 소금물에 데쳐서 타올에 싼 것을 맨 위의 타올 위에 얹어 두면 2시간 정도 열기가 유지된다. 곤약은 여러 번 사용할 수 있다. 미리 200cc정도 미온수를 관장해 두면 좋다. 뜨거운 타올이나 곤약 대신 전기 온열찜질기를 사용하는 것도 한 방법이 될 수 있다. 찜질은 4시간 정도가 좋다.

❷ 복부된장찜질법은 숙변제거에 특효하지만 해열, 변통, 이뇨작용, 호흡촉진, 복수(腹水=배에 물참)흡수에도 좋으며 중풍, 복막염, 늑막염, 결핵, 심장병, 신장병, 복부팽만, 호흡곤란, 폐뇨(閉尿=소변이 잘 나오지 않음), 대장카타르(아랫배가 아프며 설사가 잦고, 대변을 볼 때 곱이나 피가 섞여 나오고 대변을 본 뒤에도 개운하지 못한 대장의 염증), 변비, 위장병에도 매우 좋다. 다만 급성 맹장염에는 사용할 수 없다. 만일 도중에 복통이 오면 붕어운동을 한다.

❸ 피부가 헌 사람은 메밀찜질(1홉의 메밀가루에 죽염5g넣어서 소량의 물로 반죽하여 열탕붓고 반죽하여 천에 발라서 배에 붙임)로 대신할 수 있다.

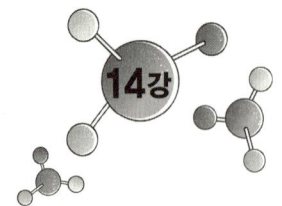

피부의 과보호

　필자가 아주 어렸을 때 필자의 아버지는 거의 매일 페이퍼 같은 것으로 몸의 일정부위를 긁고 계시거나, 칼이나 가위로 발바닥 부위의 피부를 잘라내는 것도 보았다. 그 당시는 영문을 알지 못했는데, 의학을 연구해 보니 바로 그것이 피부 세포가 죽어 굳어진 시체였음을 알게 되었다. 프랑스 격언에 '피부는 만병의 거울이다' 라는 말이 있다. 질병은 먼저 피부에 나타난다는 의미이다. 피부가 검어진다든가 기미, 주근깨, 검버섯, 축늘어짐, 가려움증, 종양, 물집 기타 피부에 나타나는 모든 증상들이 인체의 생명력이 약화되면서 오장육부가 쇠약해져서 먼저 피부에 나타나는 증상이다. 아무리 약이나 수술로 그런 증상들을 없애버린다고 해서 다시는 그런 증상이 나타나지 않을 것이라고 속단해서도 안 될 것이고, 더욱이 생명력의 강화와는 아무런 관련도 없는 것이다. 따라서 이하에서는 피부의 기능을 살펴보면서 그 중요성을 다시 한 번 상기함과 더불어, 어떻게 하면 피부기능을 활성화시킴으로써 다시 생명력을 강화시킬 것인가에 대해서 알아보자. 피부는 니시카츠조 선생의 건강 4대원칙 중의 하나이다.

　피부는 첫째로 호흡작용을 한다. 피부호흡이 중요하다는 것은, 피부가 3분의 일 이상 화상을 입는다든지 페인트로 전신을 칠하든지 하면 이내 괴로

위하며 기절하는 사실에서도 알 수 있다. 황금색으로 칠한 나체녀의 스트립쇼 출연시간도 고작 5~10분이라고 한다. 그 이상은 고통스러워서 불가능하다는 것이다. 필자가 지금까지 살면서, 코로 숨 쉬지 않고도 피부로만 숨 쉬면서 살았다는 얘기는 선도(仙道)에서 가끔 들어봤지만, 피부호흡을 하지 않으면서 코로만 숨 쉬면서 살 수 있다는 얘기는 들어보지 못했다. 현대 최고의 성현이라고 할 만한 오쇼 라즈니쉬 선생은 '만일 그대가 코로만 호흡하고 다른 모든 기공들을 막아버린다면 그대는 세 시간 안에 죽을 것이다(오쇼, 탄트라비전Ⅲ, 태일출판사, 2011, 273p).' 라고 했다

산소의 부족은 당연히 만병의 원인이 되지만, 특히 호흡기병인 결핵에 걸리기 쉽다. 결핵의 원인이 영양부족이라는 사람들도 있지만, 도리어 과식이 결핵을 강화시키고 또한 결핵체질을 만들어 낸다. 니시카츠조 선생은 '설탕 과잉은 반드시 결핵에 이르게 된다. 그 증거는 결핵에 걸린 사람에게 물어보시라. 거의 100% 단것을 좋아하는 사람들이다. 개중에 어떤 사람은 피를 토하면서도 엿을 빨고 설탕을 핥고 있다. 그러면서 설탕은 영양이기 때문에 먹는다고 말한다(니시카츠조, 건강생활대전, 홍익재, 2002, 349p).' 라고 했다. 피부호흡을 왕성하게 하기 위해서는 항상 얇은 옷을 입음으로써 피부를 외기(外氣=밖의 공기)에 닿도록 하는 것이 필요하다.

둘째로 피부는 체온조절작용을 한다. 운동 등으로 갑자기 체온이 높아지면 피부에서 땀을 분비하여 체온을 내리게 하고, 몸에 추위가 닥치면 자연히 몸을 웅크려서 체표면을 적게 하거나 몸을 떨어서 무의식적으로 체내에서 열을 발생시키는 운동을 하게 된다. 땀이 나면 생수와 9회죽염 및 비타민C를 보충함으로써 각기(脚氣=다리 붓고 마비되며 맥박이 빨라지는 증상), 소화불량, 피하출혈(皮下出血) 등의 질병이 발생할 수 있으므로 땀처리를 잊어서는 안 된다. 또한 그래야만 가을, 겨울에 감기에 걸리지도 않게 될 것이다.

셋째로 피부는 산소, 질소, 수분, 염분, 화장품, 약물 등의 흡수작용을 한다. 따라서 화장품 사용이나 외용의 양약을 사용할 때도 매우 신중해야 할 것이며, 땀 등으로 더러워진 내의류를 세탁하지 않은 상태에서 오래 입고 다니면 노폐독소가 피부로 재흡수된다는 점도 주의해야 한다.

넷째로 피부는 독가스와 노폐물의 배출작용을 한다. 피부에는 모공이 있어서 콩팥과 마찬가지로 생활하면서 생긴 노폐물을 혈액으로부터 여과해서 배설하는 작용을 한다. 이 배설 구멍인 모공을 폐쇄하는 것은 신체의 정화작용을 방해하는 것이므로, 폐쇄되지 않도록 항상 피부기능을 바르게 하지 않으면 안 된다. 프랑스 로오브리 박사는 '피부는 제2의 심장' 이라고 했다. 다시 심장으로 되돌아가는 혈액을 피부 가까이에 분포해있는 정맥관이 관장하기 때문일 것이다. 니시카츠조 선생은 '피부는 제2의 폐' 라고 했다. 호흡이 곤란한 환자에게 피부기능을 강화시키는 풍욕법을 시행하면 낫기 때문일 것이다. 이에 더하여 '피부는 제2의 신장' 이기도 한 셈이다.

다섯째로 피부는 몸 안의 일산화탄소를 산화(酸化=산소를 주고 수소를 빼앗아 산화시키는 것으로, 산소와 화합하는 반응)시킨다. 체내에서 생긴 일산화탄소를 산화하고 탄수화물에서 지방 또는 단백질을 합성할 때는 피부로부터 공급되는 산소가 큰 작용을 한다. 그리고 단백질을 합성할 때 필요한 질소도 피부로부터 공급되는 것이다. 소, 말, 염소, 양 등의 초식동물도 피부로부터 공기 중의 질소를 흡수하여 풍부한 단백질을 합성한다. 산소부족, 질소부족은 자칫 사람을 실신시키기도 한다. 특히 노인들이 있는 가정에서 자신들이 추위를 느끼고, 아기는 어리니까 더욱 추울 것이라고 생각해서 옷을 많이 입히고, 바람에도 닿지 않도록 하기 때문에 갑자기 힘 빠지고 실신하는 일이 생기는 것이다. 우리 속담에 '자식은 막 키워야 한다' 는 말이 있고, 일본 속담에도 '아이는 바람의 자식이다' 라는 말이 있다. 아이를 바람 부는 밖에서 마구 뛰놀게 하면 튼튼하게 자라게 된다는 의미일 것이다.

일본의 니시카츠조 선생은 '암의 원인은 독극물 즉 일산화탄소'라고 했다. 프랑스의 라올에스트리포 박사도 '각종 질병의 원인에 대해서 개별적으로 연구해보자. 그러면 우리들은 이들 일체의 질병의 원인이 일산화탄소라고 하는 무서운 명칭을 가진 독소에 기인한다는 것을 알 것이다(니시카츠조, 건강생활대전, 홍익재, 2002, 354 · 355p).'라 했다. 가히 만병의 원인이 일산화탄소라고 말할 수 있을 것이다. 바로 그런 점에서 니시카츠조 선생도 암치료의 방법으로서 피부의 기능을 강화시키는 풍욕법을 제1로 하고, 기타 냉온욕, 생수, 생채식, 보건요양 6대 법칙으로 완치된다고 했던 것이다(니시카츠조, 건강생활대전, 홍익재, 2002, 355p).

우리가 매일 섭취하는 음식물은 포도당, 초산, 의산을 거쳐서 최종적으로는 탄산가스와 물로 변한다. 이는 산소가 충분히 공급되어 완전히 산화될 때의 결과이고, 산소가 부족하면 혈액 중의 일산화탄소는 증가하고, 그로 인하여 생긴 여분의 수분은 땀으로 배출되어 염분과 비타민C를 잃고, 일산화탄소는 마침내 혈액 중의 헤모글로빈과 결합하여 일산화탄소헤모글로빈(COHb)이 형성된다. 이것이 암모니아와 결합하면 맹독의 청산(HCN)을 만들어 치아노제 현상(호흡장애, 순환장애 등에 의해 입술, 귀, 뺨 등이 보라색으로 변하는 현상)을 일으키고, 체내의 염소와 화합하면 1차 세계대전 때 독일군이 사용했다는 독가스 포스겐(COCL2)을 생성하여 두통과 현기증 등을 일으킨다. 더 이상 거듭되면 암, 알레르기, 만병을 일으킨다. 그런데 산소의 공급이 필요한 양의 1/n로 공급되면 일산화탄소는 (n-1)배 만큼 불어난다고 하므로 산소, 질소를 흡수하는 피부의 기능이 얼마나 중요한지는 더 이상 말할 필요조차 없을 정도이다.

그렇다면 어떻게 해야 피부의 기능을 활성화시킬 수 있을까? 우선 대기의 환경이 깨끗한 곳에서 거주할 필요가 있을 것이다. 얇은 옷을 입고 생활하는 것이 중요하고, 화장품이나 외용약을 사용할 때는 각별히 주의해야 한다. 필자의 입장에서는 사용하지 않는 것이 바람직하다고 생각한다. 필자 역시 스킨이나 로션이나 샴푸나 외용약 같은 것은 일체 사용하지 않는다. 비누조차도 손, 발 닦을 때와 머리 감을 때만 잠시 사용한다. 풍욕이나 냉온욕을 하면 굳이 몸에 좋지 않은 비누를 사용할 필요가 없다. 오죽하면 〈니시의학〉의 계승자인 와따나베쇼 선생도 '노인에게 기미가 생기는 것은 비누를 쓰기 때문이다(와타나베 쇼, 서식건강법에 의한 현대병에 도전, 홍익재, 2010, 123p).' 라고 했겠는가? 항상 냉수로 세면하면 기미는 자동으로 사라질 것이다. 필자 역시 당연히 항상 냉수로 비누 없이 세면하면서 얼굴을 두 손바닥으로 약 100회 정도 문지른다. 얼굴도 시원하고 정신도 번쩍 든다.

필자의 〈생명의학〉에서는 피부의 기능을 활성화시키는 가장 유효한 방법으로서 풍욕과 냉온욕을 채택한다. 이는 매우 중요하여 뒤에 다시 설명하겠다.

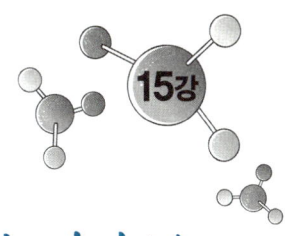

잘못된 영양학

　몸을 움직이든, 심장이 움직이든, 폐가 움직이든, 400조 세포가 그 기능을 발휘하기 위해서든, 건강상태가 좋지 않을 때 우리 몸이 스스로 생명력을 발휘하여 건강을 회복시키기 위해서든, 에너지가 필요하기 때문에 사람이 먹지 않으면 몇 개월 안에 죽는다. 먹기 위해서 산다는 반대론자도 없지는 않겠지만, 사람이 살기 위해서는 반드시 먹어야 한다. 먹는 음식이 우리 몸을 구성하는 것이다. 우리 몸의 400조 세포도 약 60일 정도가 지나면 거의 새로운 세포로 변한다지 않는가? 그 새로운 세포도 우리가 먹는 음식으로 태어나는 것이다. 암세포가 불어난다고 할 때 그 불어나는 암세포는 무엇이 먹여 살리는가? 바로 우리가 먹는 음식 아닌가? 만일 우리가 암덩어리가 싫어하는 음식만 먹는다면 암세포가 생겨나지도 않을 뿐만 아니라, 설령 생겨났다고 하더라도 계속 암이 싫어하는 음식만 먹는다면 암덩어리가 점차 사라질 수도 있지 않겠는가? 그래서 서양의학의 아버지인 히포크라테스도 '음식으로 고칠 수 없는 병은 신의(神醫)라도 고칠 수 없다.'고 했고, 〈니시의학〉의 창시자이신 니시카츠조 선생도 건강 4대원칙의 하나로 영양을 꼽았던 것이다.

　문제는 그렇게 중요한 영양학이 하루 2,400칼로리의 미몽(迷夢)에 빠져 우리의 건강을 한없이 해치고 있다는 사실이다. 그러다보니 인류의 많은 사람들이 몇몇 국가를 제외하고는 영양과잉으로 소위 성인병 등 수많은 질병으로 쓰러지고 있다. 거기에 상업주의까지 결부되어 건강과 영양에 관한 수많은 책들이 출판되고, 몸에 좋다는 수많은 식품들까지 가세하여, 건강을 연구하려는 다급한 환자들의 시야를 흐리고 있는 실정이다. 어떤 책을 읽어야 할지도 모를 지경이고, 자기만이 최고라며 서로 반대되는 내용도 많아서 무엇이 옳은 것인지 알기조차 하늘의 별을 따는 것보다도 더 어렵다. 필자의 글을 읽는 사람도 이 내용이 옳은 것인지 틀린 것인지 알기가 매우 어렵다고 평가할 지도 모르겠다. 아마도 그럴 확률이 높다고 생각한다. 왜냐하면 일반적인 의학이나 영양학과 반대되는 내용들이 대부분이기 때문이다. 하지만 필자는 돈도 명예도 상업주의도 괘념하지 않고 오로지 인연되는 단 한 사람이라도 생명과 건강에 접근할 수 있으면 참 좋겠다는 무심의 마음으로 이 글을 썼기 때문에, 생명과 건강에 인연되는 사람은 반드시 독파할 것으로 믿고 용기를 내었다. 다만 알리고 싶은 내용이 너무 많아 이하에서는 중요한 내용을 요약하는 것으로 하겠다.

❶ 필자의 〈생명의학〉에서는 〈니시의학〉과 같이 아침식사를 제외한 1일2식주의를 채용한다. 현대는 영양과잉이 만병을 부르기 때문이다. 1일 2,400칼로리의 미몽에서 벗어나야 한다. '구라츠네' 라는 의사 부부는 4개월간 1일 1,000칼로리 정도의 열량을 취하고 아무런 동물성 단백질이나 지방을 섭취하지 않았는데도 일상생활에 전혀 지장이 없었고, 병도 나았다고 한다. 필자도 1일1식을 한지가 벌써 20년 세월이 흘렀지만, 영양부족 같은 것은 전혀 없다. 건강에도 아무런 지장이 없다. 얼마나 쾌적한지 모른다. 오히려 더욱 건강해졌고 힘도 세졌고 등산도 다닌다. 산에 갈 때 아침식사를 하면 오히려 몸이 더 무겁고 등산하기도 힘들다. 어떤 친구들은 필자에게 "나는 체중

이 많이 나가기 때문에 1일1식 하면 현기증 나서 쓰러져!"라고 했다. 그런 친구에게 필자는 "얌마! 체중이 많아서 1일3식 해야 하는 것이 아니고, 반대로 네가 1일3식 하니까 체중이 많이 나가는 거야! 만일 네가 1일1식 하면 그에 따라서 너의 체중이 조정된단다. 결국 체중 따라 식사량이 결정되는 것이 아니라 식사량에 따라 체중이 결정되는 거야!"라고 답변을 했다. 필자는 1일1식주의를 주장하고 싶지만, 아무도 따라올 사람이 없을까봐 1일2식주의를 권하는 것이다. 이에 관해서는 후에 다시 설명하겠다.

❷ 탄수화물, 지방, 단백질은 3대 영양소이다. 탄수화물은 식물성 식품에 많고 지방, 단백질은 육류나 어류 즉 동물성 식품에 많다. 칼로리학설에 구애되어 영양과잉이 되면, 탄수화물의 과잉은 당뇨병이나 종기를 낳고, 지방의 과잉은 암을 낳으며, 단백질의 과잉은 고혈압, 중풍, 감기, 폐병, 관절염, 협심증을 낳는다. 현대 영양학에서는 단백질은 탄수화물이나 지방으로 합성되지만 탄수화물이나 지방은 단백질로 합성되지 않는다면서, 인간의 건강을 위해서 동물성 단백질이 필수적이라고 가르친다. 하지만 〈니시의학〉에서는 생수를 마시면서 풍욕, 냉온욕, 6대 법칙을 실행하면 탄수화물이나 지방도 단백질로 합성된다고 주장한다. 우리 인체의 성분 중 단백질은 약 16%이다. 하지만 하늘을 나는 새도, 땅 속을 파고드는 두더지도, 육식만을 하는 북극의 에스키모인도, 주로 야채나 과일만을 먹고 사는 남양의 토인들도 몸의 단백질 함유량은 모두 거의 16%로 동일하다. 또한 들의 소나 코끼리는 풀만 먹고 육류는 한쪽도 먹지 않지만 힘도 세고 토실토실 살쪄 있다. 단백질도 풍부하다. 그 이유는 무엇일까? 그래서 〈생명의학〉에서도 3대 영양소는 상호 교류하므로 동물성 단백질을 반드시 섭취해야 할 필요도 없고, 생야채식 만으로도 탄수화물, 지방, 단백질을 만들 수 있으므로 건강에 전혀 지장이 없다고 주장한다.

❸ 의학계의 거두 독일의 빌헬벤네르라는 의학자는 식물성 식품은 태양광선 에너지를 충전한 축전지와 같은 것으로, 이것을 소나 돼지에게 먹이고 소나 돼지고기를

다시 조리하여 인간이 먹는다고 하는 것은, 마치 방전된 후의 건전지를 소중히 여기는 것과 같은 것으로, 에너지의 보급원으로서는 소용되지 않는다고 했다. 생채식에 함유된 태양에너지의 중요성을 역설한 것이다. 하지만 야채를 불에 대면 단백질은 1/2로 줄고 염분은 1/4로 준다고 한다. 가능한 생채식을 먹어야 하는 이유이다. 날 것으로 먹으면 소량으로 되는 것을 삶거나 구워서 먹으면 2-4배 더 먹어야 한다. 화식(火食)은 과식(過食)을 부르고, 과식은 노쇠, 주름살, 백발, 대머리, 질병, 사망을 부른다. 과식하면서도 건강하게 오래 사는 사람은 필자 역시 거의 보지 못했다.

❹ 체액이 약알칼리성(pH7.2-7.4)을 유지하는 한 질병도 없고 세균도 몸 안에서 번식할 수 없다. 이를 위해서는 잡곡식(백미에 검은콩, 팥, 조, 수수, 율무 등을 섞어서 먹으면 좋음)과 생채식이 필요하다. 가공된 영양식은 비타민도 미네랄도 불완전하여 혈액은 산성으로 탁해져서 노폐물을 처리할 수 없게 되고, 피부에는 과잉의 지방이 배어 나와 얼굴색이 나빠지고, 근육은 느슨해져 탄력을 잃으며, 혈관에는 콜레스테롤이 고여서 심장이 약해지고, 두뇌는 노화되어 머리가 나빠져 육체적, 정신적으로 젊음의 아름다움을 상실하게 된다.

❺ 청량음료, 아이스크림 등 흰설탕은 칼슘도둑으로서, 산중독증으로 되어 선병질(腺病質=몸이 가늘고 가슴이 평평하며 목의 림프샘이 잘 붓는 등 결핵성 질병의 경향이 있는 허약체질)을 만든다. 그러면 고혈압, 당뇨병, 심장병, 신장병, 골절, 요통, 척추통, 척추측만통, 견통, 디스크, 빈혈, 동맥경화, 심근경색, 내장기능둔화, 변비, 위하수, 알레르기, 습진, 천식, 편도선비대증, 소아마비, 노이로제, 간장병, 암 등에 잘 걸리고 신경과민으로 쉽게 흥분하기도 한다. 이빨도 나빠지고 뼈도 약해지므로 각별히 주의해야 한다.

❻ 암이나 위궤양 환자는 소화 잘 되는 어육이나 잡곡식 등 산성식품이 좋다. 삶은 야채는 좋지 않다.

❼ 좋은 야채로는 무, 순무, 사탕무, 당근, 마, 연근, 토란, 배추, 상추, 시금치, 쑥

갓, 양배추, 겨울초, 근대, 미나리, 부추, 샐러리, 파셀리, 피망, 긴파, 양파, 오이, 가지, 토마토, 호박, 콩나물, 녹두나물 등을 추천한다. 특히 콩나물과 녹두나물은 단백질과 비타민C가 풍부하며, 무는 껍질과 잎에 비타민 C가 풍부하므로 함께 먹는 것이 좋다. 또한 파와 양파는 발한작용(發汗作用)을 하고 몸을 덥히며, 기타 소화촉진, 식욕증강, 신경강화에도 좋다. 특히 양파는 해독작용, 살균작용, 신진대사촉진, 정력강화, 전염병예방, 혈액청소, 기생충제거, 결석제거 등의 기능도 있어 많이 먹는 것이 좋다.

❽ 좋은 야초로는 쑥, 돌나물, 냉이, 달래, 두릅, 박하, 민들레 등을 추천한다.

❾ 비타민C식품으로는 양배추, 시금치, 무잎, 파슬리, 감잎, 순무, 감자, 귤, 자두, 배, 멜론 등을 추천한다. 비타민C가 부족하면 피하출혈을 일으켜 만병의 원인이 된다.

❿ 임산부가 해조류 등을 먹지 않고 요오드가 부족한 상태에서 출산하면 아이는 감기, 소아마비에 걸리기 쉽다.

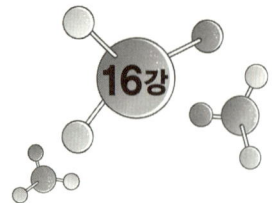

혈액순환장애

　어떤 의학 책이든, 영양학 책이든 혈액순환을 강조하지 않은 책은 없을 것이다. 그것은 혈액이 심장의 좌심실에서 대동맥, 동맥, 소동맥을 거쳐 모세혈관에서 조직세포에 산소와 영양분을 공급하고, 대신 탄산가스와 노폐물을 거둬들여 세정맥, 정맥, 대정맥을 통해 우심방으로 들어오기 때문이다. 혈액이 할 일이 없어서 몸의 구석구석까지 돌고 있는 것이 아니라, 조직세포에 산소와 영양을 공급하고, 세포로부터 탄산가스와 노폐물을 받아서 해독하거나 배출시킴으로써, 사람이 죽지 않고 살기 위해서 온 몸을 돌고 있는 것이다. 따라서 혈액순환이 장애를 받으면 온 몸의 조직세포는 기아상태가 되어 그야말로 만병의 원인이기도 할 것이고, 혈액순환이 멈추면 즉사하기도 하는 것이다. 결국 원활한 혈액순환은 생명과 건강의 요체인 것이다.

　그렇다면 혈액순환에 장애가 따르는 것은 어떤 경우일까? 당연히 피가 더럽고 탁하다면 혈액순환에 장애가 따를 것이다. 따라서 정갈한 음식을 먹고 생수를 많이 마심으로써 피를 깨끗하게 만들어야 한다. 하지만 현대문명에서 살고 있는 인간은 물, 공기, 흙, 환경 등의 오염과 음식과 호흡으로 들어오는 독극물 등으로 상당한 부분만큼은 더럽고 탁하지 않을 수 없을 것이다. 수정처럼 맑을 수는 없다는 의미이다. 우리 속담에 '피는 물보다 진하다'는 말이 있지만, 그것은 비단 혈연관계의 중요성만을 의미하는 범위를 넘어서 물리적인 의미와도 상통한다. 일반적으로 피는 물보다 점착력(粘着力)이 4-5배 더 강하다. 과거 원시시대로 돌아갈 수는 없는 일이므로 물보다 진한 피를 어떻게 하면 좀 더 잘 순환시킬 것인가를 연구해서 생명력을 강화시켜 건강을 회복하고 질병을 예방하자는 것이다.

그것은 당연히 혈액순환의 원동력이 무엇인가를 연구하면 될 것이다. 무엇이 피를 돌게 하느냐는 문제이다. 이에 관해서는 영국의 하베라는 사람이 1628년 '동물의 심장 및 혈액의 운동에 관한 해부학적 연구'라는 제목에서 '혈액은 심장의 펌프작용에 의해서 송출되어 전신의 구석구석까지 순환된다.'는 심장원동력설을 주장한 이래, 거의 400년 동안 반대이론 없이 오늘날까지 현대의학계의 통설로 되어 있다. 하지만 이 주장에는 많은 의문이 따른다. 혈액이 빠져나가야 할 모세혈관의 크기는 평균적으로 약 4.5/1000 밀리미터인데, 약 50억 개나 되는 모세혈관을 22.5초의 속력으로 순환하기 위해서는 물리적으로 약 90톤의 힘이 필요하다고 한다. 과연 자기 주먹의 약 1/4 정도 크기의 좌심실이 그런 막강한 힘을 발휘하여 피를 송출할 수 있겠는가? 하는 것이다. 많아야 450그램의 파워 정도 밖에는 낼 수 없다는 것이다. 또한 심장이 없는 동물은 또 무엇으로 혈액순환을 이루는가? 동맥이 아닌 문정맥(門靜脈=모세혈관이 모여서 정맥이 되어 심장으로 되돌아오는 도중에 다시 모세혈관망이 되는 혈관계)에서의 혈액순환은 또 무엇으로 하는가? 모체에서의 태아의 혈액순환은 무엇으로 하는가? 라는 등 해결될 수 없는 문제가 많다.

이에 반해, 〈니시의학〉에서는 혈액공급자의 입장이 아니라 혈액수요자의 입장에서 심장은 단지 전신의 혈액순환을 조절하는 탱크, 즉 혈액의 호수와 같은 것이고, 혈액순환의 원동력은 그 혈액을 필요로 하는 세포와 모세혈관의 작용이라고 한다. 모세혈관은 혈액을 정맥으로 보냈을 때 순간적으로는 진공상태가 되는데, 모세혈관이 수축했을 때 소동맥 안의 혈액은 모세혈관이 아니라 글로뮤(혈액순환 중에 소동맥에서 모세혈관으로 가기 직전에 소정맥으로 바로 들어가는 지름길의 혈관으로서, 동정맥문합지(動靜脈吻合枝)라고도 불림)를 통하여 소정맥 안으로 흘러들어 간다고 한다. 이 때 글로뮤에는 구멍이 뚫어져 있지 않으므로 세포 사이에 영양의 수수(收受)는 이뤄지지 않으며, 이 모세혈관망의 작용이 혈액순환의 원동력이라는 것이다. 즉 모관작용에 의한 모세혈관의 진공이 피를 순환시킨다는 것이다. 세포의 요청에 의한 모세혈관과 글로뮤의 작용이 피를 순환시키는 것이다. 그래서 '모세혈관원동력설'이라고 할 수 있다.

〈니시의학〉의 논리가 타당하므로 필자의 〈생명의학〉에서도 '심장원동력설'이 아니라, '모세혈관원동력설'에 찬성한다. 나무의 잎이나 꽃에까지 수분이 올라가는 것도 뿌리의 힘이 아니라 바람에 잎이나 꽃이 흔들리기 때문일 것이며, 국민이 돈 없거나 배불러서 곡물이 필요하지 않다면, 아무리 곡물의 생산자인 농민이 곡물을 많이 방출한다고 하더라도 그 곡물은 세상에서 유통되기 힘들 것이다. 국민이 배고파야 곡물이 유통되는 것이다.

그렇다면 어떻게 해야 혈액순환을 원활하게 할 수 있을까? 혈액의 농도가 동일하다면 현대의학의 심장원동력설에서는 강심제 이외에는 다른 방법이 없을 것이다. 혈액순환의 원동력이 심장이므로, 심장만 강하게 하면 혈액은 자연히 원활하게 흐를 것이기 때문이다. 하지만 모세혈관원동력설을 주장하는 〈생명의학〉에서는 모세혈관과 글로뮤를 강화시키는 방법을 취하게 된다. 따라서 금식하거나 생채식 하면서 생수와 감잎차를 많이 마시고, 풍욕과 냉온욕을 하고, 건강보양 6대 법칙 특히, 모관운동(누워서 손발을 수직으로 높이 들고 진동시키는 운동)을 하면 되는 것이다. 니시카츠조 선생도 '하베의 심장원동력설에서는 심장만 움직이게 한다면 심장쇠약이나 부정맥도 다 치료할 수 있다고 믿고 오직 강심제의 제조에만 열중하여, 이것이 400년 가까이 오늘날 까지도 사람 죽이기가 된 것이다. 강심제의 남용이 심장관계에서의 사망통계를 상승시키는 것이다(니시카츠조, 건강생활대전, 홍익재, 2002, 249p).'라고 했으며, 또한 '심장쇠약이나 부정맥은 모세혈관이 수축해 있어서 혈액이 지나갈 수 없게 된 것인데, 이 경우 강심제 복용으로 심장을 고무해서 펌프작용을 촉진하면 관이 터지거나 펌프가 터질 수밖에 없을 것이다. 이때 만일 글로뮤가 건강하면 보내진 혈액은 글로뮤를 통과하여 정맥으로 들어가겠지만, 글로뮤가 소실되거나 경화(硬化=굳어짐)된 상태라면, 보내진 혈액은 모세혈관 벽을 뚫고 출혈하든지 역류하든지 또는 조직을 부수고 또는 심장을 파손하여 생명을 위태롭게 하는 것이다. 강심제가 치명적인 이유이다(니시카츠조, 건강생활대전, 홍익재, 2002, 318p).'라고 했다.

결국, 심장쇠약이라든지 부정맥 현상은 심장에 죄가 있는 것이 아니라, 모세혈관이 바르게 흡인하지 않기 때문이다. 그 원인은 세포의 과로나 세균감염으로 세포가 단식하고 있는 상태이므로, 이를 치료하려면 강심제를 복용할 것이 아니라 세포에 활력을 주면 된다. 세포가 단식을 원하므로 본인이 금식하고 생채식 하고 모관운동을 하면 되는 것이다. 필자도 의학을 처음 연구할 때 모관운동을 해 본 일이 있다. 그 때, 필자에게 특별한 건강문제가 없었기 때문인지 모관운동이 좋다는 느낌만 들었을 뿐 위대한 효력이 있는지는 제대로 알지 못했다. 필자의 몸을 대상으로 여러 가지 임상실험을 해볼 것들이 너무 많다보니 바쁘기도 했고, 그러다 한동안 모관운동을 잊고 지낸 일이 있었다. 그 후 한참 지나서 갑자기 손발이 가렵고 물집이 생기는 등 문제가 발생했다. 인연을 끊은 지 10년도 훨씬 넘은 양약을 먹거나 바를 수는 없다고 생각한 필자는 모관운동이 있었다는 것을 깨닫고 다시 모관운동을 시작했다. 3분 정도 하루에 3번 했을 뿐이다. 딱 이틀 만에 모든 증상들이 사라졌다. 과연 신효(神效=신의 효력)하다는 것을 다시 한 번 깨달았다. 나의 축복이고, 이 글을 읽는 사람의 축복이기도 하다. 그 후로는 지금도 매일 모관운동을 하고 있다.

한편, 모세혈관이나 글로뮤가 아무리 정상적이라고 해도 어떤 이유로 혈액 자체가 죽어있든지 뭉쳤든지 탁해져있으면 혈액순환은 역시 많은 장애가 따를 것이다. 사람마다 그 혈액의 농도가 동일한 경우는 없을 것이고, 수정처럼 맑은 혈액을 가진 사람은 오히려 소수일 것이므로, 우리는 탁한 혈액을 깨끗하게 맑혀서 혈액순환을 원활하게 해야 한다. 사혈(死血=죽은피)이든 탁혈(濁血=탁한 피)이든 응혈(凝血=뭉친 피)이든 어혈(瘀血=맺힌 피)이든 그것들을 통칭 어혈이라고 한다면, 그 어혈은 혈액순환을 어렵게 만들고 인체를 냉(冷)하게 하기 때문에 담(痰)을 낳고, 담은 염(炎)을 낳고, 염은 인체 내에서 독성으로 화하여 옹종(擁腫)으로 변하며, 옹종은 12장부옹, 십이지장옹, 식도옹, 설옹, 구옹, 치근옹, 인후옹, 사지옹(四肢擁), 피부옹 및 인류공동의 적인 암(癌)으로 발전한다. 고혈압, 심한 관절염, 각종 암 역시 어혈의 죽은피에서 오는 병이다. 요컨대 사혈이 체내에 축적되면 공해독의 침입을 받아 암, 중병(重病) 등 난치병으로 고생하게 되는 것이다. 유독성(有毒性) 사혈이 전신의 혈관을 쫓아다니며 일정한 장소 없이 여기저기 새알같이 툭 삐져나오면서 발병했다가 없어지곤 하는 것이 양성혈관암(陽性血管癌) 즉, 주마담(走馬痰)인데, 주마담이 오래 돼서 여기저기 곪아 터지기 시작하면 난치가 되고 전신에 퍼지면 위독하다. 유독성 사혈이 한군데 뭉쳐서 혹이 된 것이 음성혈관암(陰性血管癌)이다. 뿐만 아니라 피가 더러워지면 자신과 자손의 앞날에도 영향을 미친다고 한다. 인산 김일훈 선생은 '사람의 피는 부귀빈천, 건강, 유자무자(有子無子=자식이 있고 없음), 유식무식(有識無識=유식하거나 무식함)이 분명하게 구별되어 있으니, 향혈(香血=향기나는 피), 청혈(淸血=맑은 피), 추혈(醜血=추한 피), 탁혈(濁血=탁한 피) 4종이 있다. 향혈은 극귀한 자손, 청혈은 부귀한 자손, 탁혈은 빈천한 자손, 추혈은 극악무도한 자손을 두게 된다. 탁혈의 사람이 환절기에 포태가 되면 탁혈이 아기 몸에 침투하여 불치병, 난치병이 생기며, 성질이 변태되어 성격이 비뚤어진 불량한 인간이 된다. 남녀 간에 맑은 피면 자손은 현명하고 성질과 성품이 온순하며 행실이 단정하게 된다(김일훈, 신약, 인산가, 2000, 407p).' 라고 했다. 따라서 우리는 어혈을 제거해서 피를 깨끗하게 만들어야 한다. 그 방법으로는 인산 김일훈 선생이 제시한 몇 가지 방법을 정리한다.

❶ 군마늘과 죽염을 많이 먹는다.

❷ 연꽃뿌리 고아서 먹고 뜨끈하게 수면을 취한다.(어혈의 신약)

❸ 고추약엿(무우 20근, 마늘 10근, 진한 생강즙을 품어서 하루 밤 지낸 뒤 시루에 쪄서 말린 고추 2근, 수수쌀 또는 논찹쌀 1되를 함께 넣고 오래 달이다가 엿기름을 두어 당화시킨 후 짜서 건더기 버리고 다시 달여서 엿을 만듦)을 아침저녁으로 식전에 복용한다.

❹ 소주 1홉에 웅담을 타서 마시고 솔잎땀을 낸다. 웅담 없으면 깊은 산에서 자생하는 측백엽 3냥을 술에 뿜어 하루저녁 두었다가 시루에 찌고, 다시 술 뿜어 찌기를 9번 반복한다. 그 측백엽에 배사물탕 1첩을 두고 푹 달인 물에 소주 반홉을 타서 마시고 솔잎땀을 낸다.(솔잎땀에 대해서는 29강 참고)

❺ 만성어혈은 환처에 5분왕뜸 100장 뜨고 고약을 붙인다.

❻ 단전호흡은 체내의 탁한 피를 깨끗한 피로 바꾼다.(31강 참고)

❼ 필자의 경험으로는 환처를 4봉침으로 따준 후 부항컵을 붙여서 3회 정도 사혈하는 방법도 매우 좋다. 다만 너무 많은 피를 빼내면 위험하다는 점을 기억해야 한다.

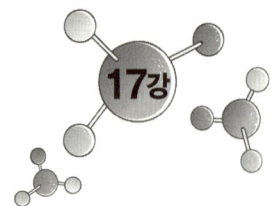

글로뮤의 소실

16강에서 우리는 혈액순환의 원동력이 모세혈관과 글로뮤의 작용이라는 것을 알았다. 혈액순환을 원활히 하기 위해서는 금식하고 생채식 하면서 생수와 감잎차를 많이 마시고, 풍욕과 냉온욕을 하고, 건강보양 6대 법칙, 특히 모관운동을 함으로써 모세혈관과 글로뮤를 강화해야 한다는 것도 알았다. 또한 글로뮤에 종창(腫脹=곪거나 종기 따위로 부어오름)이 생긴다면 통증이 따르고 뻐근하고 나른하게 되는데, 이는 토란찜질법으로 치료하면 된다. 글로뮤의 강화는 불로장생법이기도 하여, 이하에서는 이를 좀 더 고찰해 보기로 한다.

글로뮤는 현대의학에서는 아직은 다소 생소한 개념일 것이다. 1707년 프랑스의 레알리레알리스가 처음 발견한 글로뮤는 소동맥과 소정맥을 잇는 모세혈관의 바로 앞에 개통되어 있는 하나의 통로이다.(그림 4. 참조) 조직세포가 피곤하거나 아니면 혈액이 받아들일 수 없을 정도로 혼탁하다면 모세혈관은 혈액의 공급을 거부할 것이지만, 그런 경우 거기까지 도달한 혈액은 어디로 가야 하겠는가? 심장으로 되돌아간다면 심장마비로 사망할 수도 있지 않을까? 그때 바로 그 옆의 글로뮤로 혈액이 흘러들어가는 것이다. 만일 글로뮤가 부실하거나 소실되었다면 결코 작은 문제가 아닐 것이다. 그래서 글로뮤는 모세혈관을 보호하는 안전판이기도 하고 혈액순환을 조정하는 조정자이기도 한 것이다. 또한 한냉(寒冷)에 부딪혀서 피부표면이 냉각되고 모세혈관이 수축할 때, 혈액은 글로뮤를 통하여 모세혈관 순환보다도 100배나 빠른 속도로 순환하므로, 글로뮤는 모세

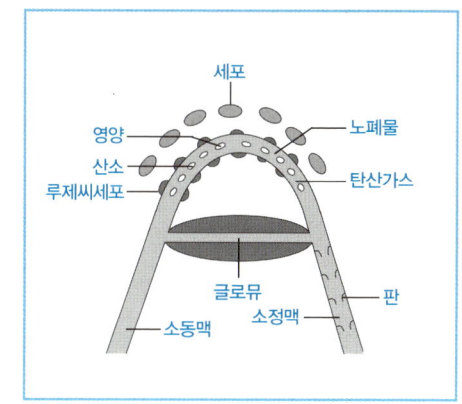

그림 ❹ 모세혈관과 글로뮤

혈관의 안전판으로서의 역할 외에 보온기능도 수행한다.

글로뮤가 그토록 중요하기 때문에 니시카츠조 선생도 '보건법, 건강법, 불로장수법 등은 글로뮤를 어떻게 보존하고 그 기능을 활발하게 하는가 하는 것으로, 치료 또한 이 글로뮤를 조작함으로써 현저한 효과가 있다. 따라서 글로뮤를 모르고 의학을 논하고 혈액순환을 논하고 병을 고친다든가 건강을 유지하게 한다든가 하는 의사가 있다면 이보다 더 위험한 일은 없을 것이다(니시카츠조, 건강생활대전, 홍익재, 2002, 253p).' 라고 말했으며, 또한 '만일 의사가 글로뮤의 존재도 그 용도도 모르는 사람이라면, 그리고 그 무지한 의사가 소중한 인명을 취급한다면 어떻게 될 것인가? 목적지에 도달하기는커녕 같은 장소를 빙빙 돌든가 도중에 난파하는 것 이외에 다른 길이 없을 것이다(니시카츠조, 건강생활대전, 홍익재, 2002, 260p).' 라고 했던 것이다.

그런데 글로뮤는 태아에는 존재하지 않다가 출생과 더불어 형성되어 점차 증가하며, 25세경부터 40세경까지 최대치로 유지하다가 노쇠의 진행에 따라서 위축경화(萎縮硬化)되어 소멸한다. 또한 글로뮤는 여러 기관이나 피부 특히 사지(四肢)의 진피에 존재하지만, 글로뮤가 가장 많이 발견되는 곳

은 손·발톱이 붙어 있는 곳과 손·발가락의 끝 부분이다. 동양의학에서 손발에 기혈이 많다는 이유로 손발에 침놓는 혈자리가 많은 것도 이와 무관하지 않아 보인다. 특히, 한국의 사암침법이나 오행침법은 팔목아래와 무릎아래에만 침을 놓는다. 손발가락의 끝은 십선(十宣)과 기단(氣端)이라고 해서 사혈(瀉血=삼릉침 등으로 피를 뺌)하는 곳으로 유명하고, 손·발톱이 붙어 있는 곳은 정혈(井穴)로서 역시 침자리 또는 사혈자리로 유명하다. 필자는 십선과 기단에서 사혈하는 것을 암치료법, 건강법으로 선언한 바 있다. 사혈법 즉, 따주기에 대해서는 뒤에서 다시 설명하겠다.

글로뮤를 강화시켜 혈액순환을 원만히 하는 불로장수건강법에 대해서는 이미 설명했지만, 여기서 글로뮤에 대해서 따로 설명하는 이유는 글로뮤를 망치는 물질이 있어서 경계하자는 취지이다. 그것은 다름 아니라 알코올과 설탕이다. 즉 설탕과 알코올을 좋아하는 사람은 글로뮤가 없어지든지 제대로 작용하지 않는다든지 하여 냉증(冷症)을 피하지 못하게 된다. 알코올이 설탕보다 과잉되면 동맥경화증형이 되어 글로뮤가 경화되거나 개방되어 글로뮤의 작용이 상실되고 암이나 동맥경화증, 중풍, 협심증, 신장병으로 이어진다. 또한 설탕이 알코올보다 과잉되면 당뇨병형이 되어 글로뮤가 소실되거나 위축되어 글로뮤의 기능이 상실되고 당뇨병, 피부병, 폐결핵으로 이어지는 것이다. 니시카츠조 선생도 '뇌일혈환자나 고혈압환자, 당뇨병환자, 동맥경화증환자는 글로뮤가 소멸된 상태이다. 현대의학자가 어떤 주사를 사용해도 동맥경화증을 고치지 못하는 것은 소멸된 글로뮤의 재생방법을 모르기 때문이다. 글로뮤를 모르는 현대의학자가 어떤 약을 발명하고 어떤 방법을 발견하더라도 그것은 필경 쓸데없는 일이다. 소멸된 글로뮤의 보존·재생에 불로장수의 기술이 있고, 회춘법의 비술이 있다(니시카츠조, 2002, 건강생활대전 홍익재, 266p).' 라고 했다.

결론을 말하자면 글로뮤가 경화·소멸되는 것을 막기 위해서 알코올과 설탕의 평형이 중요하며, 알코올과 설탕의 평형은 생수와 9회죽염에 의하는데, 그것은 또 비타민·호르몬·효소의 촉매작용에 의한다는 것이다. 이들이 조화로울 때 생명, 건강상태가 유지되는 것이다. 즉 몸 안에서 알코올, 설탕의 평형은 건강을 좌우하는 요소이다. 이 평형은 생수와 죽염에 대한 비타민·호르몬·효소의 매개 작용에 의한다. 생수와 죽염의 생화학적 작용에 의해서 알코올과 설탕은 서로 쉽게 변환될 수 있다.

알코올과 설탕의 평형 및 비타민·호르몬·효소의 촉매작용은 뒤에서 다시 설명하겠지만, 오해 없기 위해서 한 가지 지적할 것이 있다. 알코올과 설탕의 평형이 중요하다고 해서, 예컨대 알코올을 많이 먹을 때는 설탕도 많이 먹어야 된다고 오해해서는 안 된다는 것이다. 알코올과 설탕은 먹지 않으면 더 좋겠지만, 만일 먹게 되는 경우에는 생수와 죽염을 많이 섭취함으로써 그 피해를 줄이자는 의미이다.

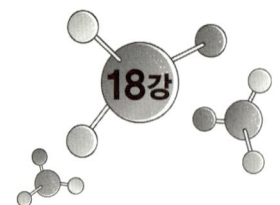

18강

알코올과 설탕

술을 적당히만 마신다면 건강에 해될 것은 없을 것이다. 필자의 할아버지도 매일 식사 전에 약주를 딱 한잔씩 마셨는데, 90세 가까이 장수했고 돌아가실 때도 아무런 고통 없이 떠나셨다. 허준의 동의보감에도 '술은 백약의 으뜸이다.' 라고 되어 있는데, 이는 술이 약성(藥性)을 이끌고 혈액 속으로 들어가는 성질이 있어서 그런 것이다. 또한 '상갓집에 갈 때는 반드시 소주 3잔을 마셔야 한다.' 고도 되어 있는데, 외부의 독이 몸 안으로 들어오는 것을 술의 열 기운이 막아준다는 의미일 것이다. 또한 인산 김일훈 선생은 '고혈압치료에는 45도 배갈을 따끈하게 데워 아침저녁으로 식전 공복에 소주잔으로 한잔 정도씩을 마시라' 고 하였다.

그렇듯 인간적인 건강에 도움을 주기도 하는 술이지만 과도하게 마시면, 폭력을 일삼는 등 수많은 개인적, 사회적인 문제를 발생시킨다. 서양 철학자였던 버트런트러셀도 '술 취하는 것은 순간적인 자살행위이다.' 라고 하여 술이 뇌를 마비시킨다는 것을 경계했고, 하나님도 '술 취하지 말라! 이 경고를 무시하고 계속 술 취하면 내가 너희를 가난케 하리라! 그래도 정신 차리지 못하고 계속 술 취한다면 내가 너희의 생명을 거두리라!' 고 했다. 우리 주변에 술 때문에 죽는 사람들이 하나둘이 아님을 볼 때 과연 하나님의 경고는 참으로 무섭다. 육체적으로도 암이나 동맥경화증, 중풍, 협심증, 신장병 등의 질병에 시달리게 된다.

설탕도 과잉되면 당뇨병, 피부병, 폐결핵 등 만병의 근원을 이룬다. 설탕은 칼슘의 도적이다. 칼슘이 부족하면 충치가 생기고 일찍 늙는다. 흰설탕을 많이 먹으면 글로뮤는 사라진다. 감귤류의 껍질은 섬유질이 많지만 이것을 설탕에 절이면 섬유질은 사라지고 과자가 되어 버린다. 결핵환자는 설탕을 좋아하므로 폐의 글로뮤가 녹아서 모세혈관은 터져서 출혈하고 있다. 그래서 아무리 치료해도 낫지 않는다. 글로뮤를 도외시하고 폐결핵치료는 불가능한 것이다. 당뇨병환자는 글로뮤가 녹아 없어져서 모세혈관이 닫히지 않으므로 출혈해서 수술할 수도 없다. 중이염(中耳炎=귀의 염증) 환자도 당뇨병 환자라면 수술할 수 없다. 당뇨병이 나아야 중이염도 낫는 것이다. 당뇨병이나 고혈압은 글로뮤가 소실·경화(硬化=굳어짐)해서 그 작용을 충분히 발휘하지 못하므로 피하출혈, 뇌출혈을 일으키기 쉬운 것이다. 결국 모세혈관이 수축하여 혈류(血流)를 멎게 할 때 글로뮤는 확대되어 혈액을 이끌고, 모세혈관이 열려서 혈류를 허용할 때 글로뮤는 수축되어 폐쇄된다. 이것이 바로 글로뮤의 작용인 것이다. 만일 글로뮤가 작용하지 않는다면 모세혈관만으로 헤쳐나가게 될 것이다. 글로뮤는 막으로 덮여 있어서 주위로부터 절연(絶緣)되어 있지만, 모세혈관은 구멍이 뚫려있어서 세균침입까지 가능하다는 사실도 중요하다.

우리는 앞에서 알코올과 설탕이 서로 평형을 이루어야 글로뮤가 건강하게 된다는 것을 배웠다. 알코올과 설탕은 섭취하지 않는 것이 바람직하지만, 평형이 중요하다고 해서 설탕을 많이 먹은 날은 알코올도 많이 섭취하는 것이 바람직하다는 의미는 아니라는 것도 알았다. 만일 알코올이나 설탕을 섭취해서 그 평형이 깨진 날은, 적게 섭취한 알코올이나 설탕의 양을 늘릴 것이 아니라, 생수와 죽염을 많이 섭취함으로써, 많이 섭취한 알코올이나 설탕을 중화시키는 것이 필요하다. 요컨대 알코올과 설탕의 과부족을 서로 메우는 것은 생수와 죽염인데, 그 생수와 죽염의 생화학 작용이 완수되는 것은 비타민·호르몬·효소 3가지의 촉매작용에 의하는 것이다. 다시 한 번 강조하지만, 생수와 죽염은 평소에도 많이 섭취할수록 좋은 것이지만, 만일 술을 마셨거나 과자 같은 설탕을 섭취한 날은 특별히 더 많은 생수와 죽염을 먹는 것이, 글로뮤를 재생·부활시키고 글로뮤 활동을 촉진하여 생명력을 강화함으로써 건강장수의 꿈을 이룰 수 있다는 것이다. 글로뮤 기능에 장애를 일으키는 것은 알코올과 설탕의 불균형이라기보다는 차라리 알코올과 설탕의 과잉, 또는 생수와 죽염의 과부족이라고 이해하는 것이 옳을 것이다.

요즘 우리 사회에서는 아이스크림, 청량음료, 가공식품 등이 판을 친다. 거기에 들어있는 설탕은 우리가 생각하는 것보다 훨씬 더 많다. 그래서 끝도 없이 발전했다는 현대의학에도 불구하고 고혈압, 중풍, 당뇨병, 암 등 성인병에 시달리다 세상을 일찍 떠나는 사람들 또한 끝이 없다. 입이 시키는 대로 하다가는 자신의 천수(天壽)대로 살기 어렵다. 라즈니쉬 선생은 '식탐은 애정결핍증이다.'라는 말을 했는데, 식탐을 내는 것보다는 차라리 애정을 탐하는 애탐이 훨씬 낫다. 식탐은 질병을 불러오지만 사랑은 건강을 불러오기 때문이다.

언젠가 필자의 아들 녀석이 나에게 발을 보이면서 "아빠! 이거 왜 그런 거예요?"라고 묻는 것이었다. 자세히 만져보니 발가락 부분이 딱딱하게 굳어서 꺼칠꺼칠 하였다. 나는 직감적으로 글로뮤가 경화(硬化)된 것이라고 느꼈다. 아들은 술을 제대로 배우지 못해서 '술을 마실 때는 끝을 보아야 한다.'고 생각하는 사람이고, 또한 빵이나 아이스크림, 과자 등 설탕도 매우 좋아하며, 육류라면 뭐든지 정신없이 먹는다. 몸에 나쁜 것이라고는 무엇이든지 좋아하는 것이다. 그래서 나는 "아들아! 그것은 세포가 죽어나가고 있다는 증거니라! 나쁜 것을 먹는다고 해서 바로 죽는 것은 아니지만, 너도 모르는 사이에 생명은 한없이 단축되는 거란다! 앞으로는 술이나 설탕, 육류는 가능한 자제하고 생수와 죽염을 많이 먹도록 하거라! 20대인 너의 발피부가 낼모레면 환갑 되는 아빠보다 더 거칠고 굳어서야 말이라도 될 법한 얘기냐?"라고 말했다. 처음에는 너무 짜다면서 죽염을 먹지 않더니, 그 후로는 아주 잘 먹는다.

이제 와서 인간이 새삼스럽게 네 발로 기어 다닐 수는 없다. 두 발로 살아가면서 발의 혈액순환을 좋게 하는 것을 생각하지 않으면 안 된다. 50억 모세혈관 중 30억은 피부에 있고 그 앞쪽에 글로뮤가 있다. 이처럼 수많은 모세혈관과 글로뮤가 피부에 있는 것으로 보아 피부는 수많은 질병의 원인이 된다. 감기에 걸리는 것도 피부에 있는 글로뮤가 부어 있거나 소실, 위축, 종양을 일으키기 때문이다. 따라서 감기치료를 위해서는 피부를 이용하여 그곳의 글로뮤를 재생시키고 피부기능을 회복시켜야 한다. 글로뮤에 종양을 만들면 정신적으로도 영향을 미쳐 비관하거나 자살을 감행하는 일도 생기게 된다.

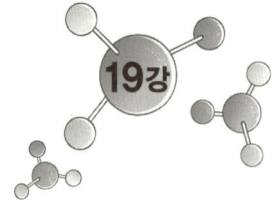

비타민·호르몬·효소의 중요성

앞에서 우리는 혈액순환의 원동력은 모세혈관과 글로뮤의 작용이라는 것과, 글로뮤가 제대로 작동하는데 장애를 일으키는 것으로는 알코올과 설탕이 있으며, 알코올과 설탕이 평형을 이루기 위해서는 생수와 죽염을 많이 섭취해야 한다는 것과, 생수와 죽염은 비타민·호르몬·효소의 촉매작용이 있어야 그 효용을 발휘한다는 것을 알았다. 이것을 거꾸로 얘기하면 비타민·호르몬·효소의 촉매작용이 제대로 되어야 생수와 죽염이 제대로 작용할 수 있고, 생수와 죽염이 제대로 작용해야 알코올과 설탕이 평형을 이루며, 알코올과 설탕이 평형을 이뤄야 글로뮤가 제대로 작동한다는 결론이다. 결국 비타민·호르몬·효소가 우리 몸 안에서 제대로 작용해야 혈액순환도 원활하여 생명력이 강화되고 건강·장수한다는 얘기이다. 그래서 여기서는 비타민·호르몬·효소에 대해서 알아보도록 한다. 비타민·호르몬·효소가 우리의 몸 안에서 그 생체작용에 관여하며, 극미량으로도 그 목적을 달성한다는 것은 매우 놀랄만한 일이다.

비타민에 관한 연구는 그 역사가 깊지 않다. 19세기 후반 네덜란드 의학자 아이크만이 각기병(脚氣病=비타민 B1의 결핍에 의해 발생하는 영양실조 증세의 하나로서 다발 근육염, 심장질환, 부종 등이 나타나며, 주로 백미(白

米)를 주식으로 하는 한국, 일본, 중국 등과 동남아시아 등에서 발생함)을 연구하던 중, 백미로 닭을 키우니 인간의 각기와 흡사한 병에 걸리지만, 현미나 쌀겨를 첨가하니 그것을 예방하고 치료한다는 것을 발견한 것이 비타민 연구의 중요한 단서가 되었다고 할 수 있다.

비타민은 말 그대로 활력소이지만, 지금까지 발견된 모든 비타민의 결핍증이나 섭취할 수 있는 음식물을 여기서 모두 설명할 생각은 없다. 그러나 우리 몸에서 가장 많이 필요하고 결핍될 때 가장 그 피해가 큰 비타민C에 대해서는 좀 더 알아봐야 한다. 프랑스의 페크릴이라는 사람이 '비타민 특히 비타민C의 보유와 결손 여하는 우리들의 생명을 관장하는 중요한 역할을 하고 있다'고 갈파했다는 것처럼(니시카츠조, 건강생활대전, 홍익재, 2002, 551p). 비타민C의 결핍은 치통, 괴혈병(壞血病=비타민 C가 부족하여 생기는 병으로서, 영양소의 부족, 내장으로부터의 흡수장애, 세균감염 등을 원인으로 발병하며, 식욕부진, 안구건조, 구강건조, 골절, 전신부종, 출혈경향성, 권태감, 뼈의 변형, 관절통 등의 증상이 따름), 출혈병 등 만병의 원인을 이루고 있다.

괴혈병에 유효한 비타민C는 1919년 영국의 드러먼드가 발견했다고 알려져 있지만, 유감스럽게도 태아일 때와 생후 2-3개월까지의 초산아(初産兒)에게만 합성될 뿐, 그 후로는 인간의 몸 안에서는 합성이 안 된다. 따라서 음식을 통해서 섭취해야 한다. 소는 마른 풀만을 먹고도 비타민C를 합성하는데, 왜 인간은 그렇게 중요한 비타민C를 합성하지 못하는 것일까? 그것을 연구한 니시카츠조 선생은 '소는 나체로 살기 때문에 비타민C를 합성할 수 있는 것이고, 인간은 날 때부터 바로 옷을 껴입기 때문에 그것이 불가능하다. 따라서 인간도 건강을 위해서는 생채식을 하면서 대기에 피부를 노출시키는 풍욕을 해야 한다.'는 결론에 도달했다.

비타민C는 과일, 녹채소, 녹차, 엽차, 찔레열매, 해당화열매, 해초, 동물의 장기, 밀감, 레몬즙, 감잎차 등에 많은데, 그 중에서도 〈생명의학〉에서는 감잎차를 늘 마실 것을 권장한다. 비타민C는 열에 매우 약하기 때문에, 야채는 되도록 날로 먹는 습관을 기르고, 거친 야채라도 너무 삶지 않도록 해야 한다. 과일이든 야채든 껍질까지 먹는 방법도 연구하는 것이 건강에 좋다. 약국에서 사먹는 비타민C는 결코 권장할 수 없는 일이며, 비타민C는 불에 파괴된다는 것을 반드시 기억해야 한다. 야채의 양은 보통 부식물 양의 약 1/3이 좋고, 종류는 5종류가 좋으며, 녹엽(綠葉=녹색잎채소)과 근채(根菜=뿌리채소)가 필요하고, 색채도 여러 가지 있는 것이 좀 더 바람직하다. 참고로 비타민A 와 D는 멸치, 건어물에 많고, 비타민B는 쌀겨와 생팥가루에 많으며, 비타민E는 밀기울, 상추, 샐러드채, 콩기름에 많고, 비타민P는 감자껍질, 고구마껍질, 밀감껍질에 많다. 비타민C를 제외한 다른 비타민은 그 필요량도 비타민C에 비해 극소량이고 통상적인 식사로도 거의 섭취되고 있으므로 그다지 걱정하지 않아도 될 듯하다.

호르몬은 인간의 장기에서 생성되어 혈류 또는 임파액류로 들어가 체내의 각 조직으로 보내져 각각 특수한 작용을 영위하는 화학물질이다. 즉 배설관이 없는 특수한 호르몬선에서 산출되어 혈액 또는 임파액과 섞여서 다른 기관으로 보내져 그 기능을 자극 또는 억제하는 화학물질인 것이다. 배설관이 없는 선을 내분비선이라고 칭하고 그 분비물을 내분비물이라고 하므로, 호르몬은 내분비선에서 분비되는 내분비물이다. 분비물이 그 분비선으로부터 배출관을 통해서 그 분비선 밖으로 나오는 것을 외분비라고 하고, 분비물이 혈액 또는 임파액으로 들어가는 경우를 내분비라고 한다. 한편 배설이란 생체 안에서 생겼지만 불필요한 물질을 몸 밖으로 내보내는 것이다. 따라서 똥, 오줌, 땀 등은 배설물이고, 침, 위액, 담즙 등과 같이 각각의 선에서 생산되어 분비관을 통해서 그 선 밖으로 나와 생활과정에서 어떤 역할을 하는 것이 외분비물이며, 갑상선, 송과선, 생식선, 췌장 등과 같은 기관에서 생산되어 혈액이나 임파액에 섞이는 특수한 호르몬이 내분비물인 것이다.

호르몬은 1849년 독일의 생리학자 베르트홀트에 의해서 연구되기 시작한 이래 내분비의 장애에 의해서 일어나는 각종 질병도 연구되어, 갑상선의 기능장애로 바제도병(갑상선 호르몬의 과잉 분비로 일어나는 갑상선 기능항진증의 대표적인 질환으로서, 남자보다는 여자에게서 많이 발생하며, 갑상선이 붓고 눈알이 튀어나오며 갑상선종을 수반함)이 발생하고, 부신(副腎)의 기능장애로 에디슨병(부신피질이 기능적으로 손상되어 정상적으로 분비되어야 할 글루코코르티코이드나 알도스테론이 적게 분비되는 질병으로서, 특징적인 주증(主症)은 없고 다양한 질병에서 발견되는 탈수, 전해질이상, 악성빈혈, 감염에 취약, 요독증 등이 나타남)이 발생하며, 인간 육체의 발육이나 정신적 기질까지도 내분비선과 밀접하게 관련된다는 것이 확인되었다. 반대로 육체적 질병으로도 허약한 내분비가 침해되기도 한다. 예컨대 허약한 갑상선은 급성 관절류머티즘으로 침해되고, 허약한 부신은 백일해나 유행성감기로 침해되며, 허약한 뇌하수체는 폐렴, 홍진으로 침해되는 것이다. 내분비가 유전의 영향도 더러 받는다는 의미이기도 하다.

이미 설명한 바와 같이 내분비는 인간의 정신적 기질과도 관련이 있고, 인간의 범죄와도 밀접한 관련을 가진다. 예컨대 갑상선의 기능이 과도하게 빨리 작용하는 사람이 하는 일은 무엇이든 황급하고 신속하다. 커피도 빨리 마시고 옷도 빨리 벗고 빨리 입는다. 참는 것이 별로 없고 활동가이며 낙천가이다. 반대로 갑상선 기능이 불충분한 사람은 무엇이든지 느리다. 그래서 대화 상대방을 지루하고 초조하게 만든다. 또한 내분비학의 발전은 내분비의 이상 혹은 그 부조화는 범죄인을 만들기도 한다는 것을 명백하게 했다. 니시카츠조 선생도 '죄인을 하나님의 아들로 인도하려면 내분비의 이상을 바로 하고 그 조화를 꾀하는 것이 필요하다(니시카츠조, 건강생활대전, 홍익재, 2002, 577p).'라고 강조한 바 있다. 예컨대 갑상선의 부조화는 식탐, 분노, 탐욕, 오만, 질투 등의 기질을 나타내 범죄로 인도되기 쉽고, 생식선의 부조화는 음란, 질투 등의 기질로 인하여 성범죄로 인도될 수 있는 것이다. 갑상선은 본질적으로 신속함, 성장, 분화, 동물욕, 섬세함, 신경질을 관장하는 선이다. 내분비가 사람의 인격을 구성하다고 말할 수도 있을 것이다. 사람의 성격도 내분비의 탓이므로 다른 사람의 성격을 쉽게 비난해서는 안 될 것이다.

그런데 현대의학에서는 내분비의 고장을 오로지 호르몬주사나 과잉의 내분비를 행하는 기관절제수술 등 뿐이다. 그 내분비기관을 근본적으로 회복시키는 방법은 알지 못한다. 예컨대 당뇨병에 인슐린을 주사하는 것은, 오줌 속의 당분을 일시적으로 감소시키지만, 췌장의 인슐린 제조능력을 회복시키는 것은 결코 아니다. 니시카츠조 선생도 '다년간에 걸쳐서 인슐린주사를 계속하면 동맥경화증을 유발하며, 당뇨병의 혼수사는 감소했지만 동맥경화에 의한 사망률은 증가했다는 패러독스에 직면하고 만다(니시카츠조, 건강생활대전, 홍익재, 2002, 581p).'고 했다.

이렇듯 내분비는 우리들의 일생동안 우리의 생명을 유지하고 건강을 조성한다는 점을 잊어서는 안 된다. 거의 모든 환자들이 내분비선 고장의 피해를 입고 있지만, 〈생명의학〉을 접하는 이들은 걱정할 필요가 전혀 없다. 〈생명의학〉에서 가르치는 대로 생수, 죽염과 생채식을 하면서 건강 4대원칙과 보건요양 6대 법칙을 실행한다면 모든 내분비는 정상으로 돌아갈 것이기 때문이다. 증상이 심하다 싶으면 금식을 하는 것도 매우 좋다. 〈생명의학〉을 알고 모르고, 알았다 하더라도 실천하고 안하고가 생사(生死)를 가를 것이다.

한편, 인간의 400조 세포 안에서는 인간의 활동기능을 원활하게 수행하기 위해서 내생적으로 혹은 외생적으로 효소를 증가 또는 감소시켜서 그 조절을 완전하게 하고 있다. 즉 효소는 생물체 안에서 존재하며 생물체의 생활작용에 필요한 유기체의 분해 또는 결합에 필요한 화학물질로서, 단백질이므로 섭씨 100도 이상에서는 이미 그 활성을 잃고 응고해 버리는 물질이며, 그 작용은 무기화학에 있어서의 촉매와 같은 접촉반응이다. 따라서 만일 어떤 기관에 고장이 생겨 효소의 평형이 교란된 경우에는 즉시 질병의 증상을 나타내게 될 것이다. 그러나 니시카츠조 선생은 '오늘날까지는 효소를 혈관 내에 주사해서 성공했다는 얘기는 아직 들은 일이 없다. 이것은 생체에 생기는 효소와 인공효소가 생화학상 차이가 있기 때문임에 틀림없다(니시카츠조, 건강생활대전, 홍익재, 2002, 588p).' 라고 말한 것처럼 주사만능주의는 특별히 경계해야 할 것이다.

우리는 여기서 예컨대 펩신효소나 리파아제효소, 디아스타제효소 등이 무얼 분해하는 효소이며, 어디서 존재한다는 등의 것들을 모두 열거할 생각은 없다. 다만 비타민이나 호르몬처럼 아주 적은 양으로도 생체의 생화학 작용을 완수하는 위대한 물질이라는 점과, 그 또한 호르몬에서처럼 〈생명의 학〉을 실천함으로써 생명력이 강화되어 건강장수의 꿈이 실현된다는 점만을 강조하고자 한다.

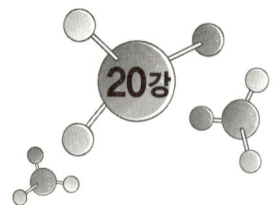

몸 안의 독극물

　독극물이 만병의 근원이라는 점에 대해서는 모두가 충분히 이해할 것으로 생각된다. 농약을 마시면 바로 죽는 것만 봐도 알 수 있다. 필자의 〈생명의학〉에서도 질병의 근본적인 원인은 몸 안의 독극물이라는 입장이다. 몸 안의 독극물이 많아지면 피가 더러워지고, 피가 더러워지면 몸이 냉해지며, 몸이 냉해지면 담이 생기고, 담이 생기면 염증이 생기며, 염증이 생기면 암 등 만병이 발생한다. 따라서 독극물을 해독함으로써 인체의 생명력을 강화하는 방법에 관하여 얘기하고자 한다.

　인간이 하루하루 살아간다는 것 자체가 상당한 양의 독을 흡수하는 일이다. 매연을 포함한 공기독, 음식물독, 약물독, 식기독(食器毒) 등 독 없는 시간이 없고 독 없는 장소가 없다. 쉴 새 없이 독극물에 노출된 채 살아간다. 만일 독극물에 노출되는 것이 싫다면 세상 살아가는 것을 포기해야 한다. 먹고, 숨 쉬고, 움직이는 것 모두가 독극물을 체내에 끌어들이는 작업이다. 숨 쉴 때마다 오염된 공기 중의 화공약독이 코 속으로 들어오고, 옷 입을 때마다 옷 속의 방사능독이 피부 속으로 들어오며, 밥 먹을 때마다 농약의 수은독이 입 속으로 들어온다. 흙 자체가 농약이기도 하다(김일훈, 신약본초 전편, 인산가, 1999, 213 · 214 · 357p). 밥 안 먹고 살 수도 없고, 숨 안 쉬고 살 수도 없으며, 옷 입지 않고 나체로 살아갈 수도 없는 일이다.

현대인은 계속 늘어가는 공해독(公害毒)의 피해를 다 같이 입고 있다. 농약, 비료 등 각종 화공약독과 거듭되는 핵실험에 의해 공기중, 수중(水中)에 분포되어 있는 핵독(核毒)은 호흡이나 음식물을 통해 체내(體內)에 침투, 누적되어 계절에 따라 여름철에는 주로 식중독, 봄·가을철에는 주로 독감, 상한, 열병, 괴질, 제반 전염병 등을 유발시킨다. 공해독은 이밖에도 인체의 각부 조직을 파괴함으로써 또 다른 각종 질병을 유발시킨다. 혈·육·근·골(血·肉·筋·骨)과 오장육부가 공해독으로 인해 부패되어 병들면 치료가 상당히 어렵고, 치유된다고 하더라도 그 후유증이 남는다(김일훈, 신약, 인산가, 2000, 225p). 핵낙진의 대기오염, 화공약품으로 인한 물과 초목에 대한 오염, 그로 인한 각종 음식물의 독성 함유 등으로 인체의 건강은 암 등 난치병으로 위협받고 있고, 이 오염이야말로 혈성암, 간암, 폐암, 위암 등 난치병의 주된 원인이다(김일훈, 신약, 인산가, 2000, 298p).

피에 독기가 이뤄지면 피가 죽어서 몸이 냉(冷)해진다. 죽은피는 자꾸만 아래로 밀려 내려가서 과혈증(過血症)이 되고, 하반신이 전부 냉해져서 다리가 천근만근 무거워지고, 산피는 머리로 밀려 올라와서 자꾸 화기(火氣)가 몰려들어 고혈압, 동맥경화 되고 뇌출혈, 뇌일혈, 뇌혈전 되어 결국 쓰러진다. 땅에서 증발되어 올라가는 구름 속에서 비도 농약도 내려오므로 우리나라에 농약기운이 닿지 않는 곳은 없는 것인데, 최극(最極)에 달하는 농약을 뿌리면 인근 주민은 진폐증, 폐암으로 토혈(吐血)이 심하여 구사일생(九死一生)도 어렵다. 그 약독(藥毒)으로 폐가 완전히 녹아나는 증세가 진폐증(塵肺症)이다. 토혈자(吐血者)는 급사(急死)가 많으니 극히 위험한 일이다(김일훈, 신약본초 후편, 인산가, 2009, 542p). 또한 공해독은 화독(火毒)인데, 공해독이 핏줄타고 다니다가 가장 약한 어느 지점에 가서 타버리면 합선된다. 바로 그 신경합선(神經合線)이 암이라고 밝힌 사람이 신의(神醫) 인산 김일훈 선생이다. 질소의 공해 속에서 암이 이뤄지기 시작하는 것이다. 질소의 힘이 사람을 해치는 것이다.

물론 가능한 독극물 흡수를 줄이는 노력도 기울여야 하겠지만, 우리 몸의 생명력을 강화함으로써 그러한 독극물을 배출할 수 있는 체질강화에도 노력해야 한다. 해마다 여름만 되면 학생들이 상한 급식 때문에 단체로 식중독에 걸렸다는 뉴스를 많이 접하게 된다. 하지만 자세히 들여다보면, 그 때 식사했던 모든 학생들이 복통, 설사로 고생하는 것은 아니라는 것도 알 수 있다. 똑같은 음식을 먹고도 또 다른 많은 학생들은 멀쩡하기도 하다. 그것이 바로 생명력의 차이인 것이다.

지금까지 설명한 바와 같이 우리 몸에는 간의 해독작용이라든가 콩팥의 배설작용을 통해서라든가, 아니면 땀·설사·구토 등의 방법으로도 스스로 몸 안의 독극물을 배출한다. 또한 건강 4대원칙이나 보건요양 6대 법칙 등도 우리 몸의 생명력을 강화하여 결국 독극물을 해독하고 배출하는데 결정적인 힘이 될 것이다. 따라서 이쯤 하여 우리 민족의 위대한 신의(神醫)이고 필자의 스승인 인산 김일훈 선생의 음식이나 뜸법을 통한 해독방법에 대해서 알아보기로 한다.

〈인산의학〉을 창시한 인산 김일훈 선생이 가장 중요하게 여긴 해독법은 영구법(靈灸法)이다. 마른 쑥 잎을 피부에 올려놓고 5분 내지 30분까지 쑥뜸을 뜨는 것이라서 나는 그것을 왕뜸법이라고 이름 붙였지만, 영구법은 최상의 해독법으로써, 공해독이나 연탄독은 말할 나위도 없고 독사에 물리거나 농약독이나 극약독을 음독한 사람 혹은 물에 빠져 의식 없는 사람이나 목매어 의식 없는 사람까지도 중완(배꼽과 흉골체하연의 중간으로서, 복부 아래 양쪽 갈비뼈를 타고 올라가다 보면 서로 만나는 지점과 배꼽의 중점)에 15분

타는 쑥뜸15장을 뜨면 해독되어 의식이 돌아오고 파열된 창자도 완전히 회복된다고 한다. 뜸뜨면 공해독이 맥을 쓰지 못한다. 암이 생기지 않는다. 인산 김일훈 선생은 죽어가는 무수히 많은 생명을 바로 이 방법으로 건져내셨다. 이 영구법에 대해서는 뒤에 다시 자세히 설명할 것이다.

다음으로 강조하신 해독법으로는 생강감초탕이 있다. 인산 김일훈 선생은 '공해독의 해독에 매우 좋은 약은 생강이고, 다음은 원감초, 대추의 순이다. 공해독(公害毒)으로 유발되는 여러 가지 질병은 생강, 감초의 성분이 아니면 완전 소멸시키기 어렵다. 따라서 공해독으로 인한 식중독(食中毒)의 최고의 신약(神藥)은 생강이며, 약독(藥毒)의 신약은 원감초이다. 이들 생강, 원감초의 해독·중화작용(解毒.中和作用)을 돕는 것으로는 대추가 으뜸이다. 식중독, 약독 등 제반 공해독의 해독에 가장 기본적이랄 수 있는 처방은 생강감초탕이다(김일훈, 신약, 인산가, 2000, 226p).'라고 했다. 생강 2냥, 원감초 1냥 5돈, 대추 5돈을 물 넣고 푹 달여서 하루 두 번 식전에 복용하면 된다. 논어에 공자도 생강을 항상 끊임없이 마셨다고 되어 있는 것을 보면 생강은 역사도 깊고 족보도 있는 해독약임에 틀림없다. 생강에는 공해독 등 모든 독을 제거하고 새 살을 돋우어 상처를 빨리 아물게 하며, 변질되어 가는 물질을 완전 재생시킬 수 있는 놀라운 거악생신(去惡生新)의 효능이 있다. 이 밖에 생혈(生血=피를 만듦), 청혈(淸血=피를 맑게 함), 생기(生氣=기운을 만듦), 보기(補氣=기운을 돋아줌) 등 또 다른 많은 효능들을 지니고 있으므로 자주 복용하기를 권한다. 우리나라 김치에 생강이 들어가는 것도 김치가 해독제를 겸하는 음식이라는 것을 의미한다. 그래서 최근 우리나라 김치가 세계가 주시하는 영양음식이 된 것은 결코 우연이 아니다. 요즘 자라나는 어린이들이 김치를 등한시하고 햄버거, 피자 등이나 찾고 있는 것은 매우 안타까운 일이다. 생강감초탕에 관해서도 뒤에 다시 설명하겠다.

이 밖에도 인산 김일훈 선생은 연탄가스 중독에 대해서는 동해안 황태 5마리를 푹 달여서 복용하면 되고, 만일 기절(氣絶)한 경우는 중완혈에 침을 놓은 후 그 자리에 10분쑥뜸을 30장 뜨고, 백회(양쪽 귀 끝을 쭉 따라올라 가다가 만나는 지점), 인중(코끝 중앙 밑에서 입술까지 사이의 1/3지점)에 침놓고 양손의 소상혈(엄지손가락 손톱뿌리의 내측 끝 코너에서 대각선 방향으로 약 2-3미리 부분)에서 사혈(瀉血=피를 뺌)하라고 했다. 또한 독사에 물린 독사독에 대해서는 동해안 황태 5마리를 푹 달여서 복용하거나, 물린 곳에 9분쑥뜸 9장을 뜨고 중완혈에 10분쑥뜸 15장을 뜨라고 했고, 광견독과 지네독에 대해서는 동해안 황태 5마리를 푹 달여서 먹으면 해독된다고 했다. 또한 화독(火毒=화상입은 독)에 대해서는 토종오이를 생즙내서 5홉 가량 복용하면 되고, 화독의 후유증은 단전에 왕쑥뜸을 뜨면 되며, 숨이 끊어진 사람이라도 중완혈에 15분이상왕쑥뜸 30장을 뜨면 살아나는 수도 있다고 했다. 또한, 술 마신 알코올독, 주독(酒毒)에 대해서는 토종오이 생즙 3홉 가량을 복용하거나 오이, 갈근(칡뿌리)을 고아서 복용하면 된다고 했으며, 공해독에 대해서는 향나무 2냥을 푹 달여서 죽염환 50개씩을 하루 2번 식전에 복용하라고 했다. 특히 화공약독의 해독을 위해서는 죽염을 많이 먹을 것과, 황태 2근을 생강 1근하고 고아서, 무를 삶아 가지고 찹쌀을 좀 두고서 엿기름을 두고 식혀서 엿달여 먹을 것과, 폐·위·간에는 중완에, 하반신은 관원에, 걷기 힘들 때는 족삼리에 왕뜸뜰 것을 강조했다(김일훈, 신약본초 전편, 인산가 1999, 201·211·587p).

결론적으로 인산 김일훈 선생은 옻오리탕, 황태탕, 오이생즙, 토종돼지내장탕을 한 달에 적어도 1번 이상은 복용함으로써 화공약독, 공해독, 화상, 동상 등을 미연에 예방하는 것이 좋다는 것이다.

마지막으로 우리 몸에서 간장이나 신장, 대장 등은 해독과 관련이 깊은 장

기인데, 그 장기들을 깨끗하게 청소하는 방법도 몸 안의 독극물을 배출하는 데 크게 도움이 되지 않겠느냐 하는 것이다. 대장청소법인 관장법은 〈13강 숙변〉에서 이미 살펴본 바, 아래에서는 간장청소법, 신장청소법, 혈관청소법, 혈액청소법 등에 대해서 알아보도록 하겠다. 여러 대가들의 고견을 참고하여 정리한 것으로 많은 도움이 될 것이다.

2012년 9월 25일 국립환경과학원에 따르면, 우리나라 사람들의 혈중(血中) 수은농도가 미국인이나 독일인보다 3-5배가 높다는 검출결과가 발표되었다. 매우 심각하게 우려되는 대목이다. 그 이유가 무엇일까?

이하에서는 인산 김일훈 선생의 저서 『신약』이나 『신약본초』에서 언급했던 몇 가지를 더 열거할 것이므로 잘 활용하기 바란다.

❶ 생수를 많이 마신다. 특히 약수터에서 자정수(子正水)를 길어다 마시면 더욱 좋다.

❷ 단전호흡은 인간의 가장 귀중한 생명을 위협하는 공해독과 핵독에서 구원하는 불가사의한 묘법이다.(김일훈, 신약본초 후편, 인산가, 2009, 759p) (단전호흡법은 31강 참고)

❸ 공해독의 해독에는 뜸과 죽염간장, 죽염 순으로 좋다.

❹ 공해독 해독에 솔잎땀요법(모공주사법)을 활용하는 것도 매우 좋다.(29강 참고)

❺ 공해독 해독에 말린 은행잎 1냥(해독제)에 원감초 5돈을 두고 오래 달인 차를 무시로 복용(5인 가족 하루분량)하는 것도 매우 좋다.

❻ 화공약의 해독제로는 오리, 금은화, 포공영, 유근피가 좋다. 혈독(血毒)이 물러가는 데는 오리가 좋다.

❼ 핵독가스, 농약독 마시고도 살 사람은 첫 번째 왕뜸 뜨는 사람, 두 번째 돼지내장탕 많이 먹은 사람(1월에 최소 1번), 세 번째 평소 죽염 먹는 사람, 네 번째 죽염마

늘환 먹은 사람 순서이다.

❽ 운독(運毒=계절변화독)원인의 독감, 뇌염, 열병, 괴질에는 영신해독탕이 좋다.

❾ 아끼바리 찹쌀밥을 지을 때 물이 잦을 무렵 들기름 5숟갈을 넣고 뜸들인 후 날계란 2개를 섞어 비벼서 100일간 먹으면 공해독, 약독, 식중독에 좋다.

❿ 계란고백반- 백반을 불에 24시간 오래 구워서 결정수를 없앤 후, 이 흰색덩어리를 분말하여 오골계 계란 흰자위만을 골라 고백반1근=600g에 흰자위 11개를 섞어 반죽한 계란고백반은 고열이 난다. 고백반가루와 흰자위 분량이 많을수록 고열 나고 효능도 좋아지는데, 죽염과 고백반을 5:2 비율로 혼합해서 캡슐에 넣어 한번에 5개씩 복용하되 속이 편안하면 점점 늘린다. 해독, 소염, 창증, 소화에도 좋다.

⓫ 쌀밥을 10인 가족 먹을 정도로 지을 때 밥이 잦아들 적에 솥에서 부글부글하는 물소리가 적어지면서 솥바닥에서 밥 눋는 소리가 바작바작 난다. 그러다 소리 나지 않으면 그때가 눋는 시간이다. 그때 밥 푸고 물 붓고 불을 조금 더 때서 숭늉을 만들어 생강 넣어 생강차 달여서 유기농설탕을 타서 복용하면 독극물 해독에 좋다.

♠죽염환 제조법

찹쌀을 시루에 쪄서 이 찰밥과 죽염가루 3근을 절구에 넣고 찧은 다음 제분소에 갖고 가서 오동나무씨 만한 크기로 알약을 만든다.

♠영신해독탕 제조법

❶ 강활, 독활, 원방풍, 백지, 천궁, 창출, 황기, 마황 각 2돈 5푼, 생지황 2돈, 세신 7푼, 3호원감초 7돈, 생강 5쪽, 파 5뿌리를 달여서 복용한다. 1첩 분이다.

❷ 복용 중에는 술, 육류, 설탕을 금기해야 한다.

♠간장청소법

❶ 맥주 컵에 압착식 메실쥬스(없으면 자몽쥬스나 오렌지쥬스)와 올리브유를 반씩 섞어서 2컵 만들고, 1.8L 생수병에 생수와 죽염 2숟갈과 메실쥬스 30cc를 넣어 준비한다.

❷ 전날 오후2시부터 금식 후 다음날 밤10시에 메실쥬스, 올리브 1컵을 마신 후 우측으로 누워 1시간 정도 움직이지 않다가 취침한다.

❸ 다음날 아침 6시 나머지 오렌지, 올리브1컵을 마신 후 1시간 동안 부동자세로 우측으로 눕는다.

❹ 그 후 1.8L 죽염메실물을 맥주 컵으로 2잔 마신 후 5-10분 간격으로 2컵씩 모두 마신다.

❺ 간청소 전에 관장해서 대장청소하면 더 좋다.

❻ 6개월에 한 번씩 생활화하는 것이 좋다.

♠신장청소법

운동하고 목욕하면서 생수와 옥수수수염차를 충분히 마시는 것이다.

♠혈관청소법

❶ 식전에 칼륨 풍부한 짙은 색, 화려한 과일과 야채(파슬리, 쑥, 토마토, 시금치, 브로콜리, 당근, 단호박, 콩, 감자, 청국장, 참마, 토란, 신선초, 부추, 샐러리, 풋콩)를 먼저 많이 먹는다.

❷ 해조류 등 알긴산이 풍부한 식품과 고등어 같은 등푸른 생선을 많이 먹는다.

❸ 심혈관병, 노화 방지하는 영양 풍부한 견과류(호두, 밤, 은행, 아몬드)를 많이 먹는다.

♠ 혈액청소법

긴 삼릉침을 이용해서 금진옥액(입을 벌리고 혀를 위로 접은 뒤 혀 아래 양쪽의 정맥)을 콕 찔러서 사혈한다.

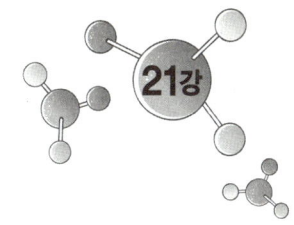

육체의 병은 마음의 병

의학을 연구한 초창기부터 가장 많이 들어온 얘기는 아마도 '육체의 병은 마음의 병이다.' 라는 얘기일 것이다. 처음에는 그저 '좋은 말이야! 그럴 수도 있는 거겠지!' 라고만 생각했다. 하지만 지금은 그 말이 진실이라는 것을 알게 되었다. 오히려 그 범위를 넘어서 필자는 '육체의 병은 마음의 병이고, 마음의 병은 영혼의 병이다!' 라고 선언한다. 결국 육체의 병은 영혼의 병이라는 얘기지만, '영혼이라는 것도 병들 수 있는가? 영혼은 불사불멸(不死. 不滅)한다고 들었는데, 어떻게 그런 영혼이 병들 수도 있다는 말인가?' 라는 의문이 들지도 모른다. 매우 타당한 의문이다. 예수님이나 부처님 같은 분들은 영혼에 대해서 확철대오(確哲大悟=철저하고 크게 깨달음)하신 분들인데, 그런 분들이 병들어 죽을 수는 없는 것과 같다. 그런 분들은 병들기는커녕 오히려 환자들이 그런 분들을 쳐다보기만 해도, 옷자락을 만지기만 해도, 초상화를 보기만 해도, 그런 분들이 환자들을 만지기만 해도, '이미 나았다' 고 말만 해도, 그들은 낫지 않았는가?

무슨 말일까? 사실 몸 안의 영혼이 제 기능을 발휘하기만 해도 사람은 병들 수 없다. 마음이 영혼을 쥐어 잡고 흔들기 때문에, 영혼이 기능을 제대로 발휘하지 못해서 병든다는 의미이다. 결국 마음이 요동치는 것을 막는다면 마음의 병도 없어지고 영혼의 병도 없어지고 그래서 육체의 병도 없어지는 것이다. 그러한 예는 아주 흔하다. 예를 들어서 밥 먹다가도 안 좋은 소식을 들었을 때 갑자기 먹은 것이 체해서 고생하는 경우도 있고, 시어머니의 잔소리 때문에 마음고생이 심해서 암에 걸렸다가도, 시어머니가 사망하자마자 씻은 듯이 나았다는 사례도 있다. 그런 사정을 종합한다면 '육체의 병은 심령(心靈)의 병이다.' 라고 말해도 좋을 것이다. 영혼이라는 개념이 마음보다 상위(上位)의 개념이므로, 예를 들어서 프랑스 철학자 데카르트의 유명한 말 '나는 생각한다. 고로 나는 존재한다.' 라는 말은 필자의 〈생명의학〉에서는 채용하지 않는다. 차라리 '나는 의식(意識)한다. 고로 나는 존재한다.' 라거나, '나는 지켜본다. 고로 나는 존재한다.' 라는 말이 훨씬 더 타당할 것이다. 왜냐하면 생각은 마음의 작용이지만, 지켜보는 자로서 의식하는 것은 영혼의 작용이기 때문이다. 마음이 없어져야 우리의 주인인 영혼이 살아나서 모든 병을 스스로 고치기 때문이다.

신의였던 인산 김일훈 선생도 '인간은 마음이 흐리면 호흡으로 흉기, 악기, 사기를 흡수하여 병마를 부르거나 마음이 악한 악인(惡人)이 된다. 한 사람의 재난이 한 나라의 재난이 되고, 한 나라의 재난이 천하의 재난이 되니, 천하의 일은 작은 것으로부터 큰 것이 이루어진다. 악심자(惡心者)의 소행은 천하(天下)에 해(害)가 크다. 화(火)장부인 심장에 마음이 밝으면 피가 맑아지니, 수(水)장부인 신장에서 통하는 뇌(腦)의 정신도 따라서 맑아진다(김일훈, 신약본초 후편, 인산가, 2009, 667·767p).' 고 했으며, '마음을 완전히 비우면 불생불멸(不生不滅)이다. 살아있는 것도 아니고 죽어있는 것도 아니다. 만년이 흘러가도 그대로다. 숨쉬는 데서 모든 부족한 것을 보충한다. 늙고 병드는 것은 마음이 있기 때문이다(김일훈, 신약본초 후편, 인산가, 2009, 377·378p).' 라고 했다. 또한 '병을 다스리는 것은 마음이다. 욕심이 앞서는 데서는 힘들다(김일훈, 신약본초 전편, 인산가, 1999, 259p).'라고 했다.

니시카츠조 선생의 〈니시의학〉에서는 바로 이러한 마음과 질병의 관계를 정신의 문제로 채용하여 건강 4대원칙으로 승화시키고 있다. 정신없이는 신체도 없는 것이며, 『금강경』에도 '인간은 자아(自我)에만 사로잡히지 않으면 병은 낫는 것이다(應無所住 而生其心).'라고 되어 있다. 이 말은 인간 마음의 본질적인 기능이 바로 자아에 사로잡히는 것이라는 의미이다. 좀 더 쉽게 말하면 마음의 본질이 자존심과 탐욕이라는 것이다. 자존심과 탐욕은 인간관계를 불편하게 만들 뿐 털끝만큼의 이익도 없다. 마음을 스스로 괴롭히고 그래서 육체를 망가뜨릴 뿐이다. 인간을 허무하게 만들 뿐이다. 탐욕을 갖게 되면 그 탐욕이 성취되는 순간에는 잠시 행복하기도 하지만, 인간의 영악한 마음은 또 다른 더 큰 탐욕을 부리게 되어 있으므로 또 다시 불행 속으로 빠지고, 그렇게 세월이 총알처럼 흘러서 죽을 때 쯤 되어서야 '인생은 참으로 하룻밤 춘몽(春夢=봄꿈)보다도 더 허무하도다!'라며 탄식하게 되는 것이다. 귀한 인생을 쓸데없이 죽는 순간까지 낭비했다는 것을 그제야 깨닫게 되는 것이다.

동양의학에서도 병렬적(竝列的)으로나마 칠정(七情), 즉 희노우사비공경(喜怒憂思悲恐驚=기쁨.분노.걱정.생각.슬픔.무서움.놀람)을 질병의 원인으로 보고 있다. 즉 칠정이라는 것이 질병의 원인이기는 하지만, 질병의 몇 가지 원인 중의 하나로 보고 있을 뿐이다. 우리나라 허준의 『동의보감』의 내경 신(神)편에 '신(神)이 7정을 거느리므로, 신(神)이 상(傷)하면 병이 된다=神統七情 傷則爲病(허준, 동의보감, 여강, 2005, 111p).'고 되어 있다. 용어 상 여기서의 신(神)은 영혼을 의미한다고 볼 수 있으므로, 허준은 필자의 〈생명의학〉의 결론과 동일하다. 또한, '너무 기뻐하여 심(心)을 상(傷)하면 빨리 걷지 못하고 오래 서있지 못한다. 몹시 성내어 간(肝)을 상하면 기(氣)가 치밀어 견디지 못하며, 열기(熱氣)로 가슴이 울리고 숨결이 밭으면서 끊어지려 하며 숨을 잘 쉬지 못한다. 지나치게 근심하여 폐(肺)를 상하면 심계(心系=심장과 직접 연결된 큰 혈관)가 땅기며 상초(上焦)가 막히고 영위(榮衛)가 잘 돌지 못하므로 중완에 적취(積聚)가 생겨서 음식을 먹지 못하고 배가 불러오고 그득하여 팔다리가 나른해진다. 몹시 슬퍼하여 심포(心包)를 상하면 잊어버리기를 잘하고 사람을 잘 알아보지 못하며, 두었던 물건을 잊어서 그것을 찾지 못한다. 그리고 힘줄이 땅기며 팔다리가 붓는다. 몹시 두려워하여 신(腎=콩팥)을 상하면 상초(上焦)의 기(氣)는 막혀서 돌아가지 못하고 하초(下焦)의 기만 돌아간다. 이때 기(氣)가 흩어지지 못하면 제 마음대로 결단하지 못하고 구역질이 나면서 매스껍다. 매우 놀라서 담(膽)을 상하면 신(神)이 있을 곳이 없어 마음이 안착되지 못하여 뜻하지 않은 허튼소리를 하면서 덤빈다(허준, 동의보감, 여강, 2005, 111p).' 라고 되어 있다. 마음이 육체에 미치는 영향을 적절하게 지적해 놓은 것이다.

그렇다면 어떻게 해야 과도한 기쁨 · 분노 · 걱정 · 생각 · 슬픔 · 무서움 · 놀람을 막을 수 있느냐가 관건이다. 그런 7정의 마음들은 모두 자존심과 탐욕에서 나오는 것인데, 어떻게 하면 그들 자존심과 탐욕을 버릴 수 있느냐 하는 것이 문제인 것이다. 그것을 버려야 건강하고 행복할 수 있는 것인데, 그것이 말처럼 쉬운 일은 결코 아닐 것이다. 그리고 이 문제는 결코 믿음의 문제도 아니다. 필자의 〈생명의학〉에서는 진리를 이해하고 명상함으로써 점차 해결될 수 있다고 생각한다. 명상이라는 것이 바로 마음, 즉 '에고=거짓나' 를 없애는 작업이다. 그것에 관해서는 뒤에 다시 설명하겠다.

언젠가 한 지인(知人)과 대화하는 가운데 나는 "나에게는 분노란 없다."라고 말한 일이 있다. 그랬더니 그 분은 "그건 거짓말이오! 그렇다면 당신이 신이란 말이오?"라고 했다. 나는 마음속으로 '당신이 그렇게 말해도 나는 분노가 없소! 세상에 자기 것이라고는 아무 것도 없다는 것을 깨달아보시오! 그러면 분노가 생겨날 틈도 없는 것이오!' 라고 생각했다. 나도 어렸을 때는 분노가 많았던 것이 기억난다. 하지만 성현들의 책을 수없이 독파하고 명상하면서 언젠가 부터는 분노가 사라졌다. 분노가 일어나는데도 불구하고 그 분노를 억누르는 것이 결코 아니다. 혹시 또 모른다. 나의 무의식 어느 곳엔가는 분노가 숨어 있는지도!

그런 점에서 니시카츠조 선생께서 '정신의 안정은 〈니시의학〉의 신앙과 실천에 있다(니시카츠조, 건강생활대전, 홍익재, 2002, 546p).'고 선언한것은 다소 의문이다. 먼저 정신이 안정되어야 〈생명의학〉과 〈니시의학〉을 믿고 실천하게 될 것이기 때문이다. 말할 나위도 없이 육체도 마음에 영향을 미친다. 육체적으로 건강한 사람은 질병에 시달리는 사람보다 상대적으로 매우 안정되고 의욕적이며 행복하기 마련이다. 마음도 육체도 건강해야 한다. 마음이 건강하다는 것은 자기 마음을 갖지 않는 것이다.

마지막으로 한 가지만 더 언급한다면, 누군가가 나에게 "육체의 병이 영혼의 병이라면 길가다가 교통사고로 다리를 다치는 것도 영혼의 병이라는 말인가요?"라고 질문할 때, 과연 뭐라고 대답할 것인가에 대해서이다. 이에 대해서는 길게 말하고 싶지 않다. 그저 "그렇습니다!"라고 대답할 것이다.

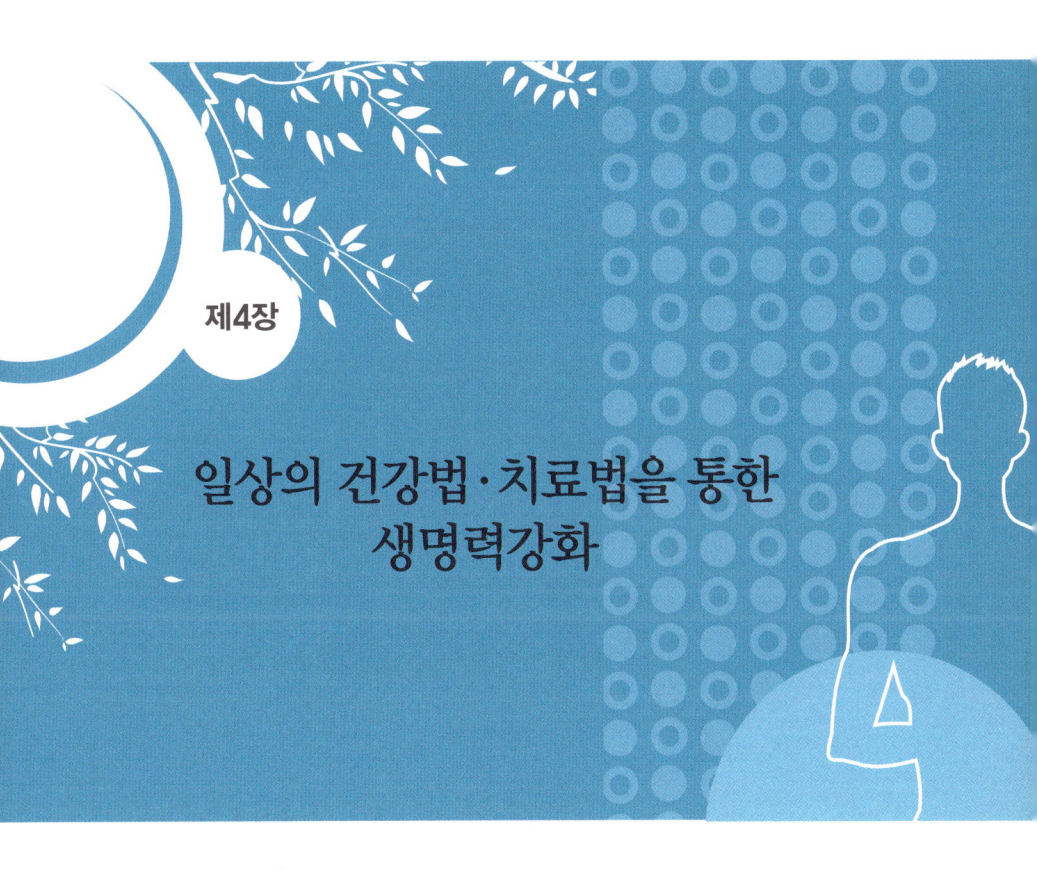

제4장

일상의 건강법·치료법을 통한
생명력강화

병원이 내몸을 망친다

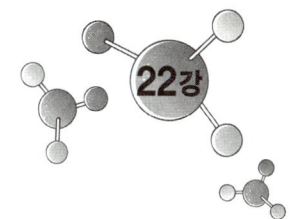

피부기능을 높이는 풍욕법과 냉온욕법

21강 까지가 소위 〈생명의학〉총론이었다면, 22강부터는 〈생명의학〉각론이다. 즉 생명력을 강화하는 구체적인 방법을 살펴볼 것이다. 여기서는 피부의 호흡작용을 왕성하게 하는 풍욕법(風浴法)과 혈액·임파액의 순환을 왕성하게 하고, 피부병은 물론 만병통치법이라고 할 수 있는 냉온욕법(冷溫浴法)에 대해서 알아보겠다. 풍욕과 냉온욕은 피부 모세혈관을 확대, 수축시키고 글로뮤를 활용함으로써 피부기능을 활성화시킨다. 산·알칼리의 평형을 유지시키며 체액을 중성으로 함과 아울러, 신경을 자극하여 허약체질을 건강체질로 바꿔 준다. 말만 들어도 환상적이지 않은가? 다만 필자의 임상경험으로는 아무래도 풍욕이나 냉온욕을 겨울철에 하는 것이 좀 더 효과적이라고 느꼈다.

(1) 풍욕법

풍욕(風浴)의 근본적인 목적은 산화(酸化)이다. 즉, 풍욕을 통해서 피부에서 흡수된 산소는, 체내에서 발생한 독소(毒素)인 일산화탄소를 무해(無害)한 탄산가스인 이산화탄소로 바꿔 준다. 또한 풍욕은 암의 예방·치료는 물론 기관지천식, 류머티즘, 심장병, 호흡곤란, 간장병, 위궤양, 피부병, 기침

감기 예방과 치료, 가스중독 등 거의 모든 병에 특효하다. 산소를 보급하고 독소인 일산화탄소를 제거하며, 요소 등 노폐물을 발산시키기 때문이다. 니시카츠조 선생도 암의 제1치료법으로 풍욕법을 제시할 만큼 그 효력이 극력하므로 절대로 빼놓을 수 없는 생명력강화의 비법이다. 최근 건물 옥상 등에서 풍욕하는 사람들을 간혹 본 일이 있다. 싸우나 시설에서도 더러 볼 수 있다. 매우 바람직한 현상이다. 진리나 생명력강화 방법이 우리와 그다지 멀리 있지 않다는 것이 참으로 감사할 뿐이다. 내가 의학을 연구하기 전에 알았던 어떤 분은, 잠잘 때 항상 팬티까지 벗고 자는 버릇이 있다고 했다. 벗고 자다가 안 벗고 자면 불편해서 잠이 오지 않는다는 것이다. 알고 보니 그것도 풍욕법의 또 다른 방책이었다. 필자 역시 과거 몰랐던 시절에는 트레이닝복을 입고 잠자기도 했었지만, 지금은 오로지 삼각팬티만 입고 잔다.

♠ 구체적인 풍욕법

❶ 의복을 입었다가 벗었다를 되풀이하는 요령으로 한다. 가능한 몽땅 벗는 것이 좋다. 옷을 걸칠 때는 계절보다 약간 두꺼운 것이 좋다. 예를 들어 여름이면 땀나지 않을 정도의 누비이불이 좋고, 겨울이면 두꺼운 담요를 어깨에서 발끝까지 몸을 전부 감싸도록 걸치고 창문닫고 의자에 앉아 있는다(그림 ❺ 참고).

❷ 착의(着衣=옷입음)는 4회까지는 1분, 7회까지는 1분30초, 11회까지는 2분으로 하며, 탈의(脫衣=옷벗음)는 처음 20초로 시작해서 매회 10초씩 늘려서 2분이 되도록 하되, 한번 할 때 총 11회가 끝난 후, 마지막은 옷을 걸친 채 평상에서 얼마간 조용히 누워 있는다. 착의시간은 3분이 넘지 않도록 하고, 탈의시간은 2분을 지키도록 한다. 2분은 혈액이 우리 몸을 약 5회 왕복하는 시간이다.

❸ 환자는 누운 채로 침구를 젖혔다 덮었다 한다.

❹ 원칙적으로 아침, 점심, 저녁 1일 3회 하는 것이지만, 조석 2회라도 좋고, 1일 1회

라도 매우 좋다. 한번 시작하면 30일간은 쉬지 말고 계속하고, 2-3일 쉬었다가 다시 계속하여 3개월 정도 한다. 고질병 환자는 1년을 하는 것이 좋다. 암환자의 경우에는 1일에 6-11회 하는 것이 좋다.

⑤ 원칙적으로 일출 전과 일몰 후가 좋다. 식사 전이면 식전 한 시간 전에 시작하며, 식후라면 30-40분 정도 지난 후에 시작한다. 입욕(入浴) 전이면 괜찮지만, 입욕 후라면 약 1시간 후에 시작한다.

⑥ 옷을 전부 벗는 것이 좋지만, 불가능하면 흉부만이라도 실시한다.

⑦ 나체 중에는 신체의 굳어진 부분을 말초로 향하여 마찰하든지 혹은 붕어운동 · 모관운동 · 등배운동을 하는 것이 좋다.

⑧ 풍욕 도중에 발열(發熱), 피부소양증(皮膚瘙痒症=가려움증), 종기, 기침, 설사 등의 증상이 나타나기도 하는데, 이는 리바운드 현상으로서 계속하면 해소되므로 걱정할 필요 없다.

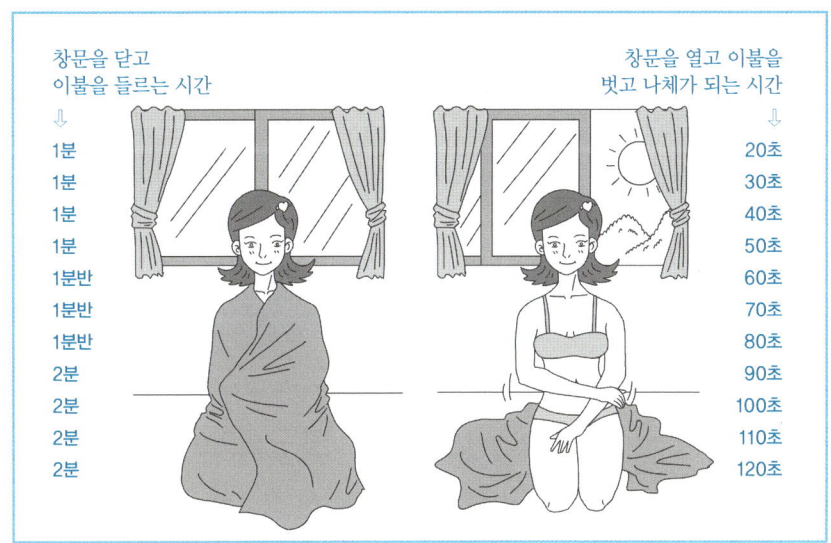

그림 ⑤ 풍욕법

(2) 냉온욕법

　냉온욕(冷溫欲)은 가장 손쉽게 만병을 예방하고 치료할 수 있는 방법 중의 하나이다. 감기기운이나 몸에 열나는 현상도 냉온욕으로 흔적 없이 사라져 버린다. 냉온욕은 '감기 걸리기 연습'이기도 하고 '말라리아 요법'이기도 하며, 글로뮤 기능을 촉진시키고 혈액과 임파액 순환을 활성화시키기도 한다. 과연 만병통치법이라는 것을 느끼기에 충분하지 않을까? 어디 그뿐인가? 냉온욕은 암, 정력강화, 산·알칼리의 평형, 피로회복, 순환계병, 발열, 두통, 편두통, 천식, 신경통, 류머티즘, 요통, 말라리아, 당뇨병, 동맥경화, 심장병, 간장병, 신장병, 위궤양, 피부병, 무좀, 습진, 피부미용, 고혈압, 저혈압, 빈혈, 감기, 자기암시효능(냉온욕의 냉욕 중에 원하는 것을 소망하면 이뤄질 확률이 높아짐), 에디슨병(부신피질이 파괴되어 스테로이드 호르몬의 생성이나 분비가 이뤄지지 않는 병으로서, 겨드랑이의 털이 빠지거나 피로감, 체중감소, 생리불순 등의 증상이 나타나는 병), 매독병자, 위축성 간경변에도 유효하다. 인간의 질병 중 빠진 것이 거의 없지 않은가? 절대적으로 실행해야 할 생명력강화의 비법이다. 만병통치 비법이라니까 오히려 믿기 어려워서 냉온욕을 하지 않을 것인가?

　냉욕할 때는 글로뮤가 열리고 모세혈관이 닫힌다. 온욕할 때는 반대로 모세혈관이 열리고 글로뮤가 닫힌다. 그래서 냉온욕은 모세혈관, 글로뮤가 활발해져서 혈액순환을 강화하고 피부기능을 활성화시키며 산·알칼리를 중성화시키고, 교감신경(交感神經=부교감 신경과 함께 자율 신경계를 이루는 원심성 말초 신경으로서 분비선, 혈관, 내장 등을 지배하며, 보통 부교감 신경과 길항적(拮抗的)으로 작용하여, 흥분하거나 운동을 할 때 혈압과 혈당을 높이고 피부 및 내장의 혈관을 수축시켜 혈액을 근육과 뇌로 모이게 하는 등 전신의 활동력을 높이는 작용을 함)과 부교감신경(副交感神經=교감 신경과 함께 자율 신경계를 이루는 신경으로서, 교감신경과 길항적(拮抗的)으로 작용하여, 흥분하면 말단으로부터 아세틸콜린(acetyl-choline)을 분비하여 심장의 기능을 억제하고 소화기 작용을 촉진함)을 평형시켜 생명력이 강화되는 것이다.

필자의 경우 지금도 당연히 매일 냉온욕을 하고 있지만, 가을·겨울만 되면 몸이 가려워서 견디기 어려웠던 아토피 피부병이 씻은 듯이 나아 버렸고, 해마다 5월만 되면 더워서 에어컨 없이는 잠잘 수 없었지만, 낮이든 밤이든 에어컨이나 선풍기를 사용하지 않은지도 벌써 10년이 넘어 간다. 에어컨이나 선풍기가 건강에 해롭다는 것을 모르는 사람은 없을 것이다. 조금씩 살금살금 생명력을 갉아먹는다. 필자를 포함한 40여명이 한겨울 혹한에 산행을 갔는데 장갑을 끼지 않은 사람은 오직 필자 단 한 사람뿐이었던 것이 기억난다. 냉온욕은 그만큼 위대한 건강법이다. 사우나에 가보면 냉온탕을 들락거리는 분들이 간혹 몇 사람씩 보인다. 하지만 정확한 방법을 아는 사람들은 거의 없는 것 같다. 정확히 알아서 스스로 생명력을 강화하고 건강을 지키기 바란다.

참고로 필자가 주변의 아는 사람들에게 냉온욕을 가르친 일이 있지만, 그분들의 공통된 의견은 이렇다. "이렇게 좋은 목욕법은 세상에 없을 것이다. 〈니시의학〉의 여러 가지 운동이나 치료법 중에서도 제1최고의 비법이다."라는 평가였다.

♠구체적인 냉온욕법

❶ 먼저 섭씨 약 14도의 냉수에 목까지 온몸을 담그고 1분 있다가 나와서, 다시 섭씨 약 42도의 온수에 목까지 온몸을 담그고 1분 있는 식으로, 냉·온·냉·온·냉·온·냉 총 7회 입욕(入浴=탕에 들어감)하는 방법이다. 즉 냉온탕에 번갈아 1분씩

입욕하는 방법으로써, 산과 알칼리의 평형이 깨져서는 안 되니 땀은 나지 않도록 주의해야 한다.

❷ 피부병, 괴양, 부상시에는 항상 냉욕부터 한다.

❸ 온탕에 마그밀액이나 엽록소 짓이긴 것을 넣으면 피부병·상처·피부미용에 좋고, 재첩껍질을 넣으면 간장병·황달·임파액환류왕성·피부광택에 좋으며, 밀감껍질이나 유자껍질 또는 창포를 넣으면 피부미용에 매우 좋다.

❹ 매독병자, 위축성간경변자는 3개월간 풍욕을 먼저 하는 것이 바람직하다.

❺ 냉욕에서 시작하는 것이 바람직하지만, 만일 냉욕으로 시작하는 것이 개인적인 사정상 전혀 불가능한 일이라면 온욕으로 시작할 수도 있을 것이다. 하지만 끝날 때는 반드시 냉욕으로 끝내야 한다. 온욕으로 끝내면 효과가 없거나 적다. 역효과도 많다. 반드시 기억해야 할 일이다. 만일 온욕만 한다면 노폐물 배설이라는 이익 이외에는, 모세혈관이 수축되지는 않고 확대되기만 함으로써 심장이나 순환기계통이 피로해지고, 체내의 수분·염분·비타민C를 잃게 되어 감기, 결핵 등 여러가지 질병에 걸리게 된다는 점도 기억해야 한다.

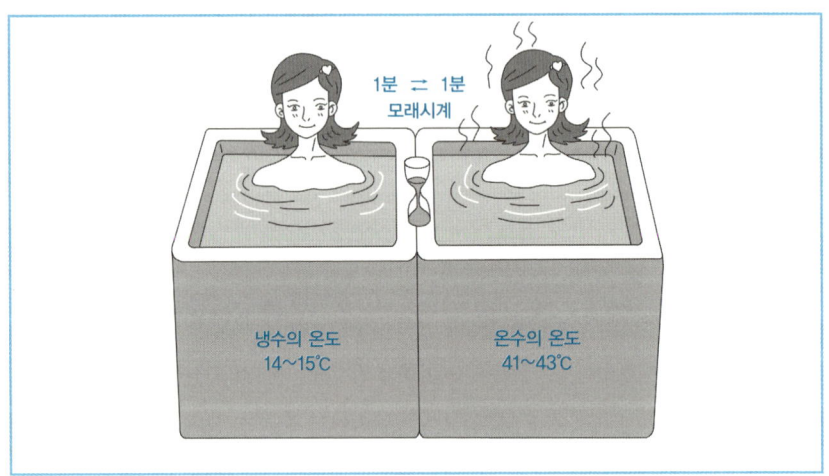

1분 ⇌ 1분
모래시계

냉수의 온도
14~15℃

온수의 온도
41~43℃

그림 ❻ 냉온욕법

❻ 집안에 냉온 욕조가 바로 옆에 서로 붙어 있는 시설이 있을 경우에는 매우 편리하겠지만, 대부분은 그렇지 못할 것이다. 그럴 경우에는 욕조에는 냉수를 받아 놓고, 온욕할 때는 샤워기를 이용하는 방법도 생각할 수 있다. 욕조가 하나도 없는 경우에는 불가피하게 샤워기로라도 냉온욕을 해야 한다.

❼ 개인적인 경험으로는 딱히 1분씩의 냉온욕이 아니라, 벌벌 떨 정도의 냉욕과 약간 땀이 나려고 할 때까지의 온욕, 즉 2-3분 동안의 냉온욕도 매우 좋다 그럴 경우에는 냉온욕 전후에 생수, 죽염, 감잎차를 보충하는 것을 잊어서는 안 될 것이다.

❽ 인류의 건강을 위해서, 국가에서 예산을 들이거나, 아니면 마음이 아름다운 어느 재벌이 후원함으로써, 대규모 냉온욕 시설이 마을 곳곳에 마련되는 것을 소망해 본다. 국가적으로도 오히려 국민건강보험 재정을 훨씬 절약할 수 있는 결과가 될 것이라 확신한다.

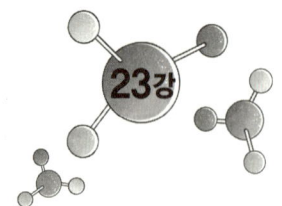

평상침대·경침베개

혹시 '잠자는 동안에도 돈은 번다.' 라는 말을 들어 보았는가? 주식시장의 상승장에서 웬만한 주식을 사두면 잠자면서도 돈을 버는 것이 아닐까? 〈생명의학〉에서도 잠자는 순간에도 생명력을 강화하여 질병을 예방하고 치료하는 것이 있다. 경침을 베고 평상에서 잠자면 목뼈를 비롯한 척추의 비뚤어진 뼈가 교정되어 생명력이 강화되는 것이다. 이하에서는 바로 그 평상침대와 경침베개에 대해서 알아보겠다.

1. 평상침대

필자가 신혼여행을 갔다가 깜짝 놀란 일이 있었다. 깊은 밤에 갑자기 '쿵' 하는 소리와 더불어 "아이쿠!"하는 비명소리가 들렸기 때문이다. 후다닥 불켜고 살펴보니 마눌님이 잠자다가 침대 아래로 굴러 떨어졌던 것이다. 크게 다친 것은 아니지만, 그 일이 계기가 되었는지 몰라도, 그 후로 지금까지 평생 동안 침대생활을 해본 일이 없다. 나는 하나님의 축복이라고 생각한다. 만일 침대생활을 했더라면 척추의 만곡(彎曲)을 바로잡을 수 있는 기회를 갖지 못해 허리가 무지 아팠을지도 모른다.

평상침대(平床寢臺)는 낮의 활동 중에 비뚤어진 척추를 밤에 잠자면서 바로잡는 기능을 한다. 푹신한 침대에서 자거나 부드러운 요에서 자게 되면 척추의 부탈구를 교정할 수 없다. 평상침대는 척추의 앞뒤 부탈구를 교정할 뿐만 아니라, 척추카리에스(뼈의 조직이 파괴되어 고름이 나며 썩어 가는 질환), 간장기능의 둔중방지(鈍重防止=둔하고 굼뜸), 정맥을 자극하고 수축시킴, 혈액순환촉진, 신장 기능강화(평상없이 신장치료 없다), 노폐물처리, 피부이완해소, 장관마비해소, 장연동운동활발, 뇌기능향상, 자세교정, 경항강직, 요배통, 소아마비, 배꼽노출하면 변비, 숙변, 복통치료 등 그 유익은 이루 헤아릴 수조차 없이 많다. 더 이상 설명이 불필요할 것이다.

♠구체적인 평상침대방법

❶ 침대나 요 대신에 될 수 있는 대로 평평하고 단단한 평상을 사용해서 수면을 취한다. 이불은 춥지 않을 정도로 하고, 두껍지 않고 가벼운 것이 좋다. 반듯이 누워서 잘 때 사용한다.

❷ 평상은 참나무, 참피나무, 나왕의 판자 등이 좋다.

❸ 처음에 등이 아프고 잠들기 힘들면 붕어운동 · 합장합척운동의 도움을 받는다.

2. 경침베개

필자가 쓰나미법칙이라고 이름 붙인 것이 있다. 2011년 봄, 이웃나라 일본에서는 지진이 발생해서 쓰나미가 몰려오는 바람에 수많은 인명피해가 있었다. 그런데 그 당시 언론에 참으로 기묘한 기사가 났었다. 해변가에 어부가 한사람 살고 있었는데, 그 사람은 조상님들로부터 '쓰나미가 몰려온다는 정보가 있으면 뭍으로 도망가려고 하지 말고 빨리 바다 중심 쪽으로 배타고 나가라!' 라는 가르침을 받았다고 한다. 그 가르침에 따라 후다닥 쪽배를 몰고 깊은 바다 쪽으로 달려 나가서, 한참 동안 유유자적하다가 쓰나미가 물러간 뒤 아무 일도 없었다는 듯이 귀가했다는 보도였다. 어찌 그런 일이 있을 수 있는가? 하고 연구해 봤더니 바다의 수심이 반으로 줄면 바닷물의 흐름속도는 2배로 되고, 흐름의 강도는 64배가 된다는 것이었다. 그래서 오히려 바다 중심 쪽은 안전한 것이고, 해안 쪽에서는 그토록 무서운 속도와 강도로 쓰나미가 마을을 덮쳤던 것이다.

그런데 여기서 설명하는 경침(頸枕)베개의 이론도 바로 그 쓰나미 법칙과 동일하다. 즉 혈관의 횡단 면적이 반으로 되면 피의 흐름 속도는 2배로 되고, 혈류의 힘은 64배가 된다는 것이다. 이것을 홉킨스법칙이라고도 한다(와따나베쇼, 의약에 의존하지 않는 서의학건강법, 홍익재, 1995, 93p). 경침을 목에 베서 혈관의 면적이 좁아지면, 예컨대 동맥경화에 걸려서 혈관이 경화(硬化=굳어짐)되었던 사람이라도 지금껏 혈관 안에 괴어있던 불순물 등이 흘러가게 되어 차차 머리가 가벼워지게 되는 것이다. 비뚤어진 목뼈가 교정되는 것은 말할 필요조차 없다.

이렇듯 경침베개는 경추의 부탈구를 교정할 뿐만 아니라, 그 외에도 기관지염증, 후각회복, 견비통, 치통, 갑상선병, 편도선병, 눈, 귀, 코, 입, 인후병, 코막힘, 심장, 폐, 위병, 머리와 뇌의 혈액순환강화, 손발마비예방, 관자놀이, 상하악관절고장, 뇌혈액순환, 동맥경화, 목부위신경통, 두통, 목디스크에 이르기까지 온몸의 기능을 활발하게 만든다. 가히 생명력강화의 최고 비법이라고 할 만하다. 필자의 경험으로는 피로회복에도 매우 효과적이었다. 경침베개는 잠잘 때 경침으로 이용할 뿐 아니라, 등 · 허리 · 골반 아래에 몇 분간씩 깔아놓아도 척추교정에 좋고, 발목펌프운동에도 활용할 수 있다.

언젠가 한 40대 여성과 대화할 기회가 있었는데, 그녀는 10대 때부터 경침을 베고 잤다고 한다. 경침을 베는 것은 할아버지, 할머니로부터 내려오는 집안의 전통이라고 했다. "두통이나 어깨통증 같은 것은 상상할 수도 없고

요! 이제는 여름에 피서 갈 때도 경침은 꼭 챙겨가요! 경침 없이는 잠잘 수도 없어요!"라고 말하는 것이었다. 그래서 내가 말했다. "하나님의 축복입니다! 조상님들께 감사하십시오!"라고 말이다. 그 위대한 경침베개에 대한 방법을 알아보자.

♠구체적인 경침베개 방법

❶ 오동나무나 도자기로 만든 반원형 베개를 목 가운데 부분에 대고 잠자는 것이다. 일반 베개처럼 후두부에 대는 것이 아니다.

❷ 경침의 지름은 자신의 엄지와 검지를 최대한 벌렸을 때의 거리 정도가 좋다.

❸ 처음에는 어깨가 뻐근하다든지 머리가 무겁거나, 저리기도 하지만, 그런 것들은 좋아지는 리바운드현상일 뿐, 점차 사라질 것이므로 걱정할 필요가 없다. 처음에 저리거나 아파서 너무 힘들면 붕어운동의 도움을 받으면 좋다.

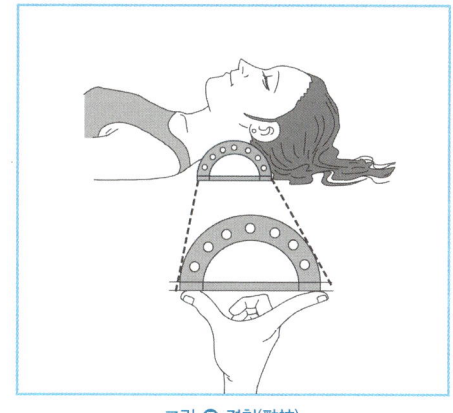

그림 ❼ 경침(勁枕)

❹ 하루에 1−2시간 정도부터라도 우선 시작하는 것이 바람직하다.

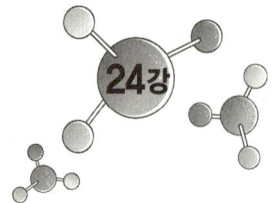

붕어운동·모관운동

척추의 좌우 부탈구를 고치고 위장을 튼튼하게 하는 것이 붕어운동이고, 혈액순환을 활발하게 하는 것이 모관운동이다. 이들에 관해서 좀 더 자세히 알아보자.

1. 붕어운동

필자도 그렇지만, 두 어깨의 높이가 똑 같은 사람은 거의 없다. 이 말은 척추의 측만곡(側彎曲=척추 좌우의 부탈구)이 있다는 증거이다. 우리는 이미 척추의 앞뒤 부탈구는 평상으로 교정하고, 목뼈의 어긋남은 경침으로 교정한다는 것을 배웠다. 여기서의 붕어운동은 평상 위에서 물고기가 헤엄치는 흉내를 잔잔하게 재빨리 행하는 운동으로서, 이 붕어운동에 의해서 척추 좌우의 부탈구를 교정하고, 척추의 염좌와 유착을 제거하고, 척수신경에 대한 압박이나 말초신경의 마비를 제거하며, 온몸의 신경기능을 고르게 하고, 피의 순환을 순조롭게 한다. 또한 붕어운동은 장관에 진동을 주어서 대변이나 가스 등 장관의 내용물을 균등히 하여 장염전이나 장폐색을 예방한다. 장 본래의 기능을 촉진하여 변비가 낫고, 복통도 없어지며, 맹장염도 걸리지 않는다. 또한 적혈구 생성기능을 자극하고 증진시킨다. 또한 붕어운동은 불량 자세를 바로 잡고, 좌우 신경의 불균형을 바로 잡으며, 해부학적·생리적·정신적으로도 신체 좌우의 균형을 쌓아올려 심신의 평형까지도 구현하는 것이다(니시카츠조, 건강생활대전, 홍익재, 2002, 608p).

이렇듯 붕어운동은 척추 좌우의 부정을 교정하고, 척수신경의 추간공을 교정하며, 척수신경과 말초신경의 마비를 제거하고 혈액순환을 촉진하며, 기타 적혈구생성기능강화, 정맥수축, 장관미동으로 장염전, 장폐색예방, 장관유착치유, 변통과 장기능촉진, 복통, 충수염, 위경련예방, 심신평형(心身平衡) 등 그 유익함은 글로 표현할 수조차 없을 정도이다. 반드시 운동하여 생명력을 강화하기 바란다.

♠구체적인 붕어운동 방법

❶ 반드시 누워서 베개를 들어내고 신체를 될 수 있는 대로 일직선으로 뻗고, 발끝을 가지런히 하여 무릎 쪽으로 직각으로 젖히고, 양 발바닥을 동일 평면상에 있도록 하고, 양 손을 깍지 끼고 목 뒤의 경추 4번과 5번 부근에 대고, 양 팔꿈치와 다리로 조정하면서 어류가 헤엄치듯이 잔잔하게 재빨리 흔든다. 조석 1~2분간 행한다(니시카츠조, 건강생활대전, 홍익재, 2002, 607p).

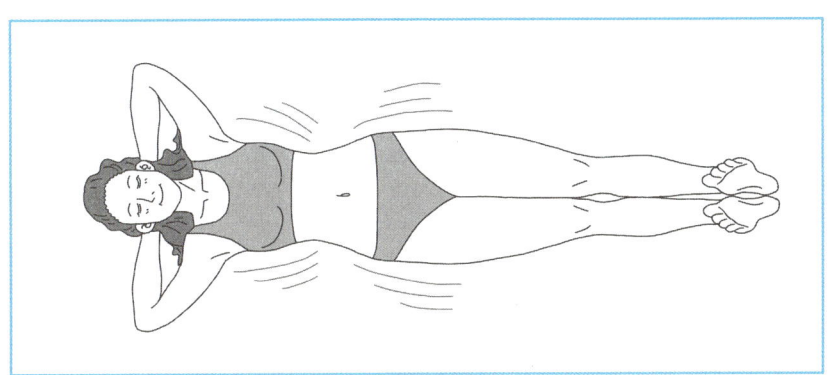

그림 ❽ 붕어운동

❷ 자궁후굴 등 부인병 또는 신장병, 위장병 등은 복와붕어운동(엎드린 붕어운동)이 잘 듣는다. 방법은 엎드려서 두 손바닥을 포개서 앞이마에 대고 운동한다는 점만 다르다.

❸ 부인병이나 골반교정, 위장병, 맹장염, 요통 등은 슬립붕어운동도 잘 듣는다. 방법은 누워서 뒤꿈치를 엉덩이 쪽으로 끌어당긴 후 무릎을 옆으로 튄다. 좌우 1왕복을 1회로 하여 약 30회 행한다. 밴드로 발목과 무릎을 느슨하게 묶고 실행하는 것도 좋다.

2. 모관운동

우리는 혈액순환의 원동력이 모세혈관이라는 것을 배웠다. 그런데 그 모세혈관망은 70%가 우리 몸의 사지에 분포되어 있다. 만일 손발을 위로 올려서 진동시킨다면 손발 모세혈관의 기능을 높여서 혈액순환, 특히 정맥계통의 흐름이 좋아지는 것은 당연한 일이다. 요컨대 손발의 모세혈관을 활용하여 혈액순환을 활성화시키고 심장이나 신장 그리고 혈관계통의 기능을 강화시킬 수 있는 것이다. 그래서 모관운동(毛管運動) 즉 모세관운동은 심장병, 고혈압, 동맥경화증, 혈관병, 신장병 등의 예방과 치료에 매우 중요한 것이다. 손·발가락을 다친 경우에도, 모관운동은 손발 끝을 미진동(微振動=가볍게 진동시킴)시킴으로써 환부 모세혈관의 루제씨세포에 자극을 주어 환부의 모세혈관을 수축시키고, 환부세포로의 혈류를 차단하여 환부세포를 단식시켜 세균번식이 불가능하게 하여, 환부가 곪지도 않고 치료된다.

다시 강조하지만 모관운동은 혈액순환을 왕성히 하고, 혈액의 울혈이나 정체를 제거하며, 신진대사를 활발하게 하고, 내장병·심장병·신장병·고혈압·동맥경화·순환계질병을 치료하며, 모세혈관의 수축과 확대를 촉진하고, 글로뮤를 재생·강화시키며 피부상처, 동상, 손발이 트는 병, 표저(漂疽=

손톱이나 발톱 밑에 곪는 균이 들어가 벌집 모양의 조직이 생겨서 몹시 아픈 급성 염증), 탈저(脫疽=신체 조직의 한 부분이 사멸하여 기능을 잃게 되어 그 부분이 썩어 문드러지는 병), 괴저병(壞疽病=혈액 공급이 되지 않거나 세균 때문에 비교적 큰 덩어리의 조직이 죽는 현상), 생손앓이(손가락 끝이 아리다가 끝내 곪는 부스럼병), 문에 손찧어 부음, 종기, 발고장, 수족냉증, 마비 등을 치료하고, 기생충 및 세균류의 침입을 방지하며, 횡경막 이상의 부상은 손운동으로, 횡경막 이하의 부상은 발운동으로 치료되는 등 가히 만병통치법이라고 할 수 있다. 더하여 노쇠를 방지하고 사지부종을 예방·치료하며, 피부의 항균작용을 하고, 두뇌를 강화하며, 피로회복 특히 하지(下肢)의 피로를 풀어주기도 한다. 필자도 당연히 이 운동을 매일 한다. 그래서 건강하다.

♠구체적인 모관운동 방법

❶ 먼저 반드시 누운 자세를 취하고, 경침을 경부에 대고, 수족을 될 수 있는 대로 수직으로 높이 뻗고, 발바닥을 될 수 있는 대로 수평으로 하고, 손바닥을 마주 보도록 하고, 손가락은 가볍게 뻗고, 이 상태로 손발을 미진동 시킨다.

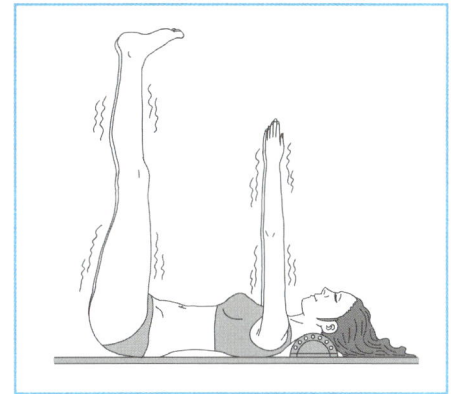

그림 ❾ 모관운동

❷ 조석으로 1회씩 1–2분간 행한다.

❸ 필자의 경우에는 모관운동이 끝난 후, 바로 그 자세에서 손목과 발목까지 함께 세차게 흔드는 운동도 겸하는데, 매우 시원하고 심장병이나 호흡기병에도 좋을 것이라고 느꼈다. 여러분도 반드시 실천하도록 하자.

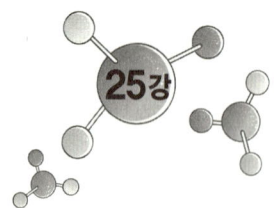

합장합척운동·등배운동

합장합척운동(合掌合蹠運動)은 좌우의 신경을 조절하는 운동이고, 등배운동은 우리 몸에 2개씩 존재하는 신장과 폐장을 강화하는 운동이다. 생명력강화를 위해서 빼놓을 수 없는 운동이다. 좀 더 알아보도록 한다.

1. 합장합척운동

합장합척운동은 손바닥과 발바닥을 서로 붙이고 움직이는 운동으로서, 좌우신체를 조화시키고, 4지의 근육과 신경을 조화시키며, 태아의 위치를 수정하고, 순산법(順産法)이며, 생리불순·불임증·자궁후굴·자궁근종·난소난종·자궁암·자궁내막염·질염·부인의 성기치료·성병예방·무월경·냉감증 등 모든 부인병에 특효하다. 또한 합장합척운동은 횡경막 이하 여러 기관의 보건요양상 필수적인 운동이기도 하고, 정력강화·골반저·복부·복막염·상퇴·하퇴·발의 근육·신경·혈액순환강화에도 매우 좋다. 합장합척운동 전후에 붕어운동·모관운동·슬립붕어운동을 겸하면 더욱 좋다.

결론적으로 합장합척운동은 자율신경을 강화시키며, 교감·부교감신경을 평형시키고, 생명광선의 방사를 촉진시키며, 글로뮤를 소생시키고, 산성·알칼리성을 조화시키며, 심신을 일여(一如=하나로 만듦)시키고, 음식중독을 예방하고, 양쪽 근육과 신경을 정돈시키며, 중풍을 예방하는 등 생명력 강화의 위대한 기능을 수행한다.

그런데 합장40분행이라는 것도 있다. 그리스의 신문(神文)에는 '합장 후 안수하면 만병을 치료한다'는 말이 있고, 로마의 신주(神呪)에는 '합장은 신(神)에 통한다.'는 말이 있듯이, 합장40분행은 혈액순환을 강화하고, 교감·부교감신경을 길항(拮抗=서로 평형시켜 좋게 만듦)시키며, 산·알칼리를 평형 시키고, 음식중독을 예방하는 등 신비한 효능을 발휘한다. 일부 종교인들의 안수요법이 모두 거짓인 것만은 아닌 것이다. 또한 아침마다 5분합장은 체액을 중성화시키고, 혈압을 정상화시키며, 하루의 무병(無病)을 보증하기도 한다. 식사 때마다 75초를 합장하는 것도 매우 바람직하다. 참고로 합장 40분행에서의 40분은 혈액순환이 약 100회에 이르는 시간이다.

합장40분행 후 환자를 안수(按手)할 때는, 환자에게 혈액순환이 잘 될 자세로 붕어운동과 모관운동 하게 한 후에, 평상·경침으로 몸·손·발 부정을 바로한 후, 환부에 촉수(觸手)하여 손가락이나 손바닥으로 압력을 가한다. 이때 손바닥에서는 방사선이 나와서 환부의 혈액순환을 정상화시키고, 정체된 독소를 환류시키며, 세포에 활력을 넣어줌으로써, 환자의 통증이 사라지고 살균되고 치유되는 것이다. 이 때 시술자는 두 손을 위로 올려 모관운동을 한 후에 촉수를 시작하고, 촉수가 끝나면 두 손을 내려서 가볍게 3-4회 흔들어 봉합해 둔다.

♠구체적인 합장합척운동

❶ 평상 위에 반드시 누워 경침을 베고, 먼저 두 손을 벌리고 손끝을 붙여서 서로 밀었다 늦췄다 하기를 몇 회, 다음에 그대로의 위치에서 손을 앞 팔을 축으로 하여 전후로 충분히 회전 왕복하기 몇 회, 다음에 손을 수직의 방향으로 세운 위치에서

합장한다. 이와 동시에 무릎을
굽혀서 벌리고, 발바닥을 붙여
서 합척한다.

❷ 다음에 합장한 손을 그대로 머
리 위로 충분히 뻗고, 이 운동
과 동시에 합척한 발을 발바닥
이 떨어지지 않을 정도로 뻗
고, 다음에 손을 본래의 위치

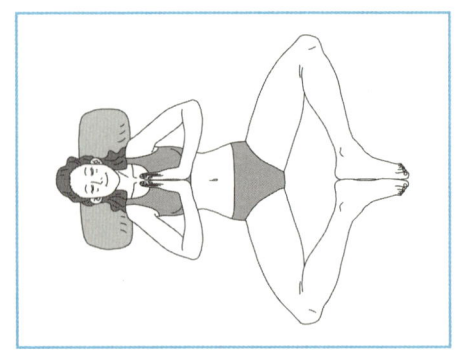

그림 ❿ 합장합척운동

로 되돌리고, 동시에 뒤꿈치를 될 수 있는 대로 둔부로 바싹 당기도록 한다. 회음
부를 발뒤꿈치로 탁 친다는 기분으로 당기는 것이다. 이 왕복운동을 손발 동시에
10여회 행하며, 손은 머리 위로 최대한 뻗고, 발은 그 길이의 1배 반 정도로 뻗어
왕복하게 하고, 손바닥과 발바닥은 언제나 떨어지지 않도록 한다.

❸ 마지막으로 합장합척한 채로 10분간 조용히 쉰다.

❹ 이것을 평상 위에서 조석 1회씩 행한다.

♠구체적인 합장40분행

❶ 5개의 손가락을 밀착시키고,
중지는 적어도 둘째마디까지를
서로 떨어지지 않도록 바르게
합장하고, 이것을 될 수 있는
대로 똑바로 얼굴 높이로 유지
하고, 팔꿈치는 심장보다 높이
올린다.

❷ 이 자세로 있기 연속 40분 동

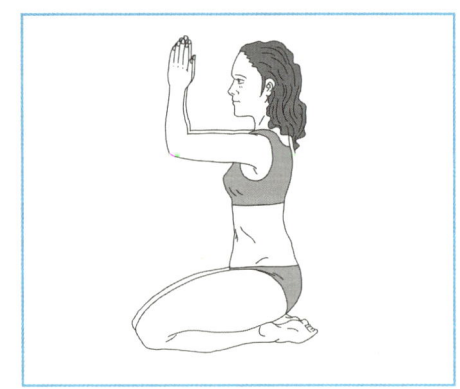

그림 ⓫ 합장40분행

안 행한다. 평생에 1회만 실행해도 된다.

2. 등배운동

우리는 이미 산·알칼리의 중화가 건강의 핵심이라는 것을 알았다. 산이 과잉되면 뇌일혈·당뇨병·감기 등에 잘 걸리고, 알칼리가 과잉되면 암·내장하수·위궤양 등에 잘 걸린다는 것도 알았다. 그런데 우리의 신경은 생리학적으로 뇌척수신경과 자율신경으로 구분된다. 뇌척수신경은 우리의 의식에 의해서 자유롭게 활동하는 동물성신경으로서 지각신경과 운동신경이 있다. 자율신경은 인간의 감정에 의해서는 어느 정도 움직이지만, 의식에 의해서는 자유롭게 움직일 수 없는 식물성신경으로서, 소화·흡수·순환 등을 관장한다. 이 자율신경은 다시 교감신경과 부교감신경으로 나뉜다. 교감신경은 활동적·적극적 기능을 증진시키는 신경이고, 부교감신경은 억제적·소극적으로 기능하는 신경이다. 이 두 신경이 각각 완전히 작용하여 서로 길항(拮抗)하여 올바른 생리작용이 행해져야 건강하게 된다. 만일 교감신경이 긴장되면 고혈압·당뇨병·동맥경화증 등에 걸리기 쉽고, 부교감신경이 긴장되면 암·천식·위궤양 등에 걸리기 쉽다.

그런데 등배운동을 하게 되면, 등과 배를 함께 움직여서 체액의 평형을 보전하고, 교감신경과 부교감신경이 각각 완벽하게 작용하여 길항상태를 얻음으로써 자율신경이 조화되어 건강장수의 토대를 구축하게 된다. 즉, 등배운동에서 척추를 좌우로 흔들지 않고 복부운동만 하면 알칼리과잉으로 되고 부교감신경긴장증이 되며, 척추운동만 하면 산중독이 되고 교감신경긴장증이 된다. 결국 등배운동은 산·알칼리를 중화시키고, 교감·부교감신경을 길항시키며, 갑상선과 부갑상선기능을 강화하고, 쇄골에 의한 경부정맥(頸部靜脈)의 압박을 제거하는 등으로 최고 최상의 건강상태를 구축하게 되는 것이다.

따라서 등배운동을 생활화하면, 체액은 중성화되고, 위장과 내장이 강화되며, 척추 좌우의 부탈구가 교정되고, 정력이 강화되며, 무념무상의 상태에 이를 수 있어 암시가 잘 들고 깨달음을 얻을 수도 있을 것이다. 또한 두뇌가 명석하게 되고, 중풍을 예방하며, 변비나 장마비를 예방하게 되며, 미용법이기도 하고, 머리혈관병이나 눈·귀·코병·축농증(특효)·불면증 등 만병을 치료하기도 한다. 결국 척추교정·혈액순환·변비·숙변·소화흡수촉진·과식습관조절·아침식사 폐지용이·비만·납작가슴 교정·눈의 긴장 완화·손아귀힘 강화·갑상선강화·내장기능강화·내장하수 등 무소불위(無所不爲=못하는 것이 없음)의 치유능력과 생명력을 발휘하게 되는 것이다.

한편 교감신경과 부교감신경이 평형되고, 산·알칼리성이 조화되면 자기암시가 100% 성공한다고 한다. 따라서 등배운동을 하면서 '잘된다 잘된다! 낫는다 낫는다! 이뤄진다 이뤄진다!' 고 자기암시를 계속하면, 눈의 동공도 알맞은 크기로 변할 것이고, 원하는 소망도 반드시 이뤄질 것이다. 여러분의 성공과 무병장수를 바란다.

♠구체적인 등배운동

1 준비운동 11종 약 1분간

언제나 머리를 정면으로 똑바로 세운 위치를 기준으로 해서 실행한다. 다음의 11종 운동을 약 1분간으로 끝낸 후, 힘 빼고 손바닥을 벌리고 새끼손가락과 손바닥의 가장자리로 조용히 무릎 위에 얹는다.

제1운동은 어깨 결림이 제거되고 이 부분의 혈액순환이 왕성하게 된다. 제2운동에서 제5운동까지는 7번경추의 압박을 완화하고 거기로부터 파출(派出)되는 신경을 자극한다. 제6운동, 제7운동은 경부정맥을 자극하여 그

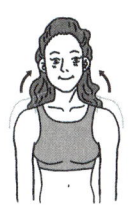

제1운동
양어깨를 동시에
오르내리기 10회

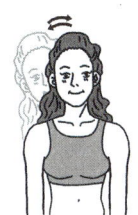

제2운동
머리를 오른쪽으로
굽히기 10회

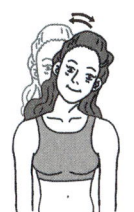

제3운동
머리를 왼쪽으로
굽히기 10회

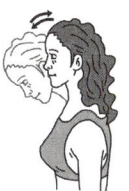

제4운동
머리를 앞쪽으로
굽히기 10회

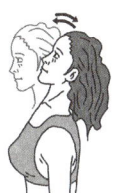

제5운동
머리를 뒤쪽으로
굽히기 10회

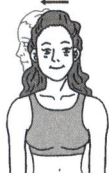

제6운동
머리를 오른쪽 뒤로
돌리기 10회

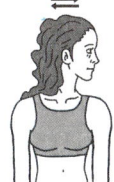

제7운동
머리를 왼쪽 뒤로
돌리기 10회

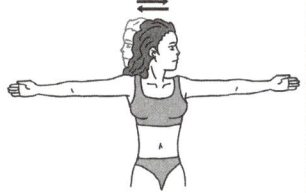

제8운동
양 팔을 수평으로 뻗고,
머리를 오른쪽으로
왼쪽으로 도리기 1회씩

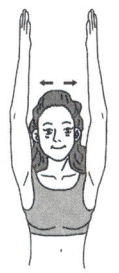

제9운동
양 팔을 수직으로 올리고,
머리를 오른쪽으로
왼쪽으로 돌리기 1회씩

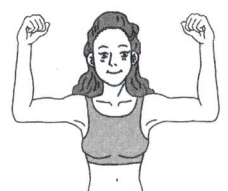

제10운동
양 팔을 위러 올린 채 엄지를
되도록 안으로 굽혀 넣고,
다른 4지로 엄지를 누르는
것처럼 쥔 채 팔을 직각으로
굽히고, 팔꿈치를 수평으로
떨어뜨린다.

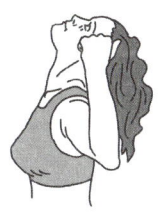

제11운동
제10운동의 상태엑 상박을
수평으로 한 채 뒤로 젖힘과
동시에 머리를 뒤로 젖히고,
턱을 위로 치켜 올린다.

그림 ⑫ 준비운동

펌프작용을 촉진하고, 뇌수혈액의 환류를 촉구하며, 안면근육의 부당한 긴장을 완화하고, 흉부의 편평을 교정한다. 제8운동은 두 팔의 정맥을 자극하여 펌프작용을 촉진하고, 좌우 1회씩 머리를 돌려봄으로써 방해물 없음을 확인한다. 제9운동은 대흉근과 액와근의 신장을 촉구하여 그 부위의 혈액순환을 왕성하게 하고, 또한 이를 유연하게 하며, 좌우 1회씩 돌려봄으로써 경부근육을 교대로 수축·신전시키고, 또한 좌우를 한 번 더 보고 장애물 없음을 확인한다. 제10운동은 손바닥의 본능선(엄지손가락을 둘러싼 손금)을 명료하게 하고, 또한 악력(握力)을 강하게 한다. 제11운동은 쇄골에 의한 경부정맥의 압박을 제거하고, 귀로순환을 완전하게 하며, 또한 갑상선 및 부갑상선을 자극하여 그 기능을 적정하게 한다. 양손을 무릎 위에 조용히 얹는 것은 팔의 힘을 빼고, 동물전기의 전도통로를 완전하게 한다.

❷ 본운동 약 10분간

미저골을 중심으로 머리끝까지를 일직선으로 하여 마치 하나의 막대처럼 하여 우측에서 시작하여 좌우로 요진하는 것과 동시에 복부의 운동을 조석으로 10분씩 행한다. 복부운동은 척추를 좌우로 기울일 때마다 아랫배에 힘을 주어 밀어내는 기분으로 행한다. 즉 척추의 좌우요진 1왕복에 대해서 복부운동은 2회가 된다.

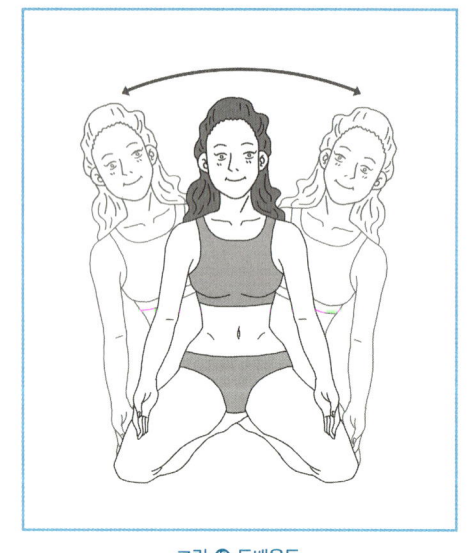

그림 ⑬ 등배운동

10분에 약 500회를 왕복한다. 단, 이것은 복식호흡은 아니므로 호흡과는 무관하게 행한다. 앉으나 서나 좋아진다고 생각하고, 모든 일이 가능하다고 믿는다. 나체로 운동하면 더욱 좋다.

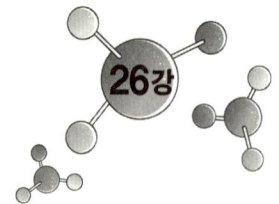

침·뜸·부항 활용하기

　동양의학의 원리는 자극의 원리이다. 우리가 매일 자신의 피부를 스스로 마사지 하거나 톡톡 치기만 해도 매우 건강해 진다. 필자는 머리감을 때와 손발 씻을 때, 비누를 사용하는 것을 제외하고는 어떤 경우에도 비누나 샴푸나 스킨이나 로션 등을 피부에 바르는 일이 없다. 비누든 샴푸든 화장품이든 건강에 나쁘다는 것을 알기 때문에 그렇다. 스킨이나 로션을 얼굴이나 기타 피부에 바르면, 피부가 답답해하는 것을 확실히 느낀다. 아마도 피부가 산소 호흡하는 데 장애가 되기 때문일 것이다. 그런데도 일체의 비누나 샴푸나 화장품을 필자가 사용하지 않는다는 것을 주변에서 아는 사람들은 별로 없다. 그런 것들을 사용하는 사람들보다 필자의 피부가 결코 못하지 않기 때문일 것이다. 세면할 때도 여름이든 겨울이든 항상 냉수로 얼굴을 약 100번 문지른다. 손바닥으로 귀도 2-30번 문지른다. 그러면 자동적으로 피부도 좋아지고 건강도 좋아지는데, 굳이 비누나 샴푸나 화장품 등을 사용할 필요가 없다. 그것이 바로 동양의학에서의 자극의 원리인 것이다. 인산 김일훈 선생도 '육신의 자극이 심하면 뱃속은 뜨끈해진다' 라는 자극의 원리를 얘기한 바 있다.

　한편 동양의학에서는 침·뜸·부항·한약 등을 치료수단으로 사용한다. 모두 자극의 원리를 이용한 치료수단이다. 다만 필자의 〈생명의학〉에서는 일반적인 한약은 채용하지 않는다. 현대인들은 과거와 달리 체격·체질이 확연히 달라졌고, 한약 재료도 한없이 오염되었으며, 필자의 스승인 인산 김일훈 선생의 세계적인 명작『신약(神藥)』이 발표되었고, 생수와 생채식 및 여러 가지 잡곡을 섞어서 식사한다면 만병을 예방하고 치료할 수 있다고 확신하기 때문이다. 따라서 여기서는 집에서 환자 스스로 침·뜸·부항을 활용하는 방법에 대해서 알아보겠다. 이 책은 자신의 귀중한 생명과 건강을 남에게 맡기지 않기 위해서, '내 병 내가 고치기'를 이상으로 삼고 있다는 점을 상기해주기 바란다. 사실 그것은 우리 민족의 전통이기도 하다. 과거 우리 선조들은 의학에 관해서 의사 이상의 해박한 지식을 갖고 있었던 분들이 많았으며, 민간에서조차도 수많은 비방(秘方=비밀스런 치료법)들이 존재함으로써 자신의 질병을 스스로 치료했던 것이다.

인산 김일훈 선생도 뇌염과 뇌막염의 치료에 소상혈에 침을 놓아서 피를 몇 방울 빼주고 인중혈에 침을 놓아서 강자극을 주며, 백회혈에 5행침을 놓고, 신회혈에도 침을 놓으며, 백회와 신회에 뜸을 떠주라고 말씀하심으로써 침·뜸·사혈의 중요성을 일깨운 바 있다. 그것도 소상침사혈은 오장육부의 열을 해열(解熱)시키고 심장판막 신경을 회복시키는 것이고, 인중침은 운독(運毒)의 열을 해열시키고 뇌 속의 피거품을 제거하며 뇌 정신을 회복하기 위함이고, 백회5행침과 신회침은 뇌열·장부열·전신열(全身熱)을 해열시키기 위함이며, 백회뜸과 신회뜸은 재발후유증을 방지하기 위함인 것이다.

1. 침 활용하기

집안에 항상 삼릉침·사봉침·피내침의 3종의 침을 구비해놓는 것이 좋다. 삼릉침과 사봉침은 사혈(瀉血=피를 뺌)할 때 필요하다. 사혈하는 목적은 몸 안의 독소를 제거하고, 열을 내리며, 혈액순환을 원활히 하고, 피부의 자극이 오장육부에도 미치게 하는 것 등이다. 사람은 매일 소주잔으로 한잔 정도의 피를 만들므로, 사혈이 과도하지 않고 적절하기만 하다면 매우 좋은 예방·치료법이다. 삼릉침 대신에 사혈침이라고 해서 만년필처럼 생긴 것도 좋다. 맨 위의 스위치를 한번 누르면 순간적으로 '툭!' 하고 란셋침(만년필 침에 끼우는 침)이 피부에 들어갔다가 나오므로 통증이 상대적으로 적어서 많이 활용한다. 다만 란셋침이 너무 얇으면 효과가 미약하므로 가장 두꺼운 26게이지짜리를 추천한다. 또한 손바닥이나 발등이나 허벅지처럼 사혈할 부위가 넓은 곳에는 4봉침이 좋다. 스위치를 한번 누르면 4개의 란셋이 동시에 나가, 통증감소와 시간절약에 좋다.

통증감소를 위해서는 피내침이 좋다. 약 5미리 정도 길이의 얇은 침인데, 어느 곳이든 아픈 곳에 자침한 후 약2~30분 후에 발침 한다. 만일 움직이는 데 어려움이 없다면, 자침 후 테이프를 붙여놓고 며칠 그냥 두어도 괜찮다. 통증이라는 것은 그 원인이 독성인 경우도 매우 많아 통증부위를 사혈하는 것도 좋다. 필자의 경우, 예컨대 치통이 있을 때 잇몸부위를 사혈하거나 피내침으로 자침하는 경우가 많았다. 치과병원에 가기만 하면 '이빨 빼는 것 이외에는 다른 방법이 없다!' 는 치과의사의 충고가 있었음에도 불구하고, 지금까지 10년 이상 잘 버텨온 것도 바로 그 때문일 것이다. 다만 매일 죽염으로 양치하는 것도 잊지 않는다.

삼릉침, 만년필침, 삼봉침, 피내침 등은 한방 도구점에서 구입할 수 있고, 사봉침은 심천웰빙타운에서 구입할 수 있다.

2. 뜸 활용하기

뜸은 그 온열(溫熱)의 작용으로 피부에 자극을 주어서 예방하고 치료하는 최고의 건강법이다. 뜸을 활용하기 위해서는 실뜸과 쑥뜸 그리고 양초와 향이 필요하다. 혈자리에 실뜸이나 쑥뜸을 올려놓고 양초의 불에 향을 사른 후, 그 향을 그 실뜸이나 쑥뜸에 붙인다. 이외에도 간접구라고 해서 뜸도구 안에 쑥을 넣어서 사용하는 방법도 있지만, 그 방법은 추천하지 않는다. 직접구에 비해서 효과가 매우 떨어지기 때문이다. 굳이 사용하려면 복부에 사용하라! 복부는 따뜻할수록 좋기 때문이다.

실뜸은 아주 작은 뜸으로 이미 제조되어 나온 뜸이다. 얼굴에 뜸떠도 흔적이 거의 남지 않습니다. 쑥뜸은 강화도 마니산 근처에서 자라는 싸주아리 약쑥이 제일 좋다. 가격차이가 많으니 주의하기 바란다. 그 약쑥을 실처럼 가늘게 비벼서 환부에 올려놓고 불을 붙이면 된다. 뜸이 환부에 잘 고정되지 않으면 침을 약간 바르거나 풀을 극소량 묻혀서 놓으면 잘 고정 된다. 비비는 쑥의 크기에 따라서 반미립대(쌀알반크기), 미립대(쌀알크기)에서 5분 이상 타들어가는 왕뜸까지 자신이 스스로 선택할 수 있다. 뜸은 많이 뜰수록 좋다. 혈자리에 대해서는 후술하는 왕뜸법에서 설명할 것이다.

실뜸, 싸주아리 약쑥은 인터넷에서 구입할 수 있다.

3. 부항 활용하기

부항요법은 위의 사혈침이나 사봉침으로 환부를 몇 번 찌른 후에 부항컵을 이용해서 피를 빼내는 방법으로, 부항요법도 사혈요법의 하나이다. 따라서 위에서 설명한 사혈의 효과도 그대로 존재한다. 다만 부항요법은 소위 어혈(瘀血=피가 잘 돌지 못해 살 속에 퍼렇게 맺혀 있는 피)까지 빼내는 방법이다. 부었거나 가렵거나 결리거나 통증이 있을 때 부항사혈이 잘 듣는다. 여성 사우나에서는 부항 떠주는 사람들도 있다고 들었지만, 단지 사혈의 효과 이외에도 부항기의 강력한 흡착력으로 안마나 마사지의 효과까지 있다. 그래서 시원함을 느끼게 되는 것이다. 어깨나 허리가 결리거나 아플 때 많이들 활용한다. 한번 부항컵을 대면 3번을 사혈하는 것이 좋다. 자극이 된 상태에서 어혈이 잘 나오기 때문이다. 그리고 사혈되는 피의 색깔로도 건강상태를 예측할 수 있다. 건강할수록 피는 맑고 깨끗하며, 사혈되는 양도 많다. 다만, 사혈을 너무 많이 할 경우에는 현기증이 나타나거나 병이 더욱 악화될 수도 있어 위험하니 주의해야 한다. 필자의 경우, 임상을 위해서 매일 10컵씩 한 달 간을 부항사혈 했더니 얼굴이 황달 걸린 것처럼 노래지고 현기증이 났던 적이 있다.

부항기에는 수동부항기와 전동부항기가 있지만, 필자는 전동부항기를 추천한다. 수동부항기는 손아귀의 힘이 너무 많이 필요해서 실용성이 떨어진다. 또한 부항컵에는 화장실용 휴지를 꽉 채워서 사용하는 것이 좋다. 그렇지 않으면 피가 많이 나올 경우, 뒤처리가 곤란하다. 어떤 사람들은 휴지 없이 부항사혈을 해야 피의 색깔을 파악할 수 있다는 이유로 반대하기도 하지만, 휴지가 있더라도 피의 색깔이나 어혈의 상태를 파악하는 데는 하등의 장애가 없다는 점을 밝혀 둔다.

사혈위치에 대해서는, 이미 말한 바와 같이 부었거나 가렵거나 결리거나 통증이 있거나 하는 부위 모두가 좋지만, 만일 그런 일 없이 건강을 위해서 가끔씩 부항을 뜨고 싶은 사람이 있다면, 등 뒤의 척추부분 중앙선부분과 그 앞의 가슴, 배의 중앙선부분을 부항 뜨면 좋다.

건부항 또는 발포부항이라고 해서 피부에 그냥 부항컵만 갖다 대고 30분-60분간 붙여두는 경우도 있다. 그 효력도 매우 강력하다. 사혈이 부담 가는 중환자의 경우나 노인들의 경우에는 고려해 볼 만하다. 건강상태가 좋지 않을수록 건부항 후의 피부색이 검푸른 색으로 변한다. 따라서 그 색을 보고도 건강상태를 예측할 수 있을 것이다.

부항기, 부항컵은 한방도구점에서 구입할 수 있다.

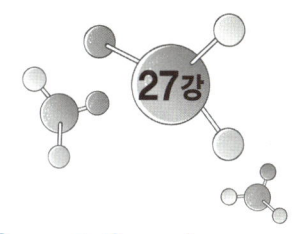

손발끝 따주기

10여 년 전 말복 때쯤, 온 가족과 함께 경기도 포천에 조상님 산소에 벌초하러 간 일이 있었다. 새벽부터 벌초했기 때문에 일찍 마무리하였고, 그곳 친지의 집에서 점심식사 후 귀가하려고 했다. 일하고 나서인지, 아니면 모처럼 시골에서 직접 재배한 유기농 생채로 반찬을 해서인지 밥맛이 무지 좋았다. 그런데 한쪽에서 식사도 못하고 배를 움켜쥐고 고통스러워하는 아저씨가 한 분이 있어서 "아저씨! 어디 아프세요?" 하고 여쭈니, "아이고! 밥을 너무 급하게 먹었는지 배가 아파서 견딜 수가 없네!"라고 대답하는데, 안색이 매우 안 좋아 보여 나는 "제가 고쳐드릴까요? 제가 침술을 조금 배웠거든요!"라고 했더니, "그래! 너라면 내가 믿을 만하지!"라고 하시는 것이었다. 나는 20대 중반에 침술학원을 한 달 간 다닌 적이 있었는데, 다른 것은 몰라도 삼릉침의 효력이 매우 좋다는 것을 알았기 때문에 삼릉침을 항상 몸에 휴대하고 다녔다. 그래서 나는 "통증은 잠시지만 이익은 영원할 거여요!" 하면서 10여 분간 손가락끝과 발가락끝을 삼릉침으로 찌른 후, 아저씨의 손과 발을 아래로 내려서 필자의 손으로 아저씨의 손가락과 발가락끝을 꼭 눌러 2-3방울씩 피를 짜냈다. 그러자마자 아저씨는 트림과 방귀를 뀌기 시작하더니, 그로부터 한 30분쯤 지나서는 갑자기 "아이구! 배고파라! 나도 밥 좀 더

주세요!"하는 것이었다. 그리고는 밥이고 술이고 아주 맛나게 드시는 것을 보았다. 주변에서는 모두 까르르하고 웃었다. 만일 그 아저씨가 손발끝을 따주지 않고 소화제나 기타 다른 약을 먹었더라면, 그런 효과가 있을 거라는 보장도 없었고, 설령 그런 효과가 있다고 한들 그렇게 빠른 효과를 보기는 어려웠을 것이다. 오히려 그런 양약을 먹는 바람에 속이 더 불편해 지고, 병이 더 악화될 가능성도 매우 높다.

그 후, 나는 우연한 기회에 정식으로 침술을 비롯한 의학을 연구하게 되었지만, 알고 보니 그 손발끝 따주기는 참으로 위대한 건강법이고 치료법임을 알게 되었다. 처음에는 손발끝 따주기를 최고의 건강법이라고 이름 붙인 후 주변 친구들에게 선전하기 시작했다. 어디가 아프거나, 소화가 잘 안되거나, 기분이라도 좋지 않거나, 또는 기운이 없어 기진맥진하거나, 과음이라도 한 날이면 꼭 손발끝을 따주라는 것이다. 반응은 매우 좋았다. 내 가족들도 항상 삼릉침이나 사혈침을 휴대하고 다닌다. 특히 필자의 아들은 술을 과음하는 편이라서, 술을 마시기 전이나 또는 술 마신 후에라도, 그리고 몸이 비틀거리는 징후가 있을 때는 무조건 손발끝을 따주라고 가르친다. 그런 때는 피도 많이 나온다. 피가 공중으로 솟구치기도 한다. 피가 많이 나온다고 걱정할 필요는 없다. 더 이상 나올 필요가 없을 때는 우리 몸이 알아서 자동으로 지혈시켜 버린다.

일본의 어떤 의학자가 '정혈(井穴)을 따서 사혈하는 것은 암치료법이다.'라고 주장한 책을 읽은 일이 있다. 매우 논리적이었고 과학적 검증까지 거친 우수한 교재였다. 여기서의 정혈이란 오장육부의 맥기(脈氣)가 작고 얕아서 마치 처음 솟아나는 샘물 같은 혈자리라는 뜻으로서, 손발톱 밑뿌리의 좌측 또는 우측 코너에서 대각선으로 약 2미리의 위치에 있는 혈자리이다. 동양 의학에서 매우 중요시하는 혈자리이다. 예컨대 폐경락의 정혈은 소상(少商)

인데, 그 자리는 엄지손가락 손톱뿌리의 안쪽 끝에서 내측 대각선 쪽으로 2 미리 정도에 위치한 혈자리로서, 한의학 안영기 박사의 『경혈학총서』에 나오는 주치증(主治症=주로 치료하는 증상)만도 편도선염·이하선염·감모·폐렴·중풍·뇌졸중·혼궐·소화불량·정신분열증 등 수많은 질병을 치료한다고 되어 있다(안영기, 경혈학총서, 성보사, 2002, 95p). 기타 대가들의 치료증은 이루 말할 수도 없이 많다. 그런데 그런 정혈이 우리 몸에 모두 12혈이 있고, 좌우 합하면 24혈이 되는 셈이다. 그곳에 자침하거나 사혈하여 자극한다면 그 효과는 그야말로 극도로 강력하다.

그런데 내가 정혈 따주기라고 하지 않고 '손발끝 따주기'라고 이름 붙인 이유가 있다. 우선 손끝은 십선(十宣)이라는 혈자리인데, 그 자리는 쇼크·혼수·고열·전간(癲癎=갑자기 온몸에 경련이나 의식장애 따위의 발작이 되풀이 되는 질병으로서, 유전이나 뇌의 손상 따위에 의해 일어남)·히스테리(욕구불만이 쌓여 지각장애·운동마비·경련 등을 일으키는데, 심하면 실신과 기억상실 등의 증상을 나타냄)·소아경기·손가락마비·실신·일사병·급성뇌빈혈 등을 치료하며, 발끝은 기단(氣端)이라는 혈자리로서 중풍혼미, 발가락마비, 발등에 빨갛게 나오는 종기, 각기병(脚氣病), 구급 등 어느 혈자리보다 중병치료에 능하다. 더욱이 12정혈(井穴)의 혈자리는 전문가가 아니라면 위치파악이 쉽지 않다. 그러나 손발끝은 그냥 손발끝일 뿐이다. 또한 손발끝은 정혈보다 자침할 때 통증도 덜하고 피도 좀 더 많이 나온다. 가장 중요한 이유는 필자의 임상경험에 의할 때 손발끝은 정혈보다 결코 그 효력이 못하지 않았다. 그래서 정혈 따주기가 아닌 손발끝 따주기로 이름 붙였고, 그것이 최고의 건강법 내지는 최선의 암치료법이라고 생각한다.

앞에서 설명한대로 손발끝을 따주면, 열이 내리고, 독성이 빠지며, 12경락의 기순환과 혈액순환이 원활해져서 온몸의 기능이 제대로 돌아가게 된다.

오장육부에서 나올 수 있는 모든 진액들이 쏟아져 나오는 것을 느낄 수 있다. 예컨대 음식 먹고 체한 경우에도 손발끝을 따서 피를 몇 방울씩 내주면, 위나 장에서 소화액이 쏟아져 나와 금방 소화되기 시작하는 것이다. 손발끝에서 피가 3-4방울 나오려면 심장에서는 훨씬 더 많은 피가 흘러야 된다는 것을 알아 둘 필요가 있다. 그만큼 혈액순환에도 탁월한 효력이 있다는 뜻이다. 인산 김일훈 선생도 '소상혈에 자침해서 피를 5방울 사혈하면, 심장판막이 5번 움직이면 수도꼭지에서 물 나오는 것처럼 피가 계속 움직인다. 심장에서 피가 이동하면 간에서 모든 피를 걸러서 계속 심장으로 보내므로 안전하다.' 라고 했다. 우리 몸의 글로뮤의 70%가 사지에 분포되어 있다는 사실도 손발끝 따주기 위력(偉力)의 강력한 증거가 될 것이다.

다만 문제가, 매일 같이 손발끝을 따주면 좋겠다는 것이 필자의 생각이지만 매일 따주게 되면 통증을 심하게 느끼는 사람도 있다는 사실이다. 그런 경우에는 불가피하게 격일로 따주기를 권하고 싶다. 예컨대 오늘 하루는 우측 손과 좌측 발을 따주고, 내일은 좌측 손과 우측 발을 따주는 식으로 격일제로, 대각선으로 운영하는 것이다. 만일 손발끝이 굳어져 있어 사혈침이 잘 들어가지 않을 경우에는 삼릉침이나 란셋을 직접 사용해서 자침하면 들어갈 것이다.

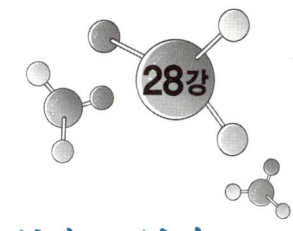

통증에 대한 대책

　지금 당장 죽게 되는 경우와 약 3-4일간은 용광로에 들어가는 것처럼 고통이 따르지만 그 고통이 끝나면 천수를 누리게 되는 경우, 둘 중 선택을 해야 한다면 어느 쪽을 선택하겠는가? 천수를 누리게 되는 쪽인가? 비록 3-4일간이긴 하지만 그래도 상상을 초월한 고통이 따르는데도 천수를 누리는 쪽인가? 그렇다면 필자하고는 생각이 다르다. 그렇게 극심한 고통이 따르는 것이라면 비록 그 기간이 3-4일 정도에 불과하더라도 나는 차라리 죽음을 선택할 것이다. 3-4시간 정도의 고통이라면 혹시 모르겠지만 말이다.

　내가 여기서 이런 질문을 한 이유는, 인생을 살면서 질병 자체보다는 통증이 문제인 경우가 더 많다는 사실 때문이다. 예를 들어 암에 걸린 경우에도, 암으로 죽게 되는 것 보다는, 암 말기에 따르는 극심한 고통이 더 문제라는 생각이다. 따라서 통증을 제거하는 것은 질병 자체를 치료하는 것 이상으로 중요하다고 생각한다.

　육체의 통증은 이미 알아본 것처럼 질병이 아니라 증상일 뿐이다. 하지만 그런 증상이 이유없이 나타나는 것은 아닐 것이다. 예를 들어서 폐가 좋지 않을 경우에는 피부의 여기저기서 불협화음이 나타난다. 때로는 가렵고, 때로는 진물 나고, 또 때로는 붓고 아플 수도 있다. 그럴 때 피부의 그런 여러 가지 부조화 증상이 사라지면 폐의 기능도 더불어 강화되는 경우가 허다하다. 인체는 하나이므로 서로 영향을 주고받기 때문이다. 그래서 피부는 건강의 거울이기도 한 것이다. 폐병환자는 아름답다는 말도 있지 않은가? 얼굴색이 백옥처럼 뽀얗게 되기도 하므로 그런 말이 나왔을 것이다. 그렇다면 애절한 러브스토리의 주인공으로는 폐가 좋지 않은 사람들에게 많을지도 모른다.

통증을 제거하는 방법으로 현대의학에서 제시하는 그 어떤 방법도 필자는 반대한다. 진통제를 주사하거나 약 먹거나, 통증의 원인되는 조직세포를 수술로 떼어 내버리는 것 밖에 더 있는가? 진통효과는 있을지 모르지만, 생명력을 약화시켜 질병을 더욱 심화시킬 것이다. 약물주입은 인간의 신진대사과정을 생략한 것이라서 필자가 찬성하지 않는 것이다. 아무리 좋은 약물이라고 해도, 뭐든지 약물을 직접 인체에 주입하는 것은 반드시 부작용이 따를 것이다. 우리 몸에는 위장도 있고 간장도 있고 오장육부가 존재하는 것이므로, 그들 오장육부의 상호작용에 의해서 그들이 필요한 약물을 직접 스스로 만들어서 사용하도록 도와주는 것이 중요하다. 그것이 바로 생명력의 강화인 것이다. 다만 의사가 진리를 대각한 신의(神醫)라면 경우가 다르다. 예컨대 인산 김일훈 선생은 암환자에게 독사를 물려서 암을 고치기도 했지만, 신의가 아닌 일반 의사들이 흉내 내다가는 아마도 금방 패가망신하게 될 것이다.

불통즉통(不通則痛)이라는 말이 있다. 우리 몸에 기(氣)가 통하지 않으면 통증이 따른다는 의미이다. 혈(血)은 기를 따라 가는 것이므로, 결국 피가 통하지 않아도 통증이 따를 것이다. 타박상이나 절골(折骨)이나 파골(破骨) 시에 통증이 따르는 것도 그곳에 죽은피가 모여서 피가 제대로 통하지 않기 때문이다. 결국 기혈순환(氣血循環)이 제대로 된다면 통증은 제거되거나 완화될 것이다. 그래서 필자는 침·뜸·부항을 추천하는 것이다. 참고로 침·

뜸·부항은 인체를 자극시켜서 생리기능을 활성화시킨다. 일반 한의원에서 사용하는 호침도 자극요법으로서는 매우 좋은 치료도구지만, 호침을 사용하려면 진단이 필요하고, 보사법(補瀉法)이라는 난해한 자침방법도 필요하다. 따라서 전문가가 아닌 일반인으로서는 사용하기가 결코 쉽지 않다. 하지만 피내침 만으로도 아주 훌륭한 효과가 있으므로 조금도 걱정할 필요가 없다.

피내침을 사용할 때는 꼭이 통증 있는 한곳에만 자침하려 하지 말고, 때로는 그 주변에 몇 개 자침하는 것이 좋다. 환부 주변을 피내침으로 둘러싸는 것도 매우 좋다. 그런데 피내침 교과서 중에는 피내침을 수평으로 자침하라는 내용도 있지만, 필자의 임상경험으로는 수직으로 자침하는 것이 더욱 좋았다. 피내침은 길이가 약 5미리 정도이므로, 침이 들어가지 않는 장소라면 몰라도, 침이 들어갈 수 있는 장소라면 피부든 머리든 관절사이든 어디든 부작용도 없고 위험성도 없고 매우 훌륭하다.

뜸법에 대해서 몇 가지 살펴보자. 5분 이상 타는 뜸은 왕뜸법(=영구법)이라고 하는 것으로서 이는 뒤에 다시 설명할 것이다. 여기서의 뜸은 5분 이하로 타는 뜸을 말한다. 실뜸은 약 30초 정도 탈 것이다. 이것도 효력은 강력하다. 그러나 필자는 약쑥을 직접 손으로 비벼 만들어서 사용하기를 권한다. 참고로 쑥뜸은 뜨거워서 걱정이지, 쑥뜸을 많이 떠서 나쁠 것은 하나도 없다. 뜸법 교과서를 보면 수십 장에서 수천 장을 뜨라는 얘기도 있을 정도이다. 그렇게 많이 뜨려면 다른 일은 하지 말고 오직 뜸만 떠야 할지도 모른다. 그래서 필자는 10장을 한도로 뜨기를 추천한다. 그러나 효력은 그와 동일하게 되도록 좋은 방법을 고안하는 것이 좋다. 그 방법으로서 필자가 생각해낸 것이 뜸을 처음에는 매우 작게 만들어서 뜨기 시작해서 점차 크게 뜨는 것이 좋겠다는 것이다. 예를 들어 처음부터 5분 정도 되는 뜸을 뜨려면 아마도 너무 뜨거워서 포기하는 사람이 대부분일 것이다. 그래서 처음에는 약 1분 이하 되는 뜸을 몇장 정도 뜨고, 그 후로 2분 정도 되는 뜸을 몇장 정도 뜨는 식으로 점차 뜸시간을 늘려 가는 것이다. 그러면 뜨거운 정도도 많이 완화될 것이고, 수십 수백 장을 뜨지 않아도 동일한 효력을 나타낼 수 있을 것이다. 필자도 그렇게 늘려가다가 20분 왕뜸 까지 떠 본 일이 있다. 처음부터 20분짜리 왕뜸을 뜬다는 것은 일반인으로서는 거의 불가능하다. 뜸자리에 대해서는 30강 왕뜸법에서 다시 설명할 것이다. 여기서는 그저 통증이 있거나 기분 나쁜 곳에 뜸뜬다는 정도로만 알아두면 되겠다.

부항사혈 역시 통증이 있거나 기분 나쁜 곳에 사혈하면 된다. 그 부분의 면적이 매우 적으면 삼릉침이나 만년필침 같은 사혈침으로 몇 방 찌른 후 작은 부항컵을 사용하고, 면적이 넓다면 삼봉침이나 사봉침으로 몇 번 찌른 후 커다란 부항컵을 사용하면 된다. 도구는 한방도구점이나 인터넷을 통해서 구입할 수 있다. 발포부항에 대해서 다시 언급한다면, 침을 찌르지 않고 그냥 부항컵만 30분이상 대면, 건강이 좋지 않은 분들은 피부에서 진물이 솟아나기도 한다. 이것 또한 몸 안의 독극물이 피부를 통해서 배출되는 것이므로 안심해도 된다. 이 발포부항의 효력도 매우 강력하므로, 노인이나 사혈할 수 없는 중환자들은 한번 시도해볼 만하다.

필자의 임상경험으로는 상대적으로 피부에는 피내침이 좋았고, 관절이나 척추 등에는 뜸이 좋았으며, 살이나 근육에는 부항요법이 좋았지만, 침·뜸·부항을 모두 한곳에 집중적으로 시술해도 나쁜 것은 아니므로 굳이 구별할 필요는 없을 것이다. 이와 다른 학설도 있지만, 필자의 임상경험으로는 전혀 문제되지 않았다. 가끔 이런 질문을 받는 때가 있다. "배가 아플 때는 어디에 치료하느냐?"는 것이다. 그런 경우에도 아픈 곳에서 가장 근접한 곳을 자극하면 된다. 다만 침·뜸·부항으로 통증을 제거한다고 해도 복통의 원인마저 모두 제거된 것은 아닐 것이므로, 금식하면서 생수를 많이 마실 필요가 있다. 몸이 아프면서도 음식을 먹는 동물은 오로지 사람뿐이라는 것을 기억할 필요가 있다.

참고로 인산 김일훈 선생은 팔쪽 통증에는 견우와 곡지, 다리쪽 통증에는 환도 · 풍시 · 족삼리 · 복사뼈에 15분 이상 타는 왕쑥뜸을 뜨는 것이 좋고, 혈관에 독(毒)이 차서 통증이 나타나는 경우는 황태탕, 기(氣)가 통하지 않아서 나타나는 통증에는 사향과 황태탕을 복용하면 좋다고 했다.

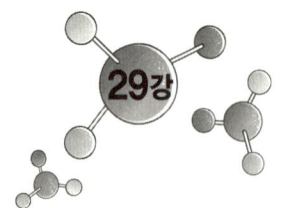

고혈압·중풍을 다스리고
피를 맑게하는 솔잎땀요법

　필자가 의학을 연구하기 전에 솔잎이 몸에 좋다는 얘기를 들어본 일이 있고, 또한 길가다가 허름한 포장마차 같은 곳에서 솔잎을 믹서기에 갈아서 요쿠르트에 섞어 한잔에 얼마씩 파는 것을 사먹어 본 일도 있지만, 솔잎땀요법에 대해서는 들어본 일이 없다. 솔잎쥬스의 맛은 새콤하고 매운 듯 하면서 어떻든 신비로운 느낌과 상큼한 느낌은 있었지만, 단순한 호기심 수준을 벗어나지 못했고, 건강이 아주 좋지 않은 상태가 아니라서 그 쥬스를 겨우 한두잔 복용했다고 해서 어디가 특별히 금방 좋아졌다고도 느낀 일이 없었으며, 또한 의학을 잘 알지 못한 상태라서 그런지, 길거리에서의 그런 우연한 기회가 아닌 한 집에서 일부러 솔잎쥬스를 만들어 먹어본 일도 없다.

　의학을 본격적으로 연구하면서도 솔잎이나 송진으로 술을 담근 솔잎주나 송진주가 몸에 좋다는 얘기는 들은 듯한데, 솔잎땀요법에 대해서도 인산 김일훈 선생의 교과서 이외에는 역시 들어본 일이 없다. 결국 솔잎땀요법은 인산 김일훈 선생의 독창적인 작품인 것이다. 솔잎땀요법은 모공주사법(毛孔注射法)이라고도 하는 것으로서, 솔잎을 이용해서 흠씬 땀내는 요법이다. 솔잎땀요법에 관한 인산 김일훈 선생의 저서를 공부하고 나서 필자는 '우와! 만병을 통치하는 무지 좋은 치료법일 것이다!' 라는 생각을 지울 수가 없었다. 인산 김일훈 선생도 죽염을 복용하면서 솔잎땀을 내는 것이 무병장수법(無病長壽法)이라고 말한 바 있다.

인체의 외부에는 우주공해(宇宙公害), 병독(病毒)을 전염시키는 세균, 癌病을 유발하는 병핵소(病核素) 및 산소 중의 산핵소(酸核素)를 침해하는 요인들이 있어서, 이들이 체내의 기(氣)가 약해짐을 틈타 인체의 내부로 깊숙이 침입하게 되는데, 솔잎땀요법이 신비로운 것은 병균이나 염증이 뱃속이나 자궁 속에 깊숙이 자리 잡고 있다가 솔잎땀을 내면 땀과 같이 증발하여 모공을 통하여 밖으로 나온다는 점이다. 솔잎땀을 내게 되면 증발하는 송진의 기운이 모공을 통하여 체내로 들어가게 되는데, 송진은 힘줄과 뼈를 튼튼하게 해주고 모든 기생충을 죽이며, 썩은 살을 제거하는 동시에 새 살이 나오게 하는 작용을 한다. 요컨대 솔잎땀요법에서의 송진은 근골강화작용(筋骨强化作用), 기생충살충작용(寄生蟲殺蟲作用), 거악생신작용(去惡生新作用=썩은 살을 제거하고 새 살이 나오게 함)을 하는 것이다(김일훈, 신약, 인산가, 2000, 138p). 송진은 근골(筋骨)을 강화시킬 뿐만 아니라 염증(炎症)과 종창(腫脹)을 다스리기도 한다.

수목(樹木) 중에서 가장 양질의 산소를 배출하는 것으로는 소나무와 잣나무를 꼽을 수 있는데, 솔잎땀을 낼 때 그런 소나무의 솔잎에서 산소의 모체가 되는 송진기운이 땀냄으로 인해 열려진 모공을 통해 들어가 온몸으로 퍼지면 오장육부와 근골을 골고루 강화시키고, 어혈을 다스리며, 담(痰)·냉습(冷濕)·종창(腫脹)을 낫게 하며, 산소(酸素)는 체내 축적된 공해독(公害毒)을 뿌리 뽑아 버린다(김일훈, 신약본초 전편, 인산가, 1999, 302p). 또한 솔잎땀의 약쑥기운은 장부(臟腑)를 덥히고 토사곽란과 복통을 다스리며, 살충작용(殺蟲作用)과 조혈작용(造血作用)을 하는 동시에 간기(肝氣)를 부드럽게 함으로써 건강을 되찾을 수 있게 된다.

이렇듯 솔잎땀요법은 골수암, 간암, 간경화, 소아뇌염, 간질, 부인의 생리불순, 산후풍, 늑막염, 신경통, 고혈압, 저혈압, 동맥경화, 중풍, 피부병 등 각종 공해병과 난치병 치료에 활용된다. 공해독이 해독되기 때문에 각종 난치병이 치료되는 것이다. 인간이 고생하는 거의 모든 증상들이 치료된다는 점이 오히려 놀라울 뿐이다. 다만 집에서 실천하기는 번잡하기도 하고 결코 쉽지 않을 것이다. 저렴한 가격으로 솔잎땀을 낼 수 있는 시설이 마련되기를 소망해 본다. 현재까지는 시중(市中)에 그다지 만족할 만한 시설이 눈에 띄지 않는다. 과도히 고가가 아니라면 일반인이나 기업 등에서 사업목적으로 솔잎땀요법을 운영해도 좋을 듯하고, 아니면 자선사업 목적으로 대기업에서 운영하거나, 국가에서 담배나 팔려고 하지 말고 국민건강을 위해서 솔잎땀요법을 운영하는 것도 바람직하다는 생각이 든다. 만일 필자에게 약간의 자본금이라도 생긴다면 솔잎땀요법 연수원을 건립하고 싶다.

그러면 구체적으로 어떻게 솔잎땀을 낼 것인가에 대해서 알아보겠다. 심산(深山)의 솔잎을 두 가마니 이상 뜯어다가 이를 방바닥에 약 10cm두께, 1.2m폭, 1.8m길이로 펴고 그 가운데 부분에 약쑥을 2근 가량 깐 다음 그 위에 다시 약 10cm 두께로 솔잎을 편다. 그 솔잎 위에 죽염 250g을 절반은 물에 타서 뿌리고 나머지 절반은 가루 째로 뿌린 후 여기에 삼베홑이불을 깔고 온돌방을 달군 다음 환자는 병에 따른 약을 복용한 뒤 그 속에서 팬티차림으로 푹 땀을 낸다. 머리에도 수건을 덮어서 찬 기운이 범하지 못하도록 해야 한다. 몸이 너무 더운데 비하여 머리가 차면 오한이 나서 두통 등의 부작용이 따른다. 한참 뒤 원기가 빠지는 것 같아도 탈진되지 않는다(김일훈, 신약, 인산가, 2000, 138p).

온돌을 솔잎이 누렇게 될 정도로 뜨겁게 달구면서 땀을 내되 솔잎이 절반만 누렇게 되었을 경우에는 이튿날 다시 온돌을 뜨겁게 달구고 한 번 더 땀을 내도록 한다. 솔잎땀을 내기에 앞서 유근피와 생강을 한데 두고 달여서 그 물에 죽염을 복용한 뒤 땀을 내는 것이 최상의 효과를 얻는 비결이다. 땀 낼 때 숨 막히지 않도록 해야 하며 땀을 식힐 때에는 갑자기 식히지 않도록 주의해야 한다. 너무 성급하게 땀을 식히면 한기(寒氣)가 모공을 통하여 들어가게 되므로 도리어 해로울 수도 있다는 점을 주의해야 한다. 솔잎땀을 내면서 내복하는 약으로는 토산웅담, 천마탕, 보해탕 등이 있다(김일훈, 신약본초 전편, 인산가, 1999, 758·759·990·991p).

솔잎땀은 중풍 치료에 특히 좋은 방법이다. 시초의 치료에는 동쪽으로 뻗은 솔뿌리 말린 것 15근을 달여서 조청을 만들어 가미보해탕 20첩에 나누어 복용하되 10첩 가량 복용하였을 때 솔잎땀을 내는 것이 가장 효과적이다(김일훈, 신약본초 전편, 인산가, 1999, 990·991p). 중풍 초기에 온몸의 고열(高熱)로 혼수상태에 있을 때는 웅담을 생강차에 마시고 보해탕 달인 물에 전충가루를 타서 마신 뒤 솔잎땀을 낸다. 웅담을 구할 수 없으면 보해탕 달인 물에 전충가루 5푼을 타서 마시고 땀을 낸다(김일훈, 신약, 인산가, 2000, 302p). 솔잎땀낼 때 복용하는 웅담은 어혈을 제거하고 눈을 밝게 하며 악성종양과 창치(瘡痔)를 다스리고 소아의 풍간(風癎)을 치유한다.

이미 설명한 바와 같이 솔잎땀요법은 근골을 강화하고 간기(肝氣)를 부드럽게 하며 간암, 간경화, 중풍을 치료하는 등 간담병(肝膽病)에 매우 유효한 요법이지만, 간담병에는 이 외에도 다슬기기름요법과 개똥참외요법이 있어서 간단히 소개하고자 한다. 다슬기기름요법은 간암, 간경화 등의 치료에 백년 묵은 토종 웅담과 비슷한 효력을 갖는 명약이다. 간암, 간경화에 다슬기기름을 내기에 앞서서 쓰려면 대시호탕 본방(원시호 6g, 반하 4g, 황금, 작약, 대조,지실 각 3g, 대황 1g, 생강 1편)에 1첩당 생강법제 한 참외꼭지 1냥, 다슬기 5홉을 넣고 푹 달여서 쓴다. 며칠 써봐서 이상이 없으면 이틀에 3첩,

하루2첩으로 복용량을 늘린다(김일훈, 신약, 인산가, 2000, 111p). 여기에 웅담(토산은 1푼, 외래산은 2푼)을 소주 반잔에 타서 곁들이면 더 좋다.

간병의 약으로는 그 외에도 개똥참외요법이 좋다. 개똥참외 꼭지 쪽으로 1/10을 잘라서 말려 그대로 사용하면 황달을 치료하고 간암을 예방하며, 다른 약재와 함께 사용하면 간암, 간경화 등 모든 간병의 영약(靈藥)이다. 예컨대 황달의 경우에 오령산(택사 5g, 저령 · 복령 · 백출 각 3g, 계지 2g)에 인진쑥 2돈(7.5그램), 생강법제 한 개똥참외꼭지 1냥 넣고 달여서 식전에 복용한다.

♠다슬기기름 내는 법

다슬기 작은 3말 준비하여 물기를 없앤 후 작은 단지에 담고 두 겹의 두꺼운 삼베보로 주둥이를 봉한다. 다른 큰 단지를 주둥이 바로 밑까지 땅에 잠기도록 땅에 묻고 다슬기 담은 작은 단지를 엎어놓고 접착부분은 진흙을 반죽해서 잘 발라 둔다. 윗 단지의 몸통은 새끼줄로 감아올린 후 심산(深山)의 기름기 없는 황토를 반죽해서 3센티 이상 두께로 바른다. 작은 단지 위에 왕겨 9가마니를 붓고 불붙여 7-10일 타게 한 후 단지를 들어내면 아랫단지에 다슬기기름 약3-4되를 볼 수 있다. 식전에 적은 양을 자주 복용하되 점차 늘린다. 냉장고에 보관하고 데워서 복용한다. 제철에 미리 준비해서 오래 삶아 조청을 만들고, 그 조청에 다슬기껍질을 말려서 분말하여 넣고 반죽한 후 이를 말려뒀다가 급한 환자에 쓰면 좋다.

♠개똥참외꼭지 생강법제법

프라이팬에 생강을 1치 5푼(4.5cm)두께로 펴고 그 위에 참외 꼭지를 푹 찐다, 생강이 타면서 연기가 나면 꺼내어 말려 두고 얇게 썰어서 쓴다.

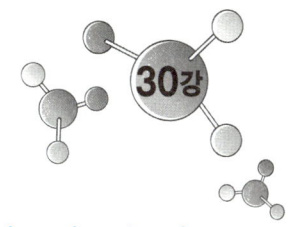

난치병 최후의 처방 왕뜸법

　여기서의 왕뜸법 즉, 영구법(靈灸法)은 일반 뜸법과는 다르다. 일반 뜸법은 5분 이내 타는 뜸법이지만, 왕뜸법은 5분 이상 타는 뜸법이기 때문이다. 왕뜸법은 인산 김일훈 선생이 창시한 '인류 난치병 최후의 처방' 이다. 인산 김일훈 선생은 열 살도 되기 전에 이미 암을 비롯해서 모든 질병을 고치신 신의(神醫)요, 대각을 이루신 성현(聖賢)이시다. 물에 빠져 죽은 사람도 살려냈고, 인연되는 암환자를 고쳐주고도 1원 한 장 받지 않았을 뿐만 아니라, 남들이 쫓아다닐까봐 이름도 성도 알려주지 않고 훌훌 자리를 떠나 도망 다니기도 했다. 현대 의료인들의 모범이요, 인류의 홍복(洪福)이다. 주변에서 의사자격증을 수여하려는 움직임을 보이자, '예수에게 신학박사학위를 수여한다면 예수가 기뻐하겠는가?' 라고 하면서 거부한 것으로도 유명하다. 예수님이나 부처님께서 평생 무슨 일을 하셨는지 잘 알지 않는가? 그분들은 평생 거지처럼 얻어먹으면서 인류의 건강과 생명과 영혼의 구제를 위하여 교육하다가 세상을 떠난 분들이다. 바로 인산 김일훈 선생도 그러했다. 인류의 생명을 건져내기 위해서 전 세계를 돌아다니면서 교육했다. 바로 그 인산 김일훈 선생이 왕뜸법 즉, 영구법을 창안했다.

　쑥은 마늘과 더불어 우리 민족의 건국설화에도 깊이 관련되어 있다는 것을 모르는 분은 없을 것이다. 원자폭탄이 투하된 히로시마에서도 쑥만큼은 쑥쑥 자랐다지 않은가? 쑥이야말로 생명력의 상징인 것이 분명하다. 그런 쑥이기 때문에 달여 먹어도 만병통치이고, 뜸을 떠도 만병통치인 것이다. 그러므로 하루 잠자기 전 2-3시간씩 약 30일에 걸쳐서 싸주아리 약쑥으로 5분 이상 뜸을 100장-1000장 뜨는 왕뜸법은, 건강장수를 촉진하고, 난치병과 불치병을 예방·치료하며 장님, 곱추, 벙어리, 귀머거리, 축농증(코막히는 두통), 앉은뱅이, 해독, 전신마비, 환골탈태, 안면신경마비, 구안와사, 백혈병, 에이즈, 깊고 오래된 병, 숨참, 신비의 전신수술요법, 파리모기 박멸, 공기정화기능, 청혈제, 정력제, 강장(强腸=장을 강력하게 함), 황달, 심장병, 탈모증, 답답증, 소염, 진통, 요통, 좌골신경통, 편두통, 이뇨, 오줌싸개, 지혈(止血), 악성빈혈, 골절통, 풍증(風症), 사지냉증과 복부냉증, 식욕증진, 설사, 가래, 당뇨병, 난시, 구강암, 각종 암치료, 뇌염, 뇌막염, 뇌종양, 간질, 나병, 괴질, 돌연사, 고뇌망상제거, 익사자, 음독자, 목맨자, 독사물린자 등 그 효능을 열거하기에도 숨찰 지경이다.

더욱이 왕뜸법은 단전호흡이 자동으로 이뤄지게 만들기 때문에 대각을 이루게 된다고도 했다(김일훈, 신약, 인산가, 2000, 321p). 관원혈에 쑥뜸으로 오랫동안 자극을 주면 독맥 고황혈의 전생령(前生靈)과 임맥 관원혈의 금생령(今生靈)이 서로 통하게 된다는 것이다. 그래서 왕뜸법을 영구법(靈灸法)]이라고 명명하였던 것이다. 즉, 뜸쑥의 원료인 약쑥은 사람의 영(靈)과 신(神)을 강화시켜주는 순강재(純剛材)라고 했다(김일훈, 신약, 인산가, 324p).

그런 왕뜸법의 이론적 근거는 무엇일까? 이와 관련된 인산 선생의 해설을 중심으로 살펴보자. 인간 머릿속의 12뇌에는 질병의 사령부가 있다. 그것을 초토화시키지 않으면 질병의 본질적 원인이 사라지는 것이 아니다. 그런데

5분 이상의 왕쑥뜸을 뜨면 담뱃불보다 더 뜨거운 섭씨 300도 이상의 열기(熱氣)와 약쑥의 기운이 경락을 따라서 머리끝까지 올라가 12뇌 속의 병균을 죽여 초토화시킨 다음, 다시 온몸을 돌아다니다가 뜸뜬 자리로 돌아와서 체외로 배출되는 것이다. 그래서 뜸뜬 자리에 피고름이나 진물 등 죽은 병균의 시체들이 밀려나오는 것이다. 또한 쑥뜸은 고열(高熱)의 강자극과 화독(火毒)의 심한 고통을 통해서 인간의 내부에 깊숙이 자리 잡고 있는 일체의 고뇌망상(苦惱妄想)을 제거해주고, 혈관 속의 죽은피를 생혈(生血)로 바꿔주는 것이다(김윤세, 한 생각이 암을 물리친다, 인산가, 2002, 206p).

인산 김일훈 선생은 '음식물은 24시간 내에 피 되고 살 되니, 15분뜸장이면 체내 온도가 5배 증가되고, 30분뜸장이면 10배로 되므로, 10배 온도면 360도라. 식어가는 일신의 냉기는 뜸의 극열한 온도로 7장 이내에 온기로 변하고, 극강한 강자극으로 냉기로 마비되었던 신경은 완전회복되나니, 혈관의 피는 살이 되어 파열된 창자는 연속되고, 세포로 조직된 모세혈관도 연속되고, 조직신경도 정상으로 회복되어 5시간 내에 식사도 가능하다(김일훈, 신약본초 후편, 인산가, 2000, 577p).' 라고 했다. 또한 '임산부의 체온이 35도 였다면, 아이의 영(靈) 가운데 수(壽)를 맡은 정(精)과 명(命)을 맡은 신(神)의 주성분(主成分)이자 주기질(主氣質)인 백금성분(白金成分)이 부족하여 아이는 커서 30세 전후에 생명을 잃는다. 하지만 25세 무렵부터 단전5분왕뜸을 뜨면 극복된다. 산모가 36도의 온도로 아이를 잉태하면 영(靈)가운데 수를 맡은 정과 명을 맡은 신의 주성분, 주기질인 백금성분이 미흡하여 환갑전에 목숨을 마친다. 산모가 37도의 온도로 아이를 잉태하면 영 가운데 수를 맡은 정과 명을 맡은 신의 주성분,주기질이 상합하므로 90세 이상의 수명을 누리게 된다(김일훈, 신약, 인산가, 2000, 312 · 314p).'고 했다.

필자도 임상을 위해서 관원혈(배꼽과 치골사이를 5등분한 후, 배꼽아래

2/5부분)에 왕뜸을 떠 본 일이 있다. 처음부터 5분이상 뜸을 뜨면 너무 뜨거울까봐 1분뜸에서 시작해서 점차 20분뜸까지 하루 종일 떴다. 건강한 사람이 왕뜸을 뜨려니 여간 힘든 일이 아니었다. 몇 시간이 지난 후에는 등이 배겨서 도저히 견디기가 어려웠다. 하지만 훌륭한 의사가 되려는 사람이 이정도도 견디지 못한데서야 말이라도 되겠는가? 하는 독한 마음으로 12시간 이상을 뜸떴다. 인산 선생의 『신약(神藥)』에는 '왕뜸을 한참 뜨다보면 전혀 뜨겁지 않은 시점이 오게 되는데, 그 때부터는 2–3일 후 다시 뜨거워질 때까지 밤낮으로 떠야 한다(김일훈, 신약, 인산가, 2000, 322p).' 고 되어 있지만, 필자는 그 무아경(無我境)의 희열(喜悅)을 느끼는 시점까지는 경험하지 못했다. 여간 아쉬운 일이 아니다. 이 원고를 탈고하는 대로 다시 한 번 도전할 생각이다.

필자의 소감을 말하자면, 건강한 사람의 경우에는 '특별히 독종이 아닌한 왕뜸뜨기가 상당히 어렵겠구나!' 하는 생각이 들었다. 그래서 건강한 사람은 5분 이하의 뜸을 뜨는 것이 좋겠다고 생각했다. 하지만 암환자라든지 불치병과 난치병 환자들의 경우에는 충분히 해볼 만한 가치가 있다고 생각한다. 그러다가 대각(大覺)을 이루기라도 한다면 그것은 개인의 영광을 넘어서온 인류의 축복이다. 다만 필자의 경우에도 40대 초반부터 성능력이 이리저리 왔다 갔다 했었는데, 이 글을 쓰고 있는 환갑이 다가오는 지금은 성능력이 매우 왕성해졌다. 그것만으로도 나의 축복이다.

왕뜸법에서 주의해야 할 점은 혈액형이 O형인 사람으로서, 왕뜸을 뜨다가 화독(火毒)이 침입해서 두통이 일어나고 숨차고 손발저리거나 눈도 잘 보이지 않을 때는 즉시 멈춘 후, 생강감초탕 재료(생강·감초·대추)에 화독이 심하면 석고 1냥, 심하지 않으면 석고 5전을 넣고 달여서 1개월 이상 마셔야 한다는 점이다(김일훈, 신약본초 전편, 인산가, 1999, 198·473p). 족삼리에 왕뜸을 떠도 좋다. 왕뜸의 시기와 관련해서 인산 선생은 봄에는 우수에서 춘분사이(대략 양력 3월, 4월 2개월간), 가을에는 처서에서 추분사이(대략 양력 9월, 10월 2개월간)가 좋다고 했지만, 만일 질병으로 인해서 뜸을 뜨는 경우에는 그런 제한을 둘 시간적 여유가 없을 것이다.

왕뜸의 각각의 뜸자리는 인산 김일훈 선생이 말한 것을 아래에 다시 요약할 것이다. 그리고 뜸뜨기 전후 1개월가량은 돼지고기, 닭고기, 개고기, 오리고기, 음주, 흡연, 부부관계, 마른명태, 생오이, 메밀, 밀가루, 찬음식, 찬바람, 날음식, 야채즙, 가공식품, 현미, 두부, 땅콩, 양약, 젓갈류, 계란 등은 금기해야 한다고 주의를 당부했다. 모처럼 고생하는 것인데, 그 고생이 헛되지 않도록 신경써야 한다. 뜸을 다 뜨고 난 후에는 고약을 붙여서 계속 모이는 고름을 모두 뽑아내야 한다. 뜸뜨는 방법은 처음에 쌀알 크기의 뜸장을 3장씩 3일간 뜨고, 이어서 녹두알 크기의 뜸장을 5장씩 5일간 뜨며, 다음엔 콩알 크기의 뜸장을 7장씩 7일간, 퍼진 콩알 크기의 뜸장을 9장씩 9일간 뜨고 난 후에는, 5분 이상 타는 뜸장을 크기를 늘려가며 9장씩 계속해서 뜬다(김일훈, 신약, 인산가, 2000, 325p).

뜸자리에 대해서 말하자면, 일반 뜸법의 뜸자리는 통증이 있거나 기분 나쁜 곳에 뜨거나, 건강을 위해서라면 백회 · 전중 · 중완 · 견우 · 곡지 · 관원 · 환도 · 족삼리가 좋을 것이고, 왕뜸법의 기본 혈자리는 중완 · 관원이고, 중환자의 뜸자리는 아래와 같다. 필자의 생각으로는 머리병은 백회, 심장병은 전중, 상체병은 중완 · 견우 · 곡지, 하체병은 관원 · 환도 · 족삼리 라고 기억하거나, 모든 질병이나 상체병은 중완, 하체병이나 건강장수는 관원이라고 기억하시면 좋을 것이다. 한 가지 더 추가하고 싶은 것은 뜸자리를 선택한 경우에는 위에서부터 아래로 떠야 한다는 것이다. 중완과 관원을 뜨기로 했으면 중완부터 떠야 한다. 뜸불을 입으로 불어서도 안 된다.

- 건강한 사람– 중완 · 관원(관원만 떠도 됨)

- 대부분의 질병– 중완 · 관원 · 족삼리

- 모든 암종– 종처에 마늘15분왕뜸 15장(마늘다져 6미리 두께로 펴고 왕뜸)

- 뇌암– 백회 · 중완 · 기해 · 관원

- 뇌암, 관절염, 신경통, 디스크, 위장병, 난치병– 관원

- 나병(癩病=문둥병)– 견우 · 곡지 · 중완 · 건리 · 수분 · 기해 · 관원 · 족삼리

- 먼길갈 때, 100세까지 무병장수– 족삼리뜸

- 무병건강장수, 영명대각(靈明大覺)– 관원뜸

- 의식상실 위급환자– 중완15분뜸(소주잔정도 크기) 15장

- 음독하여 창자 끊어진 경우, 목매고 자살한 경우– 중완 15분이상 왕쑥뜸 9장

- 당뇨병– 중완 · 기해 · 관원

- 뇌성마비, 소아마비, 결핵관절염, 불치신경통, 척수염마비, 곱추, 앉은 뱅이, 절름발이– 중완 · 기해 · 관원 · 족삼리에 왕뜸뜨되, 팔을 못 쓰면 견우 · 곡지를 추가하고, 다리를 못 쓰면 환도를 추가한다.

- 진성뇌염, 뇌막염– 백회2분뜸9장, 신회1분뜸3장

- 모든 신장병(신장염, 신장암, 신부전증)– 중완 · 관원 · 건리 · 수분 · 기해

- 모든 방광병(방광염, 방광암)– 중완 · 관원 · 기해 · 중극

- 생리불순, 대하증, 자궁종양, 자궁부전증– 관원 · 중극

- 모든 간담병(간염, 간경화, 간암, 간부전증, 간옹, 간종양, 간위, 담도

염, 담도암, 담낭염, 담낭암)- 중완 · 관원 · 기해 · 식두

- 간의 닭간질(얼굴 · 입색이 파람) · 비장의 염소간질(얼굴 노랗고 입술 빨개짐) · 폐장의 소간질(얼굴 희고 입술 노래짐)- 중완

- 심장의 말간질(얼굴 노랗고 입술흰색)- 전중(30초뜸) · 중완

- 신장의 돼지간질(얼굴 · 입술 까매짐)- 손에서 시작하는 것은 중완 · 견우 · 곡지, 발에서 시작하는 것은 중완 · 족삼리 · 은백(30초뜸)

- 모든 심장병(심장신경마비, 혈관부착증, 정충, 경계증, 심장염)- 전중(30초뜸100장15일-심부전증, 협심증, 심장병, 심장난치병) · 중완 · 기해 · 관원

- 모든 소장병(소장궤양, 소장염, 십이지장궤양, 십이지장염, 십이지장암)- 중완 · 기해 · 관원

- 모든 비위병(비장염, 비장암, 비선염, 비선암, 위장염, 위암, 위종양, 위궤양, 위하수, 위확장증)- 식두 · 중완 · 기해 · 관원

- 모든 폐대장병(결핵, 늑막염, 폐대장암, 폐선염, 폐렴, 해수, 천식, 대장염, 직장염, 직장암)- 중완 · 기해 · 관원

- 충치 · 풍치 · 치풍- 이빨위에 마늘다져 4미리 두께로 놓고, 쑥불로 달군 놋쇠숟가락뜸 5-6회

- 모든 눈병(백내장, 녹내장)- 중완.기해.관원

- 벙어리, 귀머거리, 말더듬이, 소경- 중완.기해.관원

♠혈자리 위치(여기서의 1치는 약 3센티)

❶ 중완- 배꼽위 4치

❷ 관원- 배꼽아래 3치

❸ 족삼리- 무릎뼈 중앙 함요처 아래 3치 뼈 우측 함요처에서 외측으로 약 1센티

❹ 건리– 배꼽위 3치

❺ 수분– 배꼽위 1치

❻ 기해– 배꼽아래 1.5치

❼ 중극– 배꼽아래 4치

❽ 식두– 제5늑간에서 전정중선(前正中線) 옆 6치와 교점

❾ 전중– 양쪽 유두(乳頭=젖꼭지)를 이은 선의 중점

❿ 견우– 팔을 들 때 나타나는 어깨의 움푹한 두 곳 중에서 앞의 것

⓫ 곡지– 팔목을 구부리고 힘줄 때, 팔목 외측 부위에서 가장 볼록한 부분

⓬ 은백– 첫째 발가락 안쪽 발톱뿌리 모서리에서 대각선으로 약 2미리 부위

⓭ 환도– 대전자 최고점과 천골 밑의 요수혈을 이은 선의 밖 1/3지점

⓮ 백회– 양쪽 귀끝에서 수직으로 올린 선과 머리꼭대기의 정중선의 교점

⓯ 신회– 전정중선에서 전발제(前髮際=앞머리칼 경계부위)로부터 위로 2치

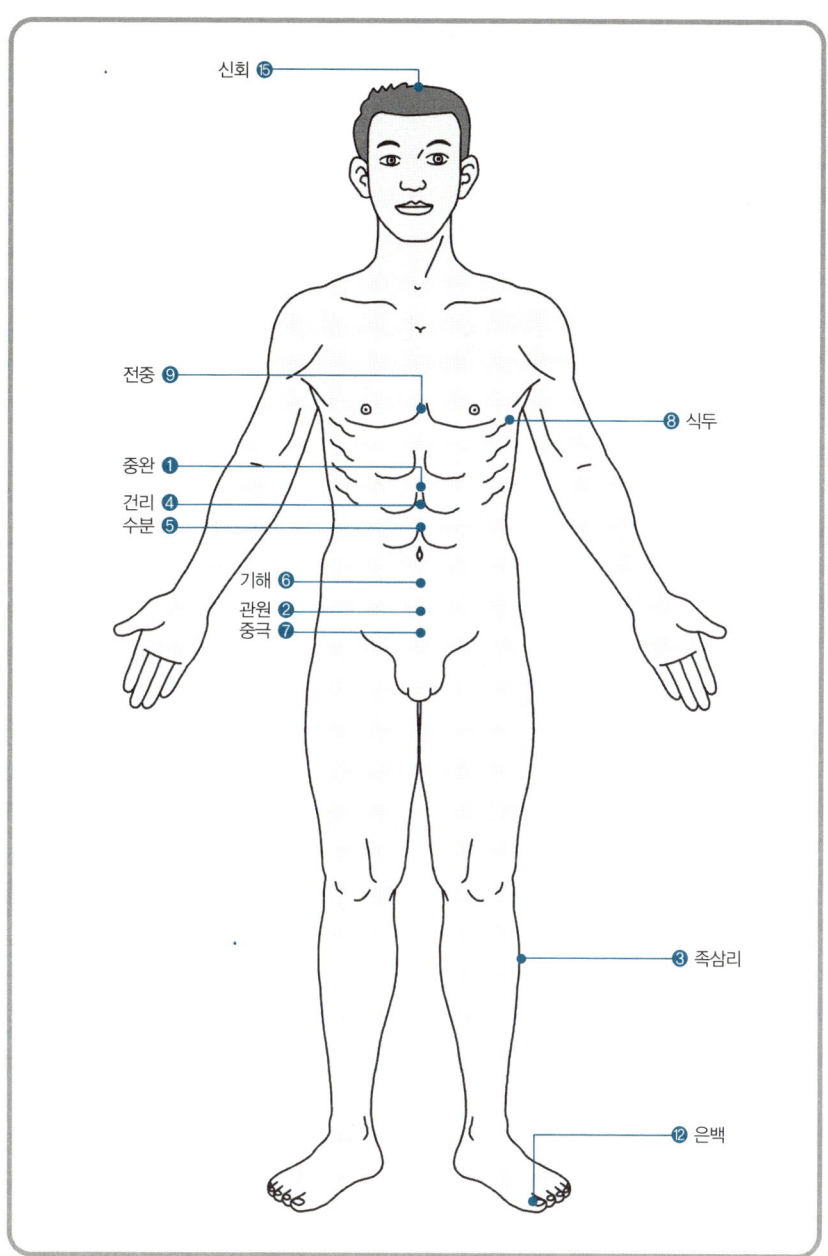

신회 ⑮

전중 ❾

중완 ❶
건리 ❹
수분 ❺

기해 ❻
관원 ❷
중극 ❼

❽ 식두

❸ 족삼리

⑫ 은백

그림 ⑭ 걍락경혈도 정면

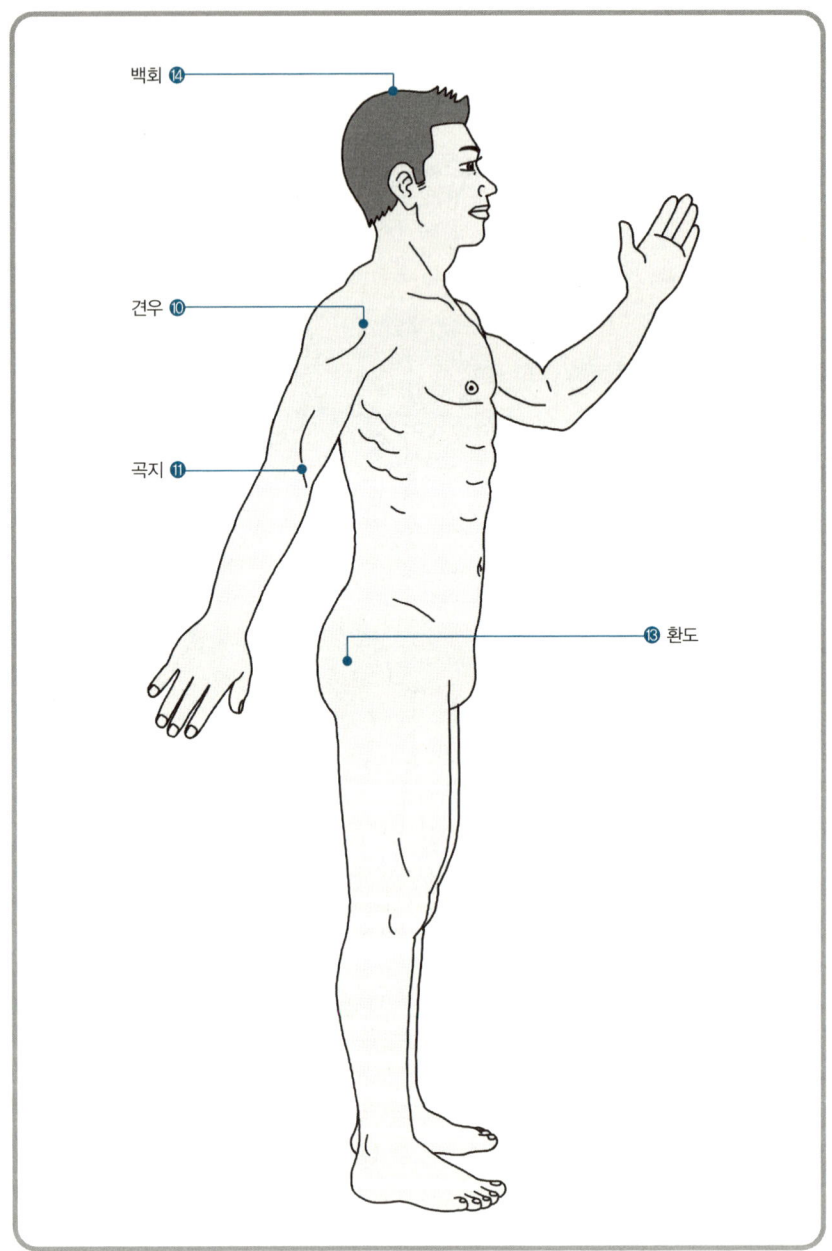

백회 ⑭

견우 ⑩

곡지 ⑪

⑬ 환도

그림 ⑮ 강락경혈도 측면

병원이 내몸을 망친다

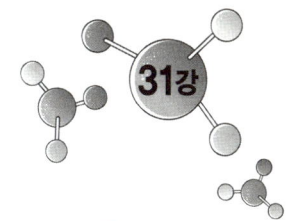

불로장생의 단전호흡법

1970년대에 우리나라에서 김정빈의 소설 〈단〉이라는 것이 유행한 일이 있었다. 필자도 20대 초반에 읽어보았지만, 당시로서는 정말 환상적이었다. 소설 〈단〉을 읽어보지 않은 사람은 한국인이 아니라는 생각까지 들었다. 〈단〉이라는 소설 덕분에 필자는 종교를 알게 되었다. 그 전에도 성경이나 불경을 읽어본 일은 많았지만, 필자에게 어떤 감흥도 주지 못했다. 성경이나 불경에 대한 지식은 얻었지만, 종교에 대한 어떤 믿음도 생겨나지 않았다. 하지만 소설 〈단〉을 읽은 후로 나름대로 진리를 찾아 줄기차게 헤매다가, 결국 성경, 불경이 바로 그 진리서(眞理書)임을 알게 된 것이다. 종교가 진리의 가르침일 뿐만 아니라 인간의 생사길흉(生死吉凶)을 가르치는 것이라면, 그래서 필자가 죽음의 길을 가다가 삶의 길로 뒤돌아 오게 된 바로 그 공덕은 소설가 김정빈 선생의 몫이다. 이 자리를 빌어 김정빈 선생에게 감사드린다. 아주 작은 사소한 계기가 상상을 초월하는 엄청난 변화를 초래한 것이다.

또한 소설 〈단〉은 필자에게 삶의 목적도 바꿔 놓았다. 자기 자신과 가족만을 위해서 인생을 살아간다는 것은 짐승들도 모두 하고 있는 매우 하찮은 일이라는 것을 깨달았다. 인간이 이 세상에 나온 근본적인 이유는 남보다 더 많은 돈이나 권력을 얻기 위해서가 아니라, 바로 남을 위해서라는 것을 알게 된 것이다. 그러기 위해서는 인생이 너무 짧다는 것도 알았다. 그 이전에는 필자보다 돈 많고 명예로운 사람들을 만나면 고연히 기죽고 심통 나고 그랬었는데, 그 이후로는 그런 현상들이 모두 없어진 것도 사실이다. 그저 조용하고 담담하고 당당하게 필자의 길을 갈뿐이다.

소설 〈단〉은 또한 필자에게 단전호흡의 중요성을 일깨워 주었다. '어차피 사람이 성현들께서 가르치신 진리의 내용을 죽을 때까지 공부해도 다 알기 어렵다면, 진리를 직접 깨우치는 방법이라는 단전호흡을 해야겠구나!' 하고 생각했다. 사람이 원래는 우주의 진리를 깨우칠 수 있는 것인데, 마음이 탐욕에 가려서 그것을 알지 못하고 평생을 허무하게 소비한다는 것을 알았던 것이다. '영특한 동물들도 내일 무슨 일이 벌어질지 미리 알고 대피하기도 하는 것인데, 만물의 영장이라는 인간이 바로 다음 순간에 무슨 일이 벌어질지 모르고 암흑 속에서 산다는 것이 말이라도 될 법한 일인가?' 하고 자책하기도 했다. 따라서 진리를 깨우치는 수단이라는 단전호흡법(丹田呼吸法)에 대해서 반드시 알고 실천해야겠다고 결심했다.

하지만 필자의 결심이 뜻대로 진행된 것은 아니었다. 수많은 서적과 사람들과 단체를 만나서 강의를 듣고 물어보고 대화하고 임상수련도 해봤지만, 거의 허사였다. 단전호흡법에 대해서 제대로 아는 사람을 만난다는 것은 하늘에서 별을 따는 것보다 더 어려웠다. 거의 모두가 거짓말쟁이거나 무식쟁이거나 돈만 뜯어내려고 하는 사기꾼이었다. 자신도 알지 못하는 것을 가르치고 있는 것이었다. 그러다가 신의(神醫)이자 성현(聖賢)이신 인산 김일훈 선생을 알게 되었다. 선생의 논리와 임상결과는 털끝만큼의 착오도 발견하지 못했으므로, 필자는 선생의 단전호흡법이 진리의 호흡법이라고 확신한다. 선생은 '거북이가 하루 1-2회 호흡하는 것은 귀신도 모른다. 단전호흡법은 영(靈)의 힘으로 거북이 숨 쉬는 것과 같은 것이다. 영구조식법(靈龜調息

法)이다. 호흡으로 공기 중에서 영양분을 흡기(吸氣)하는 것이다. 부족처만 보충하므로 과부족이 없다. 오줌통, 똥통, 창자가 늘 말라있다. 그것이 신선(神仙)이다' 라고 했다. 단전호흡법은 어머니 숨 쉬는 데서 그 색소 들어오는 것을 모르게 모르게 모아들이는 것이다. 단전호흡은 귀신의 호흡이다.

우리는 부처님과 예수님이 우리나라 사람이 아니고, 또한 그 분들이 돌아가신 지도 벌써 2천년이 훨씬 넘었다는 것을 알고 있다. 그 당시 문자나 통신 수단은 오늘날과는 전혀 달랐다. 그러다보니 오늘날의 성경과 불경은 그분들이 직접 저술한 내용이 아니라, 그들의 가르침을 받은 제자들의 입에서 입으로 전승된 내용이다. 더구나 번역상의 오류가 없었다고 장담할 수도 없다. 그것이 오늘날 성경이나 불경의 내용이 어렵다고 평가되는 이유이다. 하지만 인산 김일훈 선생은 1992년에 타계했고, 필자가 이 글을 쓰고 있는 2012년 현재 그가 떠난지 약 20년 정도 된다. 더구나 『신약』은 선생이 직접 쓴 책이다. 필자가 인산 김일훈 선생을 믿고 따를 수밖에 없는 이유이다.

따라서 여기서는 인산 선생의 저서 『신약』과 『신약본초 전ㆍ후편』을 토대로 단전호흡법에 대해서 알아보기로 한다. 단전호흡법은 만병통치술이고 불로장생술이며 대각성불(大覺成佛)하는 도통법(道通法)이라고 말할 수 있다. 단전호흡법의 핵심을 정리한다면 이런 것이다. 사람의 마음이 어떠냐에 따라서, 그리고 먹는 음식에 따라서도 호흡할 때 들어오는 색소의 성분과 흡수량이 다르게 된다. 예컨대 사람의 마음이 곱고 아름다우면 호흡할 때도 길기(吉氣)ㆍ서기(瑞氣)ㆍ생기(生氣)가 들어오고, 사람의 마음이 험하고 악하다면 호흡할 때도 악기(惡氣)ㆍ흉기(凶氣)가 들어온다. 사람이 먹는 음식에 따라서도 호흡할 때 들어오는 색소가 다르다. 예컨대 유황성분으로 재배한 야채를 먹는 경우는 호흡으로 흡수하는 산소(酸素)도 충분하게 되고 인체의 방부제(防腐劑)이자 종균(種菌)의 서식처(棲息處)인 잠복소(潛伏素)도 충분히 흡수되는 것이다. 음기(陰氣)에서 화하는 잠복소와 종균이 극성하여 정백(晶魄)으로 화하면 죽은 후에도 천년만년 시체가 썩지 않는다고 한다(김일훈, 신약본초 후편, 인산가, 2009, 509p). 그와 마찬가지로 온몸에 극강하게 힘 준 상태에서 자연스럽게 호흡할 때 천지정기(天地精氣)가 흡수되어 무병건강(無病健康)하고 불로장생(不老長生)하며 견성성불(見性成佛)하게 되는 것이다.

한 가지만 더 보충한다면 사람의 건강을 좌우하는 것은 음식물이므로, 단전 호흡할 때 음식물도 절후에 알맞은 것을 선택해야 한다는 점이다. 절후에 알맞은 음식은, 동지에서 대한까지는 무이고, 입춘에서 경칩까지는 씨레기된 장국이며, 춘분에서 곡우까지는 원기회복 시키는 보양식이고, 입하에서 망종까지는 산야채이며, 하지에서 대서까지는 된장국과 나물무침이고, 입추에서 상강까지는 열무이며, 입동에서 대설까지는 배추김치이다. 반드시 그것만 먹어야 한다는 것이 아니라, 그런 음식이 포함되어야 한다는 의미이다.

만일 단전호흡법이 진리를 깨우치는 방법일 뿐 건강과는 무관한 것이라면 굳이 이 책에서 설명할 필요도 없을 것이지만, 단전호흡법이야말로 최고 최선의 건강법이기 때문에 이 책에서도 설명하지 않을 수 없었던 것이다. 아래에서 좀 더 구체적으로 살펴보겠다. 필자로서는 여러분이 매일 단전호흡법을 실천하여 불로장생(不老長生)하고 진리를 대각하여 필자를 포함한 어리석은 수많은 중생들을 구제하기를 간절히 소망한다.

1. 자세

평좌 또는 가부좌로 반드시 앉아서 눈감고 입다물고 평상시처럼 자연스럽게 호흡한다. 척추를 최대한 곧게 펴고 두항(頭項)과 요추(腰椎)를 곧게 한 후 온 힘과 정신을 수명골(壽命骨=갈비뼈가 척추뼈와 만나는 곳), 척추에 집중한다. 앞가슴을 펴고 그곳에 온힘을 주게 되면 자연히 수명골이 정상으로 제자리에 자리 잡게 되고, 그렇게 되면 골수(骨髓)가 잘 통하므로 건강이 증진된다. 또한 상반신에 전체적으로 힘을 주되 특히 요추와 갈비뼈 부위에 온힘을 집중시킨다. 단전의 하복부에도 힘을 주고 가슴은 최대한 앞으로 나오게 하며 두 어깨는 쭉 펴서 뒤로 젖힌다. 하반신에 힘을 집중시켜 상중하초(上中下焦)의 정신력이 천지인3재(天地人三才)의 정신력(精神力)과 합일(合一)되면 정신이 통일되어 영력(靈力)과 기타 알 수 없는 힘들이 내부에서 솟아나오게 된다. 전신의 자세와 힘은 새가 날아가는 때와 같이 하고, 정신과 용기는 맹수가 먹이를 발견하는 순간 같이 한다.

인체의 조화는 골수에 있다. 수명골은 12장부에서 흡수한 진액(津液)을 온몸에 보내는데, 수명골이 제자리에 있을 때 골고루 보내는 것이 가능해지는 것이다. 만일 단전 호흡할 때 호흡실조(呼吸失調)·냉처기거(冷處寄居)·자세부정(姿勢不正) 등 몇 가지 부주의로 오는 대표적인 질병은 중풍(中風)이고, 나머지 30%가 암(癌)이다. 암이 오는 까닭은 호흡실조·자세부정 등의 상태에서 오랜 시간 움직이지 않고 있어서 수명골이 제자리를 이탈하여 골수(骨髓)가 온몸에 골고루 유통되지 못하기 때문이다(김일훈, 신약, 인산가, 2000, 349p).

2. 시간

자시(子時) 정각에 자정생수(子正生水)를 약간 마시고 약10분간 적당히 운동해서 몸을 덥게 한 후 호흡한다. 새벽 4시에 기상해서 동쪽방향으로 앉아 호흡을 1시간 실시한다. 이때의 색소는 생기색소(生氣色素)이므로 인체의 생기(生氣)를 돋궈 건강 장수케 한다. 불로장생하는 신선도 인시(寅時)에 생기를 이용하고, 잉어나 영구어별(靈龜魚鼈=거북이 등 바다에 사는 모든 물고기)도 인시에 생기를 이용한다. 익숙해지면 시간의 구애없이 생활화한다.

3. 효과

비위장-폐기관지-콩팥-심장-간-대소장-근골(筋骨) 순서로 좋아진다 (김일훈, 신약, 인산가, 353p). 건강유지, 폐결핵, 기관지염, 모든병 치료, 급체, 신허요통(腎虛腰痛)에도 특효이다. 간염은 체기(滯氣)로 오는데, 체기가 소멸됨에 따라 체달(體疸)이 낫고, 원기 회복됨에 따라 기달(氣疸)이 낫고, 신방광이 좋아짐에 따라 색달(色疸)이 낫는다. 단전호흡은 인간의 가장 귀중한 생명을 위협하는 공해독과 핵독에서 구원하는 불가사의한 묘법이기도 하다. 수명골과 척추에 힘과 정신을 집중하면 무병장수하고 난치병치료에도 어떤 영약보다도 낫다.(김일훈, 신약본초 후편, 인산가, 2009, 759 · 417p).

4. 원리

수명골은 12장부의 진액을 흡수하여 이를 척수를 통해서 우선 뇌수(腦髓)에 전하고, 이어 전신의 뼈로 보낸다. 진액 속에는 음식물과 호흡을 통해서 들어오는 석회질과 철분이 있는데, 인체 뼈의 가장 견고한 부분인 인강골을 이루는 백금성분은 호흡할 때 들어오는 철분 속에만 들어있다. 그것은 호흡할 때 정기신(精氣神)이 통일될 때만 따라 들어오는 성분이다. 인강골이 백금성분으로 이뤄지는 사람에 한해서 단전도태(丹田道胎)가 이뤄지고 뼈 속에 사리, 곧 영주(靈珠)가 맺힌다. 사람의 미간(眉間)에서 백색광채, 곧 옥호광(玉虎光)이 발하는 것은 인강골을 이뤘다는 증거이다.

우주의 영양물인 농산물, 축산물, 어류에는 신비색소는 없다. 신비색소는 단전호흡과 모공으로 흡수하는 영양이다. 전신근골(全身筋骨)에 극도의 힘을 주고 호흡하면 전신의 피가 청혈, 백혈로 화하는데 백혈은 영액(靈液)이니 도태(道胎)와 사리(舍利)로 화하고, 음기양기가 고르게 흡수되고, 열기(熱氣)는 하강하고 냉기(冷氣)가 상승하여 수기(水氣)·화기(火氣)가 균형을 이루게 되어 중량은 극히 가벼워지고 불로장생(不老長生)하는 신묘한 영물이 된다.

5. 피해

자연스러운 호흡을 통해서 3시간에 한 번씩 호흡하게 되었다면 별론이지만, 강제로 호흡을 3시간 정지시킨 후, 드디어 모공호흡이 가능해졌다고 자만하거나 자랑해서는 절대로 위험하다. 이는 행시(行屍=걸어다니는 송장)에 불과하다. 인위적인 방법으로 자연스러움을 능가하는 방법은 유사 이래 지금껏 나온 적이 없다(김일훈, 신약, 인산가, 2000, 355p).

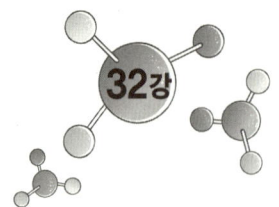

신침법과 도침법

필자가 처음 의학연구를 시작했을 때, 대가들을 따라서 의료봉사에 간 일이 있었다. 소위 부항컵을 닦아 주는 등 조수 역할을 하기 위해 따라간 것이었다. 그런데 그 대가들이 머리며 발바닥이며 침을 놓는데, 마치 침춤을 추는 것처럼 현란하였다. 그 당시 나는 내가 저분들처럼 침을 놓을 수 있을지 회의가 들기도 했었다. 그저 내 병이랑 내 가족 병이나 고치면서 살자고 마음먹었다. 그러다가 세월이 흘러 나 역시 어느 정도 의학연구가 깊어지자 그분들의 침이 소위 떡침이라는 것을 알게 되었다. 아무 이론적 근거도 없이 아무데나 마구잡이로 침놓다 보면 나을지도 모른다는 식이 아닌가 생각되기도 했다. 이제는 놓여있는 침 모습만 봐도 어떤 침을 어떤 실력으로 놓았는가를 알 정도가 되었다. 침법을 연구하면서 얻은 최종 결론이라면 '두뇌침법, 복침법, 왕문원평형침법, 동경창침법, 의암침법, 피내침법 정도가 잘 듣는구나! 그 정도의 침법을 활용하면서 내 가족의 질병이나 고쳐야지!' 라고 마음먹고 있었다.

그러다가 신침법(神針法)과 도침법(道針法)에 대해서 알게 되었다. 하지만 전문가 아닌 일반인으로서는 본 강의 내용을 이해하기 쉽지 않을 것이고, 굳이 알지 않아도 생명력 강화에는 하등의 지장을 초래하지 않을 것이므로, 본

32강은 읽지 않아도 무방하다. 다만 한 가지 부언하고 싶은 것이 있다면, 필자는 본질적으로 오행(五行)의 상생상극(相生相剋)으로 돌리는 침법을 그다지 좋아하지 않는다는 것이다. 음양오행이론이 틀렸다는 것이 아니라, 음양오행이론 만을 알려고 해도, 우주의 진리를 확철대오하지 않은 일반인으로서는 죽을 때까지 연구해도 모자랄 텐데, 침법과 그것을 어떻게 연결시킬 수 있겠는가? 하는 의문 때문이다. 그러다보니 삼라만상이 음양오행으로 이뤄지지 않은 것이 없는데도 불구하고, 오장육부는 음양오행으로 구분하면서도, 경혈 중에는 오행으로 구분한 것도 있고 구분하지 않은 것도 있는 등 논리에 맞지 않는 이론을 들이대기도 하고, 진찰도 제대로 되지 않는 상태에서 자침하다보니 '어어어! 이상하네! 대장이 허할 때 놓는 침법이 대장이 실할 때 더 잘 듣네!' 라는 웃지 못 할 일도 벌어지는 것이다.

그뿐만이 아니다. 아시는 분은 아시겠지만, 침법에서는 보사(補瀉)가 매우 중요하다. 하지만 보사의 의미를 제대로 아는 분도 결코 흔치 않은 것 같다. 보사에 대해서 우리나라 통설은 영수보사(迎隨補瀉)인데, 기(氣)가 흐르는 방향과 동일한 방향을 향해서 침을 놓으면 보법(補法)이고, 반대방향을 향해서 침을 놓으면 사법(瀉法)이라는 것이다. 그렇다면 동의보감이나 황제내경 등 고전에서 말하는 '침은 피부에 수직으로 놓는다.' 는 말은 또 무엇일까? 침법은 한약이론보다 훨씬 더 어려운 학문이므로 정확하게 배울 필요가 있다고 생각한다.

그렇다면 왜 침 맞고 나았다는 얘기도 심심찮게 들리는가? 하는 의문이 들 수도 있을 것이다. 그에 대해서 필자는 이렇게 생각한다. 첫째로는 동양의학의 원리라는 것이 자극의 원리인 것인데, 그 침자극의 효과가 매우 강력하기 때문이라는 점이고, 둘째로는 낫지 않는 환자의 경우는 그다지 항변하지 않지만, 나은 환자의 경우에는 매우 고맙다고 인사하는 경우가 많은데,

의사의 입장에서는 바로 그 나은 환자들의 얘기가 절대다수인 것으로 오해하기 쉽다는 사실 때문이다.

필자가 초등학교 때 있었던 재미있는 일이 하나 기억난다. 기말고사를 끝내고 집에 가는데, 내가 주변 아이들한테 "야! 이번 수학시험은 왜 이렇게 어렵냐?"라고 말했었는데, 그 얘기를 듣던 한 친구가 "너 지금 무슨 소리하고 있는 거냐? 나는 무지 쉽게 봤는걸!"라는 것이었다. 며칠 후 시험결과가 나왔는데, 나는 만점이었지만 그 친구는 겨우 70점대였다. 어떤 사람은 만점을 맞고도 어렵다고 생각하고, 또 어떤 사람은 수없이 틀리면서도 매우 쉽다고 생각하더라는 것이다. 모든 것이 상대적(相對的)이다.

1. 신침법

우리나라에서 자신의 침법을 신침법(神針法)이라고 말하는 사람들도 꽤 여럿인 것으로 알고 있지만, 여기서의 신침법은 인산 김일훈 선생의 신침법이다. 10세가 갓 넘어서부터 10년 세월을 밤12시부터 해 뜰 때까지 소나무 목침에 침을 비벼서 정신통일을 이뤄야 신침법을 구사할 수 있다고 한다(김일훈, 신약본초 전편, 인산가, 1999, 709p).

목침을 물에다 띄워놓고 침을 찌르면 침이 그 목침을 뚫어버린다니(김일훈, 신약본초 전편, 인산가, 1999, 583p), 아마도 신이 아닌 인간으로서는 결코 터득하기 어려울 것이다. 인산 선생은 수많은 환자들 앞에서 침 하나를 꺼내 보이면서 '이 침끝을 보라! 무슨 느낌이 드는가?' 라고 물어본다. 그러면 환자들이 '얼음같은 싸늘한 바람이 몸에 들어옵니다!' 라거나 '불덩어리 같은 기운이 뱃속으로 들어옵니다!' 라고 말하면 '이미 나았네!' 라고 했다.(김일훈, 신약본초 전편, 인산가, 1999, 196 · 709p). 인산 선생은 침 한방으로 암을 비롯해서 고치지 못할 병이 없다고 말씀하셨지만(김일훈, 신약본초 전편, 인산가, 1999, 708p), 침을 전혀 놓지 않고도 만병을 고쳤던 신의(神醫)였다. 과연 진정한 신침법이다.

유감스럽게도 동양의학의 전문가들이라고 해도 신침법을 구사하기는 결코 쉽지 않을 것이다. 인산 선생도 '침이나 지압이 병을 고치는 힘은 정신통일에서 오는 것인데, 그것 없이는 사기(詐欺)는 돼도 침은 안 된다. 침 한 대로 고쳐야 침이지, 침이 무슨 맨날 놔주고 침 맞을 때는 좀 괜찮고 한참 지나면 그대로고, 그런 것은 침이 아니다. 대한민국에서는 침이 없는 것과 마찬가지다. 욕심이 앞서는 세계에서는 침이 나올 수가 없다(김일훈, 신약본초 전편, 인산가, 1999, 258p).' 라고 했다.

하지만 인산 김일훈 선생의 저서들을 계속 정밀하게 독파하다 보면, 일반 전문가들도 구사할 수 있는 유사 신침법이 두 가지가 나온다. 침술의 전문가들은 그 방법을 잘 연구하여 활용하기 바란다.

2. 도침법

지금부터 약 3년 전쯤의 일이다. 그 당시 필자는 '의사는 하나만을 알아서는 안 된다. 종교, 철학, 명상, 양자물리학, 서양의학, 대체의학 등도 몰라서는 안 되는 거야!' 라는 생각으로 독서에 열중하고 있었다. 그러던 어느 날 알고 지내던 분으로부터 전화를 받았다. "이봐요! 우리 내경침법 배우러 가지 않을래요?"라는 것이었다. 나는 "그런 것도 있나요? 나는 이제 침법은 더 이상 배우고 싶지 않아요!"라고 대답했는데, 그분이 "어느 침법 보다도 기차게 잘 듣는데요!"라는 말에 배우기로 결심했다.

소위 내경침법(內徑針法)이라는 핵심적인 강의 내용은 이렇다. 예컨대 현맥(弦脈)이 뜨면 간에 병이 있는 것으로서, 이사일보(二瀉一補)를 해야 하므로, 대돈과 태충을 사침(瀉針)하고 구허를 보침(補針)하면, 간병과 관련된 모든 질병이 낫는다. 이러한 이치는 고전『황제내경』에 나온다는 것이다. 필자는 깜짝 놀랐다. 그동안 내경을 몇 번 읽어보았지만, 내경침법이라는 것을 캐치하지 못하고 넘어갔던 것도 수치스러웠고, 더구나 맥(脈=피가 순환하는 모양)을 조절하는 것은 기혈(氣血)을 조정하는 것보다도 앞서는 것인데, 바로 그러한 맥조절침법에 대해서 전혀 알지 못했던 것이 또한 놀랍고도 창피했다.

나는 그때부터 두문불출하면서 내경과 다시 싸우기 시작했다. 번역에 오류가 많아서 시중에 나와 있는 내경책을 몽땅 사다가 서로 비교해가면서 연구했다. 그리고 동의보감에도 있지 않겠나 싶어서 동의보감 번역서 또한 몽땅 사다가 연구해 봤다. 결과적으로는 맥조절침법은 있지만, 강의내용은 전혀 옳지 못한 이론이었다. 나는 그때 강의해 주신 교수님께 감사드린다. 그분이 아니었더라면 내가 맥을 조절하는 침법에 대해서 알지 못했을 것이기 때문이다.

내경침법은 우선 현맥·구맥·대맥·모맥·석맥 등에 대해서 잘못 알고 있었다. 그것은 병맥이 아니라 정상맥인 것이다. 예를 들어서 허준 선생의 동의보감에도 '간맥(肝脈)은 현맥(弦脈)이고, 심맥은 구맥(鉤脈)이며, 비맥은 대맥(大脈)이고, 폐맥은 모맥(毛脈)이고, 신맥은 석맥(石脈)이다. 이것이 오장의 맥이다(허준, 동의보감 장병편, 여강, 2005, 1289p).' 라고 되어 있는 것이다. 내경소문 19편 옥기진장론편(玉機眞臟論篇)에서도 '봄의 맥은 간맥(肝脈)으로서 동방.목(木)과 상응하고, 봄은 만물이 생(生)하기 시작하는 때이므로, 그 맥이 올 때 유연하고 가볍고 공허하면서도 매끄러우며 곧고 길어야 하는 까닭에 팽팽한 현맥(弦脈)인 것이다. 이와 상반(相反)되면 병맥(病脈)이다.' 라고 되어 있다.

둘째로 내경침법은 이사일보(二瀉一補)에 대해서 잘못 알고 있다. 그 뜻은

'2침을 사침으로 놓고, 1침은 보침으로 놓아라!' 는 뜻이지, '2침을 놓으면 사침이고, 1침을 놓으면 보침이다!' 는 뜻이 전혀 아니다. 동양의학에 그런 법칙이라는 것 자체가 없다.

셋째로 맥을 조절한다는 내경침법에는 오장(五臟)에 해당하는 음경락(陰經絡)에도 침을 2개 자침하는 경우가 있게 되지만, 그것 또한 잘못이다. 내경에는 음경락은 1침만 자침하고, 양경락은 2침을 자침하게 되어 있다. 그 이유는 양기(陽氣)는 급하고 빠르므로 단번에 보사(補瀉)해야 하고, 음기(陰氣)는 지완(遲緩=느리고 늦음)하므로 점차적으로 보사해야 하기 때문이다. 예를 들어서 내경영추 9편 종시편(終始篇)에 '맥구가 인영보다 삼성(三盛)이면 비경을 1침 사하고 위경을 2침 보하라(脈口三盛 瀉足太陰而補足陽明 二補一瀉).' 라고 되어있고, '인영이 맥구보다 3성이면 위경을 2침 사하고 비경을 1침 보하라(人迎三盛 瀉足陽明而補足太陰 二瀉一補).' 라고 되어 있는 것이다.

그러한 오류들을 모두 제거한 뒤 동의보감이나 내경의 고전과 일치되게 제대로 된 맥조절침법을 만들어 보았다. 참으로 기가 막히게 잘 듣는 것을 알았다. 침을 빼기도 전에 맥이 조절되는 것이었다. '과연 고전을 무시하면 안되겠구나!' 하는 것을 새삼 깨달았다. 그러나 과거 그대로 내경침법이라고 이름을 붙이면 필자의 새로운 맥조절침법이 과거의 내경침법인 것으로 오해될까봐, 새롭게 도침법(道針法)이라고 이름 붙여 봤다. 진리에 맞게 맥을 조절하는 침법이라는 의미이다.

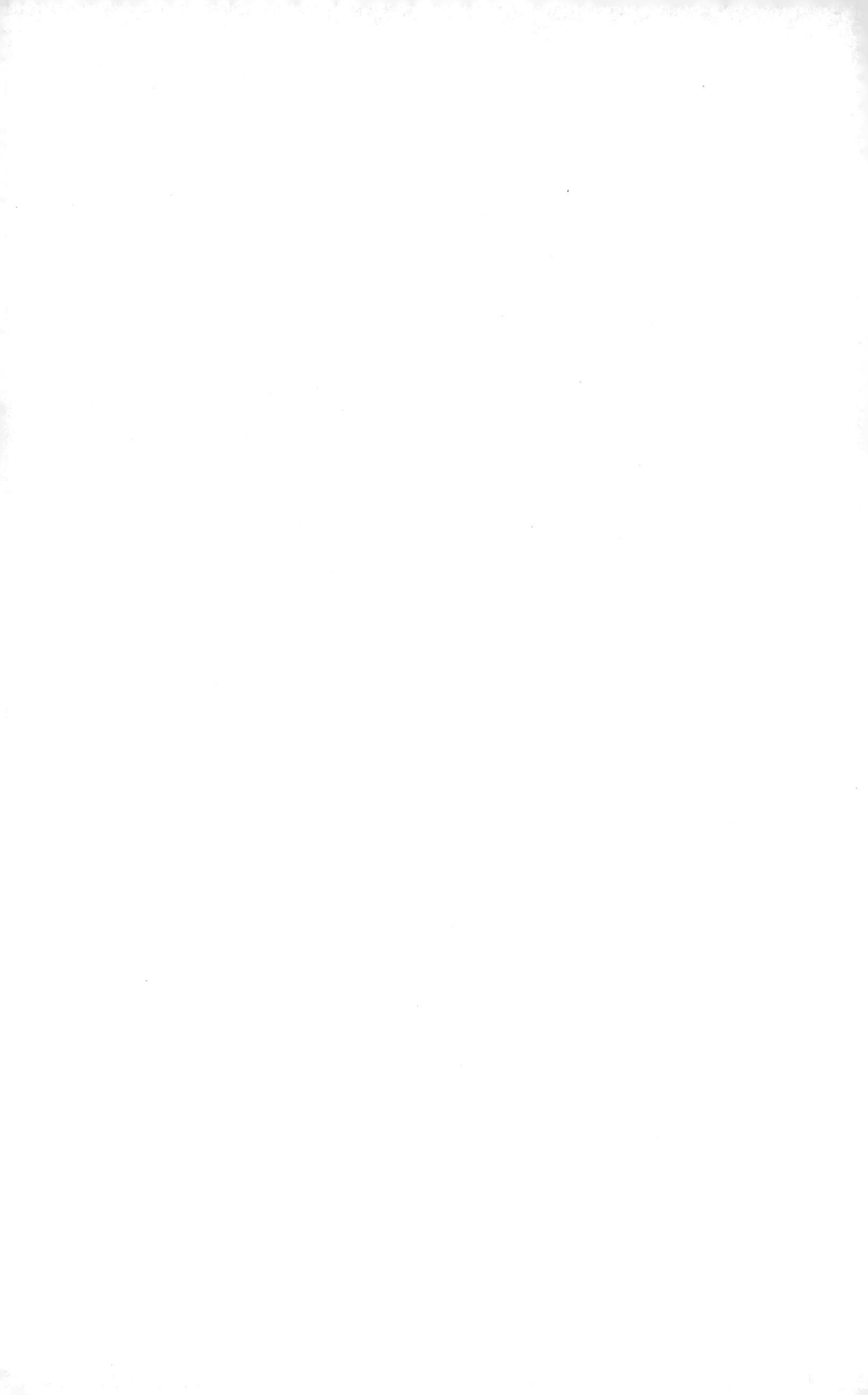

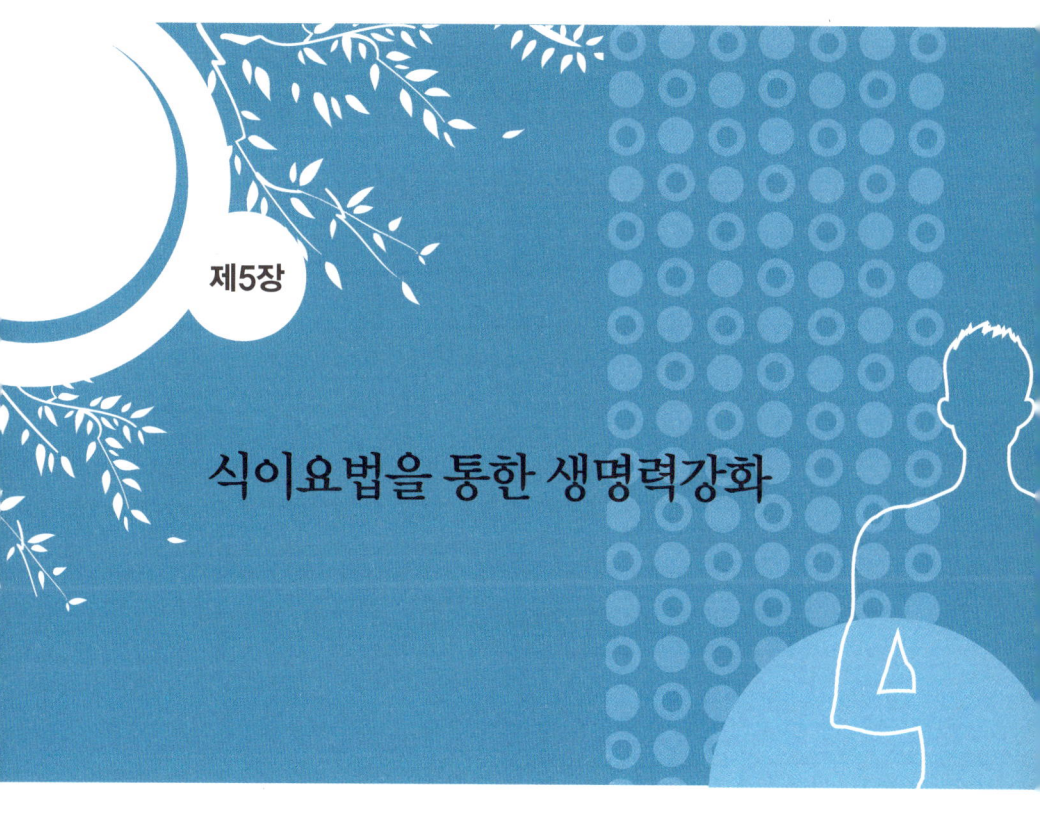

제5장

식이요법을 통한 생명력강화

병원이 내몸을 망친다

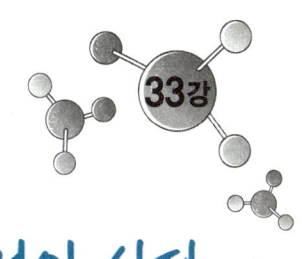

이상적인 식단

우리가 먹는 음식은 결국은 우리의 세포가 먹는 것이다. 인체에 꼭 필요한 좋은 세포든 인체를 죽이는 암세포든 우리가 먹는 음식에 의해서 생존하는 것이며, 음식을 먹지 않으면 세포도 죽을 것이고, 세포가 다 죽으면 결국 사람도 죽을 것이다. 그래서 먹는 음식이 그렇게 중요하다. 음식의 중요성은 수도 없이 아무리 강조해도 지나치지 않다. 모든 병이 음식에서 나오고, 모든 치료가 음식에서 비롯된다고 해도 결코 지나친 말이 아니다. 음식이 곧 치료약인 것이다. 우리 몸에 꼭 필요한 좋은 세포는 번창하게 만들고, 암세포처럼 없어졌으면 하는 세포는 죽게 만드는 음식을 먹는다면 건강해지지 않겠는가? 그래서 히포크라테스도 '음식으로 고치지 못할 병은 신의(神醫)라도 고치지 못한다' 라고 했고, 인산 김일훈 선생도 '인간에게 가장 중요한 것은 자기가 자기를 위해서 어떻게 생명과 육신을 관리해야 되겠느냐? 그것은 식품의 문제라!' 라고 했던 것이다(김일훈, 신약본초 전편, 인산가, 1999, 434p).

이미 우리가 알고 있는 바와 같이 과식, 술, 담배, 흰설탕, 과도한 육식은 건강에 좋지 않다. 현대인들은 과식으로 건강이 병들고 있으므로 〈생명의학〉에서는 아침식사를 폐지하는 1일2식주의를 주장하는 것이다. 백미 역시 단백질도 지방도 비타민도 무기질도 없고 오직 당질뿐이다. 하지만 현대사회의 현미는 과도하게 살포된 농약으로 그 독이 매우 심하여, 백미를 중심으로 잡곡밥을 해 먹되 항상 해독(解毒)에 대해 신경 써야 할 것이다. 술은 백약의 으뜸이지만 과도하면 동맥경화증형이 되어 수많은 질병의 원인이 되므로, 과음하지 않도록 주의하는 것이 좋을 것이고, 술을 마신 후에는 반드시 생수를 많이 마셔서 알코올을 희석시켜야 한다. 술이 백약의 으뜸인 이유는 먹는 것의 에너지를 신속히 혈액 속으로 끌고 가는 성질 때문이다. 그래서 동의보감 등 동양의학의 고전에서도 약주의 효능에 대해서 자세히 설명하고 있는 것이다. 식전에 하루 1-2잔 정도의 약주는 건강에 좋을 것이다. 하지만 하나님께서 '취하지 말라! 만일 계속 취한다면 내가 너를 가난케 하리라! 그래도 정신 차리지 못하고 계속 취한다면 내가 너의 생명을 거두리라!' 라고 하신 것처럼 중독이 될 정도로 술을 마시면 비극을 초래할 것이다. 필자의 주변을 살펴봐도 과도하게 술을 좋아하는 사람들이 부자인 경우가 없었고, 그로 인해서 질병이나 사고로 사망하는 경우도 허다하였다.

그에 비해서 담배는 백해무익한 물질이다. 그야말로 만병의 근원이다. 담배를 피우면 니코틴이 혈액 속으로 흡수되는데, 세포는 모세혈관을 수축시켜 혈류를 멎게 함으로써 니코틴독이 들어있는 혈액을 거부한다. 이때 글로뮤가 열리고 혈액은 세소정맥으로 돌아간다. 혈액이 글로뮤로 흐르는 동안 세포는 단식하는 셈이다. 인체 스스로 혈액을 선택하여 영양을 섭취하는 것이다. 담배를 피우면 혈액은 피부표면보다 깊은 곳에 있는 글로뮤를 통과하기 때문에 피부온도가 내려간다. 금연하면 살찌는 이유도 단식에서 해방된 세포가 영양을 섭취하기 때문이다. 결국 담배는 일산화탄소를 증가시키고, 비타민C를 파괴하며, 동맥을 수축시키고 동맥경화를 야기하며 기관지염, 폐암, 주름살, 노화촉진 등 그 피해가 너무 크다. 당연히 금연해야 하지만 필자가 궁금한 것이 하나 있다. 길거리에서 담배를 피우지도 못하게 하는 등 난리치면서도, 그렇게 건강에 해로운 담배를 왜 국가에서 판매하는지 모르겠다는 것이다. 담배는 마약과 같은 것이므로 하루속히 담배의 제조판매가 금지되는 날이 오기를 소망한다.

설탕은 칼슘의 약탈자이므로 흰설탕을 많이 먹으면 칼슘이 소모되어 이빨이 나빠지고 뼈가 약해지며 결핵에 걸린다. 설탕과 알코올을 좋아하는 사람들은 글로뮤가 소실되든지 제대로 작용하지 않는다든지 하므로 냉증(冷症)을 피하기 어렵다. 결핵치료에는 칼슘이 필요하지만 과도하면 폐를 상하게 한다. 칼슘이 부족하면 노쇠(老衰)하고, 칼슘과잉은 폐, 근육, 혈관이 경화(硬化)하여 장수할 수 없다. 하지만 칼슘을 과잉섭취해도 목욕하고 생수를 많이 마시면 과잉은 해소되는 것이므로, 우선 칼슘이 부족해서는 안 된다. 또한 목욕을 좋아하는 사람은 칼슘이 감소하므로 칼슘을 보충할 필요가 있을 것이다. 최근 자라나는 청소년들이 청량음료, 아이스크림 등으로 흰설탕을 과용하는 바람에 산중독증(酸中毒症)으로 선병질(腺病質=몸이 가늘고 가슴이 평평하며 목의 림프샘이 잘 붓는 등 결핵성 질병의 경향이 있는 허약한 체질)되어, 어린나이에 고혈압·당뇨병·심장병·신장병·골절·요통·척추통·척추측만통·견통·디스크·빈혈·동맥경화·심근경색·내장기능 둔화·변비·위하수·알러지병·습진·천식·편도비대증·소아마비·노이로제·간장병·암·신경과민·쉽게흥분·결핵 등으로 고생하는 것을 보면, '부모가 무식하면 아이들을 병들게 하는구나!' 하는 생각이 들어 가슴이 아프다.

필자는 동서의학과 영양학 등을 두루 참고하여 이상적인 식단을 만들어 봤다. 즉 1일2식을, 잡곡밥40%(백미+검정콩, 팥, 조, 수수, 율무)+계절야채30%(5종이상)+해초15%(김, 미역, 다시마, 톳나물, 파래)+어육류10%+계절

과일5%(1-2개)로 하는 것이다. 기타 무, 배추, 오이로 김치담가서 먹거나 자신의 식성에 따라 밑반찬을 만들어 먹으면 좋다. 김치는 발효된 신김치가 생김치보다 좋을 것이고, 반찬이나 국에 죽염간장, 죽염된장, 죽염고추장이 들어가면 더 좋을 것이다(김일훈, 신약, 인산가, 2000, 338p). 청국장이나 미역국은 만병통치라고 할 만한 음식이므로 자주 끓여먹는 것이 좋겠고, 틈틈이 목구멍에 좋은 카레를 해먹거나 간(肝)에 좋은 재첩국을 끓여먹는 것도 좋다. 당연히 조미료나 흰소금과 흰설탕은 피하는 것이 바람직하다. 밀가루 음식을 먹고 싶을 때는 흰 밀가루보다는 누르스름한 통밀가루가 좋겠고, 간을 맞출 때는 죽염이나 액젓이나 죽염간장이나 천일염 등이 좋을 것이다. 효소식은 일반식보다 영양가가 훨씬 높으므로, 잡곡이든 과일이든 야채든 해초든 효소를 만들어 먹는 것도 매우 좋다. 여러분의 생명과 건강을 확실하게 챙기게 될 식단이다.

먼저 잡곡밥에 대해서 설명하면, 성격이든 음식이든 무엇이든지 극단적인 것은 좋지 않다. 벌꿀이 몸에 좋고 맛도 좋다고 해서 한 사발 벌컥벌컥 마신다면 아마도 즉사할지도 모른다. 필자가 한국 이제마 선생의 『사상의학』을 좋아하지 않는 이유도 바로 그것이다. 체질을 구별하는 것도 쉽지 않겠지만, 설령 구별했다고 하더라도 '이것은 먹지 마라! 저것은 꼭 먹어라!' 라는 식은 결코 찬성할 수 없다. 예컨대 폐가 크고 간이 적다는 태양인(太陽人)이라고 해서 폐에 좋은 음식을 일절 금한다는 것은 어리석기조차 하다. 아마도 그것 때문에 새로운 질병에 걸릴 것이다. 인산 김일훈 선생도 '음식을 너무 가리지 말라!' 고 했다(김일훈, 신약본초 전편, 인산가, 1999, 116p). 그래서 필자는 오행(五行)에 속하는 팥(목), 수수(화), 조(토), 율무(금), 검은콩(수) 5곡을 골고루 섞어달라는 것이다. 여러분도 다 아시는 바와 같이, 우리나라에서는 오곡밥을 먹었다는 기록이 있지만, 막상 오곡이 무엇인지에 대해서는 견해가 일치하지 않는다. 그래서 오장육부에 두루 좋은 검은콩, 붉은팥, 조, 수수, 율무가 가장 좋겠다는 생각이다. 맛도 가장 우수하다.

다만 인산 김일훈 선생의 〈인산의학〉에서의 사상체질론은, 비록 이제마 선생의 사상체질의학과는 다소 다르지만(김일훈, 신약본초 전편, 인산가, 1999, 120p), 약재사용에서 주의할 점이 있고, 또한 체질구별이 명확하여 임상에서도 유익하므로, 여기서 간단히 설명하겠다. 태양인(太陽人)은 대개 혈액형이 AB형이고 폐가 크고 간이 작으며, 병약과 보약으로는, 복숭아씨를 볶아서 껍질을 벗기는 동시에 살구씨를 볶아 속껍질을 벗기고 뾰족한 끝을 자른 다음 이 두 가지를 가루로 만든다. 두 가지 가루 각각 1근과 다래 20근 및 설탕을 한데 섞어서 단지에 넣고 당화(糖化)시켜서 복용한다. 좀처럼 병 걸리지 않지만 한번 병에 걸리면 치료가 어렵다. 태음인(太陰人)은 대개 혈액형이 A형이고 간은 크고 폐가 작으며, 보약으로는 녹용과 약쑥이 좋다. 소양인(少陽人)은 혈액형이 대개 O형이고 심장은 크지만 콩팥이 작으며, 보약으로는 녹용, 익모초가 좋고 인삼, 부자, 초오는 위험하다. 소음인(少陰人)은 혈액형이 대개 B형이고 콩팥이 크지만 심장은 작으며, 보약으로는 어떤 약이든 잘 받지만 특히 인삼, 부자를 쓴다. 체질의 구별방법으로서 인산 선생은 인삼을 써봐서 몸에 잘 맞으면 소음체질이고, 부작용이 생기면 소양체질이며, 효과도 부작용도 없으면 태양, 태음체질이고, 가루음식을 좋아하면 소음체질이고 좋아하지 않으면 태양, 태음, 소양이라고 했다(김일훈, 신약, 인산가, 2000, 344 · 345p).

계절 생야채는 5종 이상이 바람직하지만 최소한 3종 이상이기를 바란다. 뿌리채소도 포함되는 것이 좋다. 짓이겨 먹어도 좋고 쌈 싸먹어도 좋다. 매일 똑같은 야채로만 먹는 것보다는 바꿔가면서 먹는 것이 훨씬 더 좋다. 다만 삶아먹는 것은 생채식이 아니라는 것을 반드시 기억해야 한다. 김, 미역,

다시마, 톳, 파래 등의 해초식은 암, 동맥경화, 고혈압, 심장병, 신장병, 간장병, 당뇨병, 비만, 변비, 피부미용, 두뇌작용에 특별히 좋다. 바다의 풍부한 영양소가 들어 있기 때문이다.

어육류는 머리, 내장, 뼈째로 먹을 수 있는 새나 물고기가 좋다. 너무 큰 동물이나 어류는 살갗을 거칠게 하고 신경질체질로 만든다. 뼈에는 칼슘이 많이 함유되어 있어 가장 효과적인 영양이 되고, 노쇠를 막아주며, 두뇌를 좋게 만들고, 추위도 막아 준다. 멸치나 새우 등도 매우 좋은 식품이다. 인산 김일훈 선생은 참조기 1마리를 통째로 살짝 씻어서 죽염간장 넣고 푹 끓이거나, 소의 내장 중 양(羘)을 죽염간장 넣고 푹 끓이면 훌륭한 약용반찬이라고 했다. 과도한 육식은 좋지 않다고 했지만, 인산 김일훈 선생은 오리와 돼지는 약용이라고 했다. 서해안 갯벌 웅진바다에서 집오리를 키워서 통조림을 만들어 먹으면 국민약용식품이 된다고 했다. 늑막염, 골수암, 결핵관절염, 습성관절염, 유종, 유방암의 명약이라고 한다.

과일은 계절과일이 좋다. 가능하다면 껍질과 씨까지 먹으면 더 좋다. 이렇게 식사한다면 하늘과 땅과 태양과 산과 바다에 나는 음식을 고루 섭취하는 결과이다. 생명력은 더욱 강화될 것이지만, 질병은 발붙일 틈이 없어지게 될 것이다.

여기서 인산 김일훈 선생의 위생식사법에 관한 말씀을 들어보면, '맛을 내는 소금은 죽염에 단맛을 약간 가미하고, 무와 배추는 심을 때 유황가루를 평당 2홉씩 뿌리고 비료를 주고 심으면, 땅의 병균을 멸종하고 지령(地靈)과 수정(水精)과 유황성(硫黃性)이 합성하여 위생채소가 된다. 부식물인 고구마, 감자도 채소와 같이 하여 병균을 소멸시켜 식용으로 한다. 파, 마늘, 고추, 양파는 살충성분이 강하여 유황을 사용하지 않아도 된다. 이런 위생식품으로 제조한 식사를 하면 만병은 자연 해소되니 일생의 건강은 안심이다. 김치는 위생 무와 배추로 만들고 생강, 마늘, 고추를 양념으로 한다. 된장, 고추장, 간장은 죽염으로 제조하여 복용하도록 하라. 명산(名山)의 명천(名泉)은 황토지령(黃土之靈)으로 화하는 감로(甘露)와 청수지정(淸水之精)이 합하여 이뤄지는 감로정(甘露精)을 1/1000 함유하니, 바로 야반 자정수를 길어다가 산채, 야채를 데쳐서 자정수에 담가 놓았다가 아침 식사 때 반찬으로 먹는다(김일훈, 신약본초 후편, 인산가, 2009, 471p).' 라고 되어 있다.

문제는 과식에 대한 대책이다. 아무리 1일2식주의라고 해도 의도적으로 노력하지 않으면 과식할 수도 있다. 필자는 식사하기 30분 전에 생수와 과일을 먼저 먹기를 권한다. 그러면 포만감이 들어서 식사를 적게 하게 된다. 위장의 70% 정도만 채우는 것이 바람직하다. 소식(小食)에는 의사가 불필요하기 때문이다. 이상적인 식단을 실천하는 분께는 하나님의 축복이 함께 할 것으로 믿는다.

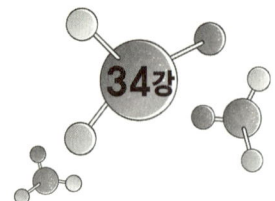

아침폐지의 1일2식주의

　필자는 벌써 10년 이상 1일1식주의를 실천하고 있지만, 이 책에서 1일1식
주의를 주장했다가는 그 어느 누구도 이 책을 읽지 않을까봐 그냥 1일2식주
의로 가려고 한다. 아무리 내용이 좋아도, 아무도 동조하지 않는다면 이 책
을 쓸 필요조차 없을 것이기 때문이다. 하지만 필자는 전혀 털끝만큼도 생활
의 장애를 느끼지 않을 뿐만 아니라 매우 건강하고, 다수의 동호인들과 등산
을 가서도 민폐 끼치지 않으며, 나아가서 먹는 밥이 그렇게 맛있을 수가 없
다. 그저 잡곡밥과 고추장과 김치 그리고 참기름과 약간의 생야채만 있으면
만사 오케이이다. 마눌님은 걱정되는지 번번이 "오늘은 뭐먹고 싶어요? 맛
난 거 해줄게요!"라고 말하지만, 필자도 번번이 "그런 건 물어볼 필요도 없어
요! 김치, 고추장, 참기름, 생야채만 있으면 되요!"라고 말한다. 진수성찬으
로 3끼 식사하는 것보다 그렇게 먹는 것이 훨씬 맛있다. 아마도 1일1식으로
소화기관이 전체적으로 건강하게 되었기 때문일 것이다.

　그러면 왜 1일2식주의나 1일1식주의가 좋은 것인지 알아보겠다. 우선 아
침은 배설의 시간이지 식사 시간이 아니다. 우리가 버스를 탈 때 먼저 승객
들이 내리고 난 후에 타지 않는가? 그것이 우주의 질서 아닌가? 만일 승객들
이 내리기도 전에 버스에 올라탄다면 그 버스는 무질서, 혼란의 아수라장이

되고 모든 사람들이 불편하게 될 것이다. 니시카츠조 선생이 한 가지 재미있는 실험을 한 것이 있다. 1일3식 할 때하고, 아침 빼고 1일2식 할 때하고, 1일1식 할 때 소변의 독소량을 조사한 것이다. 결과는 1일3식 때는 75%이고, 1일2식 때는 100%이며, 1일1식 때는 127%였다. 그래서 1일1식주의가 가장 이상적이라는 결론을 얻었다. 진짜로 이상하지 않은가? 아침까지 포함해서 1일3식을 하면 더 많은 독극물이 몸 안에 들어갈 텐데, 오줌 속에서 나오는 독소량은 오히려 1일1식 때보다 거의 반 정도에 불과하지 않은가? 그것은 그 독극물이 몸 안에 축적되고 있다는 뜻이다. 어떻게 건강할 수가 있을까? 류머티즘이나 신경통이 바로 그 대표적인 질병 아닌가? 배설 기능을 위해서 오전에 일해야 할 흉추9번 이하의 신경이, 아침을 먹음으로써 충분히 그 기능을 발휘하기 힘들어지므로 이는 당연한 결과이기도 하다. 고대 인류는 대체로 1일1식 했다고 알려져 있지만, 그래도 200세 이상 장수했다는 사람들이 부지기수 아닌가?

거기다가 우리가 음식을 먹고 그것을 똥, 오줌으로 배설하기까지는 수많은 에너지가 필요하다. 에너지 없이 어떻게 음식을 소화해서 영양을 흡수하고 배설시킬 수 있겠는가? 그렇다면 많이 먹으면 먹을수록 더욱 건강하게 되는 것이 아니라, 그것을 소화하고 흡수하고 배출시키기 위해서 우리 몸의 모든 기능들이 기진맥진할 수도 있다는 사실을 기억해야 할 것이다. 어쩌다 소위 질병에라도 걸린다면 그 질병을 우리 몸 스스로 고치기 위해서도 수많은 에너지가 필요할 텐데, 먹은 음식을 소화·흡수·배출하느라 에너지를 탕진해버리면 그 병을 고치기 위한 에너지는 또 어디서 나오겠는가? 그래서 더욱 질병에 취약하게 되는 것이다. 필자도 어렸을 때는 밥 많이 먹는 것이 건강에 좋은 줄로 알았지만, 그와는 정 반대였다. 밥 많이 먹었다는 사람이 건강 장수했다는 얘기는 거의 들은 일이 없다. 이런 말이 있다. '인간은 태어나면서부터 입으로 먹을 밥그릇 수와 코로 숨쉴 공기량이 정해져있다. 많이 먹고 많이 숨 쉴수록 일찍 죽게 된다!' 라는 말이다. 아마도 그래서 과격한 운동을 하고 숨을 바삐 내쉬고 밥도 많이 먹게 되면 일찍 죽는가 보다. 여성을 너무 많이 사랑해서 숨을 바삐 내쉰 남자들도 일찍 죽지 않는가? 옛날 임금들이 장수한 사람들은 극소수 아니었는가? 숨을 항상 바삐 내쉬는 개, 쥐, 토끼들의 수명이 사람보다 훨씬 짧지 않은가?

아침폐지의 1일2식주의는 거의 모든 만성병에 유효하지만, 류머티즘, 신경통뿐만 아니라, 기타 위장병, 변비, 설사, 식욕부진, 소화불량, 고혈압, 당뇨병, 간장병, 신장병, 위산과다, 위궤양, 위하수, 위염, 두통, 어깨뼈근, 피로증, 무기력증 등에도 매우 유효하다. 가히 만병통치법이라고 할 만하다. 지구상의 몇 나라를 빼고는 현대인들은 과거와 달리 영양과잉이 병을 부르기 때문이다. 필자가 하루 먹는 칼로리가 1,000칼로리 정도가 아닐까 생각하는데, 현대 영양학자들은 2,400칼로리의 망상에 사로잡혀서 인류를 고혈압, 당뇨병, 심장병, 고지혈증, 간장병, 신장병 등의 현대병에 시달리게 만들어 버렸다. 체내에 탄수화물이 과잉되면 당뇨병, 종기로 될 것이고, 단백질이 과잉되면 감기, 관절염, 뇌일혈에 노출될 것이며, 지방이 과잉되면 암에 걸리는 원인이 될 것이다. 과잉된 영양분은 중성지방이 되어 체내에 축적되는데, 혈액 속에 콜레스테롤이 증가하는 것은 바로 이 축적된 지방이 혈액으로 섞여 들어가서 흐르기 때문이다. 칼로리 전문의 현대 영양학자들만큼 고혈압, 심장병, 당뇨병 같은 현대병을 늘리는데 공헌한 사람도 없을 것이라고 질타하신 대가들의 말에 귀 기울일 필요가 있다.

먹는 문제는 오로지 식습관일 뿐이다. 누가 저보고 1일3식하라면, 나는 '나를 차라리 때려죽이라!' 고 말할 것이다. 1일3식하는 사람들보고 누가 1일1식하라면, 아마도 '차라리 나를 죽이라!' 라고 말할지도 모른다. 어차피 식

습관일 뿐이라면, 무엇이 생명력을 강화하고 건강장수의 길로 가는 것이냐 하는 문제만 남을 뿐이다. 다시 한 번 강조하지만, 과식은 노쇠를 촉진할 뿐이고, 체내의 모든 노폐물이 간장, 신장, 폐장, 피부로 배설되는 것 역시 공복시에 가장 효율적이라는 점이다. 배고픔을 느낄 때 생수를 마셔두면 아주 좋다.

몇가지 논점을 정리한 후 마무리 한다. 첫째로, 정신노동자가 아니라 육체 노동자는 1일3식도 부족하다는 주장이다. 〈니시의학〉의 계승자 와따나베쇼 선생의 연구에 의하면, 농부를 대상으로 아침을 먹은 그룹과 먹지 않은 그룹으로 나눠서 등산을 시켜본 결과, 아침을 먹지 않은 그룹이 월등히 나았다는 결론을 얻었다고 한다(와타나베 쇼, 서식건강법에 의한 현대병에 도전, 홍익재, 2010, 134p). 그 후로 그 마을 농부들 대부분이 아침 폐지를 실천할 결과 위장병, 간장병, 류머티즘, 신경통, 고혈압 등의 수많은 질병이 나았다고 한다. 한창 자라나는 유아, 청소년에게도 매우 좋다고 한다. 아침을 먹지 않고 등교한 학생이 조례 도중 빈혈로 쓰러지는 일이 있지만, 그것은 항상 먹다가 어쩌다 먹지 않아서 나타나는 현상일 뿐, 항상 아침을 먹지 않으면 모두 건강하고 발육도 좋으며 머리도 명석하게 된다고 한다.

둘째로, 아침을 굶으면 점심과 저녁을 왕창 먹게 되지 않겠느냐 하는 문제인데, 3개월이 지나면 원래의 식사량 수준으로 돌아갈 것이므로 그것도 걱정할 필요가 없다. 필자도 1일1식하지만, 그 한 끼 식사량은 10여 년 전의 식사량과 동일하다.

셋째로, 1일3식 하다가 1일2식 하면 현기증이 나타나거나 과도히 체중이 감소하지 않겠느냐 하는 의문이다. 처음에는 일시적으로 현기증이 나타나기도 하지만, 그것은 영양부족 때문이 아니라 장관이 비어있기 때문이므로 생수를 마시면 되고, 체중 역시 일시적으로는 빠지지만 다시 적정체중으로 되돌아온다. 필자도 1일3식 할 때는 70kg, 1일1식 실천 후 처음에 50kg로 빠졌다가, 지금은 가장 적절한 체중인 60kg 남짓이다.

여담 한 가지만 더 하면, 우리나라 국민 5천만 명이 모두 1일2식 하면, 하루 1식에 3,000원으로 계산할 때 하루에 1,500억 원이 절약되는 셈이다. 1년이면 약 55조가 절약된다는 계산이 나온다. 인류의 불우이웃문제, 건강보험료문제, 식량문제 등 모든 문제가 한꺼번에 해결되지 않을까?

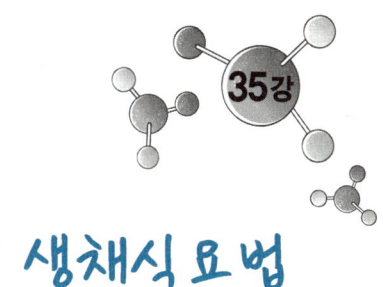

생채식 요법

필자가 의학을 연구하기 전에는 그다지 생채식(生菜食)을 좋아하지 않았다. 아마도 큰 맛을 느끼지 못했기 때문일 것이다. 하지만 지금은 반드시 꼭 필요한 음식이 되었다. 식단에 생채가 없으면 왠지 허전하다. 과거에는 술안주로 삼겹살이면 참 좋은 안주라고 생각했었는데, 지금은 친구들과 술 마실 때 삼겹살집에 가더라도 나는 주로 야채를 먹는다. 몸에 좋다니까 맛도 그렇게 좋을 수가 없고, 더구나 술이 잘 취하지도 않고, 또 술 마신 후에도 잘 깨는 것을 절실히 느낀다. 그래서 다음날 컨디션도 매우 좋다. 방귀도 거의 없어지고, 설령 나온다고 하더라도 냄새가 거의 나지 않는다.

생채식요법(生菜食療法) 역시 만병통치방인 것인데, 왜 그렇게 좋은 것인가에 대해서 알아보겠다. 그것은 뭐니 뭐니 해도 생명의 근원인 태양광선의 에너지를 이용한다는 점과 대지의 영양분을 흡수한다는 점에 있을 것이다. 생채는 태양광선에 의해 합성된 엽록소 같은 물질을 많이 포함하고 있고, 또한 대지로부터 인체의 생리상 중요한 역할을 수행하는 무기염류를 다량 함유하고 있다. 그러나 생채를 끓이거나 데치면 무기염류는 흘러 나가 버린다. 시금치를 불에 대면 무기염류의 약 20%가 사라져 버린다. 더구나 인체에서 가장 중요한 비타민C는 열에 취약해서, 예를 들어 시금치를 끓이면 비타민C

는 1/40로 줄어든다. 거의 사라지는 셈이다. 또한 생채식은 체액을 알칼리화하고, 지방이나 단백질을 최소화하여 당뇨병이나 동맥경화증과 신장병 등에 효과적이며, 식물성 섬유가 많아 장의 활동이 고무되어 상습변비가 사라지고, 몸 안의 모든 세포가 일신되어 정력, 미용의 최고 비법이 되며, 조금만 먹어도 포만감을 얻어 비만에도 가장 효과적인 대책이다. 또한 글로뮤를 재생 · 강화시켜 혈액순환에도 일등공신이 된다.

또 하나 중요한 것은 생채식이 유기수산(有機蓚酸=원자단이 탄소유도체인 산)의 보급원이라는 사실이다. 생야채에 많이 함유되어 있는 유기수산은 칼슘분자에 진동을 주어 칼슘과 결합하지 않고 세포 · 조직에 활력을 주지만, 생야채를 불을 대서 삶으면 무기수산(無機蓚酸=탄소원자를 포함하지 않는 산)이 되어 몸 안의 칼슘과 결합해서 수산석회(蓚酸石灰)가 되며, 결석(結石)의 원료가 되어 버린다. 또한 수산석회는 혈관에 붙으면 동맥경화증의 원인이 되고, 관절이나 근육에 붙으면 류머티즘의 원인이 되며, 수산이 몸 안에서 분해되면 탄산가스와 물과 일산화탄소로 바뀌는데, 이 일산화탄소가 암의 원인이 된다. 수산석회는 이외에도 협심증, 심근경색, 백내장, 녹내장, 전립선염, 난청, 이명증, 성불능 등 모든 성인병의 원인이 된다. 약초도 수산을 많이 포함하고 있지만, 달여서 복용하면 무기수산으로 되어 결석, 동맥경화증, 관절류머티즘, 백내장 등에 걸리기 쉬우므로 주의해야 한다. 그러나 생야채에 포함된 유기수산은 위, 방광, 요도, 기관지 등에 활력을 주어 통변이 잘 되고, 배뇨도 잘 되며, 몸 안에서 비타민C로 바뀌어 온몸이 회춘하게 된다.

문제가 있으면 해결책도 있다고 했다. 무기수산을 유기수산으로 바꾸는 방법도 존재한다는 것이다. 그것이 바로 풍욕, 냉온욕, 모관운동으로 글로뮤를 활성화하고, 감잎차를 마셔 비타민C를 보충하면서 생채식을 하는 것이다. 시금치의 경우에도, 끓는 물에 소금을 조금 넣고 뚜껑열어둔 채 시금치

넣고 살짝 데친 후 곧 냉수에 담갔다가 건져내서 물기를 짜낸 다음 먹으면 수산처리가 된다. 음식물을 통해 들어온 비타민C는 사용 후 남으면 수산으로 바뀌었다가, 비타민C가 부족해질 때 산소, 호르몬, 다른 비타민, 물, 염분 등을 매개로 다시 비타민C로 바뀐다. 이것이 비타민C의 중요성이기도 하고, 비타민C의 위대성이기도 하다. 그것을 수산회로(=니시회로)라고 한다.

결국 생야채는 암, 고혈압, 저혈압, 협심증, 심장병, 간장병, 중풍, 당뇨병(특효), 동맥경화증, 지방과다증, 비만증, 신경통, 류머티즘, 통풍, 이빨병, 치조농루, 자가중독, 소화불량, 피부병, 눈병, 천식, 호흡기병, 결핵, 편두통, 신장병, 위궤양(특히 양배추가 특효), 십이지장궤양, 변비, 설사, 치질, 위장카타르, 카리에스, 충수염, 점막염증제거, 화농균염증제거, 담제거, 각종열병, 식은땀, 빈혈, 백발, 임신중독증, 간질, 신경질환, 정신병 등 만병을 예방하고 치료하는 최고의 보약이다. 체질개선법이자 정력강화법이자, 최고의 미용법이다. 생채식은 글로뮤을 재생·강화하고, 모관작용을 촉진하며, 혈액순환을 강화하고, 체액을 정화하여 허약체질이 개선되고 뇌 건강이 회복되며 수종, 부종, 복수(腹水), 요독증(尿毒症), 다한증(多汗症) 등 어느 하나 고치지 못할 병이 없게 되는 것이다.

거듭 강조하지만, 육식은 그 속에 요산을 함유하여 신장부담을 크게 하여 노쇠를 촉진시키며, 상용하면 피부의 살결도 거칠어진다. 동물성 단백질을 과잉섭취하면 당뇨병, 동맥경화증, 협심증, 신장병, 뇌일혈의 위험도 높아진다. 몸도 비대해지고 습(濕)이 생겨서 고혈압과 종기 등 몹쓸 병이 들어온다. 살아있는 동물은 살아있는 것을 먹어야 완전히 살 수 있다는 말도 있다. 삶은 채소는 알칼리화 되지만, 생채소는 약알칼리화해서 만병치료의 힘을 갖는다. 독일의 브라우휠레 박사는 '생채식은 난치병에 대하여 기적의 치유력을 나타낸다.'고 말한 바 있다. 또한 독일의 빌헬벤네르 선생도 '식물성식품은 태양광선에너지를 충전한 축전지와 같은 것으로서, 이것을 소, 돼지에게 먹이고, 소, 돼지를 다시 요리하여 인간이 먹는다는 것은, 마치 방전된 건전지를 소중히 여기는 것과 같은 것으로, 에너지 보급원으로서는 소용없는 일이다' 라고 갈파한 바 있다. 영양의 제1은 생채식보다 더 좋은 것이 없다고 생각하면 틀림없다.

그렇다면 무엇을 어떻게 먹는 것이 좋을까? '값비싼 세상의 어떤 영양제나 보약도 무, 순무, 당근, 배추, 양배추, 상추, 시금치보다 못하다' 는 말도 있지만, 생야채는 모두 좋다. 잎과 뿌리를 동일한 양으로 모두 매일 먹는 것이 좋다. 푸른 잎은 태양을 그대로 먹는 것이고, 무와 당근 등의 근채류는 지구를 그대로 씹는 것이기 때문이다. 일반적으로 무(잎·뿌리), 당근(잎·뿌리), 순무(잎·뿌리), 사탕무, 시금치, 우엉, 고구마, 감자, 배추, 양배추, 근대, 주걱채,겨울초, 호박, 오이, 토마토, 가지, 파, 양파, 피망, 두릅, 삼엽채, 콩나물, 녹두나물, 쑥, 돌나물, 달래, 냉이, 쑥갓, 상추, 마, 연근, 토란, 부추, 미나리, 셀러리, 파슬리, 콩류, 박하, 민들레 등이 좋은 생채식으로 꼽힌다. 그 중에서 5종 이상의 생채를 물 넣지 않고 녹즙기로 짓이겨서 먹는 것이 가장 좋다. 즙만 먹는 것보다 찌꺼기 섬유질까지 모두 먹는 것이 좋다. 또한 무는 껍질과 잎에 비타민C가 풍부하므로 함께 먹는 것이 좋다. 또한 생채에도 농약 등 채독이 있으므로, 채독의 해독을 위해서 참기름을 쳐서 먹는 것이 좋다.

다만 중환자의 경우에는, 야채잎 250g(배추·양배추·상추·시금치·무잎·당근잎·파슬리·샐러리)+야채뿌리 250g(무간것 100g·당근간것 120g·참마 30g)+죽염 5g을 1식분으로 1일2식 하는 생채식만 50일간 할 것을 추천한다. 약알칼리체질로 체질개선되어 불로장생, 정력강화, 피부미용, 변비 등 만병이 통치될 것이다. 또한 회충, 십이지장충, 장티푸스균 기타 어떤 균이라도 삶은 것을 먹고 생활해서 생기는 것이므로, 생야채만을 먹으면

전부 죽어버린다. 체온도 내린다. 야채를 열탕에 2분간 담가 두면 회충과 십
이지장충 알도 죽는다.

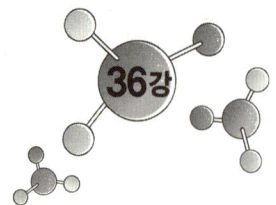

생수와 감잎차로 생명력 강화하여 회춘

1. 생수2리터의 음용은 회춘법

인체의 약 70%가 수분으로 되어 있다. 그래서 물을 마시지 않으면 인간은 끝내 죽고 만다. 그것만으로도 물의 중요성은 충분히 설명되었을 것이다. 그런데 현대인들은 별로 생수를 마시지 않는 것 같다. 그래서 현대인들은 이름도 모를 여러 가지 수많은 질병 속에서 살아가는 것이다. 병이 없다면 오히려 그것이 이상할 지경이다.

생수는 세포의 신진대사에 없어서는 안되는 필수물질이다. 생수가 없으면 세포의 분열작용이 저해되고 대사물질인 노폐물(독소)을 실어나를 수도 없다. 따라서 노폐물이 축적되어 노쇠를 재촉하게 된다. 과로시 피로와 통증 느끼는 것은 피로독소 때문이다. 지구에 비가 오지 않으면 온갖 오염물질로 지구는 금방 썩어버릴 것이다. 비가 내려서 그들을 쓸어내서 바다로 흘려보내야 한다. 흐르는 물은 썩지도 않는다.

좀 더 구체적으로 말하면, 우리들이 정상적인 생활을 하게 되면 혈액 속에 요소와 암모니아가 생겨나게 되는데, 만일 땀·구토·설사 등으로 탈수현상이 나타날 때 물을 보충하지 않으면 구아니딘(질소를 함유한 염기성 화합물로서, 신경말단을 흥분시키는 작용을 한다)이 생성된다. 그러나 구아니딘에 물이 가해지면 구아니딘은 다시 정상적인 요소와 암모니아로 환원되는 것이다. 구아니딘 중독증은 요독증(尿毒症=신장의 기능 장애로 몸안의 노폐물이 오줌으로 빠져나오지 않고 혈액 속에 들어가 중독을 일으키는 증세로서, 구역질이나 구토가 일어나고 복통이나 설사 등의 증세가 나타남)으로서 산만함, 식욕부진, 시각장애, 기억장애, 내분비계이상, 두통, 혼수, 변비, 경련, 고혈압, 근골격계이상, 면역기능이상, 빈혈, 신부전(腎不全), 피부소양증(皮膚瘙痒症), 코피출혈, 색소침착, 습진, 심부전(心不全) 등 만병의 원인을 이룬다. 반드시 생수를 충분히 마셔야 한다.

한편 노쇠원인은 알코올과 설탕의 과잉으로 인한 글로뮤의 장애이다. 따라서 글로뮤를 부활·재생시키는 것은 회춘법과 건강법의 요체인 것이다. 인간은 생물학적으로 알코올형과 설탕형이 있다. 알코올형은 동맥경화증형으로서, 글로뮤가 개방되어 중풍, 협심증, 신장병이나 암이 발생할 수 있고, 설탕형은 당뇨병형으로서 글로뮤가 위축되어 당뇨병, 피부병, 폐결핵에 걸리기 쉽다. 그런데 염분농도에 의해 알코올과 설탕의 과부족을 서로 보충하게 되는 것인데, 예컨대 발열(發熱)·발한(發汗) 등으로 물, 염분, 비타민C 등을 잃고 보충되지 않을 때 알코올이나 설탕의 과잉이 발생하면 서로 융통될 수 없어서 병이 발생되는 것이다. 요컨대 알코올과 설탕의 과부족을 서로 메우는 것은 생수와 식염이고, 생수, 식염의 생화학작용이 완수되는 것은 효소·호르몬·비타민 3가지의 촉매작용에 따른다. 음주량의 3배의 생수를 마시고, 과자 1개에 생수 1컵을 마심으로써 글로뮤 활동을 재생시키고 촉진시킬 필요가 있는 것이다.

다시 한 번 요약한다면, 생수를 충분히 마시지 않으면 변비, 고혈압, 요독증 등이 따르므로 결국 생수를 마신다는 것은 몸의 신진대사를 촉진하고, 위장병에 특효이며, 심장병, 혈관병, 신장병, 고혈압, 부종 등 만병을 통치하고 불로장수의 묘약인 동시에 정력을 강화시키는 최고의 회춘법인 것이다. 그 외에도 생수는 변비, 설사, 위궤양, 소화흡수촉진, 탈수작용으로 생긴 구아 니딘 독소를 요소와 암모니아로 분해하여 오줌으로 배설하고, 나아가서 당 뇨병, 뇌졸중, 뇌경색, 심근경색, 암, 동맥경화증, 술독, 담배독, 음식독제거, 체취제거, 오로결석, 방광염, 신우신염, 거담, 천식, 전염병예방, 신경안정작 용, 신경쇠약, 노이로제, 자율신경실조증, 혈액순환작용, 모관작용, 임파액 활성화, 산·알칼리평형, 생리적포도당 생성, 내장세척, 해독작용 등 그 가 치를 평가한다는 것 자체가 생수에 대한 모독이 될 정도이다. 냉수로 세면하 면 기미, 주근깨, 주름살도 제거된다.

그렇게 중요한 생수는 어떤 물인가 하는 점이 문제이다. 당연히 끓인 물이 나 증류수는 생수가 아니다. 그런 물은 산소도 없고 비타민도 없고, 칼슘이 나 미네랄도 전무(全無)하다. 가장 좋은 생수라면 우물 안쪽의 벽이 완전하 고 밀폐식이며 펌프식의 우물물이 좋을 것이다. 두레박식은 불결하다. 또한 생수는 계절의 자연수 온도가 좋다. 얼음으로 식힌 물은 찬성할 수 없다. 이 런 임상결과도 있다. 어항에 금붕어를 넣고 우물물, 수돗물, 끓여 식힌 물 3 종류를 부은 후 결과를 지켜본 실험이다. 끓여 식힌 물의 금붕어가 가장 먼 저 죽었고, 그 다음이 수돗물이었으며, 우물물의 금붕어는 죽지 않고 잘 살 더라는 실험이다. 끓여 식힌 물은 아무런 영양이 없는 것이므로 당연한 결과 일 것이다.

필자는 아침에 기상하자마자 물을 한 컵 마시고, 자기 직전에도 물을 한 컵 마신다. 중간에도 시도 때도 없이 물을 마시므로, 하루 최소한 10컵 이상 은 마실 것이다. 일반인들은 아마도 목마를 때에야 비로소 물을 마시는 경향 이 있지만, 그것은 절대로 안 될 일이다. 땀을 많이 흘리거나 설사를 하거나 구토를 할 때만 물을 마시는 습관도 버려야 한다. 아무 때나 수시로 생수를 마셔야 한다. 상식적으로 생각해봐도 우리는 피부호흡을 할 때나 코 호흡을 할 때도 상당히 많은 수분이 배출된다. 수분이 피부만으로도 하루 평균 500 cc 정도는 빠져나간다. 그렇게 배출되는데도 보충하지 않으면 바로 병이 된다는 것을 다시 한 번 상기해야 한다. 하루 최하 2리터 이상은 생수를 마셔야 한다.

이런 의문을 제기하는 분들도 계실 것이다. 비만자의 경우에는 물을 많이 마시면 더 비만해지지 않겠느냐 하는 의문이다. 생수를 많이 마시기 시작한 초창기에는 혹시 그럴지도 모르지만, 장기적으로는 오히려 반대로 비만증이 차차 없어질 것이다. 우리 몸에 불필요한 지방이나 물을 제거하는데도 생수는 그 기능을 톡톡히 발휘할 것이기 때문이다.

한 가지만 더 부언하고 싶은 것이 있다면, 물을 마실 때 너무 급히 벌컥벌컥 마시지 말기를 바란다. 너무 급히 마시면 물마시고도 체한다. 그러면 가슴도 아프고 배도 아플 것이며, 위나 장에도 이득 될 일이 없다. 천천히 씹어 먹는 기분으로 마신다면 전혀 탈이 없을 것이다. 물맛도 새롭게 느낄 것이다. 생수마시는 것이 습관으로 굳어지면 생수 맛이 그렇게 달콤할 수가 없다. 새로운 맛으로 다가올 것이다. 그와 더불어 건강과 축복도 함께 다가온다.

2. 감잎차의 비타민C로 생명력 강화

우리는 이미 글로뮤를 소멸·약화시키는 알코올과 설탕의 불균형을 생수와 죽염의 생화학작용으로 재생·강화시킬 수 있고, 그 재생·강화에는 비타민·호르몬·효소의 촉매작용이 필요하다는 것을 배웠다. 아주 작은 양으로도 생체의 생화학 작용을 완수한다는 점에서 비타민·호르몬·효소는 비슷하지만, 호르몬과 효소는 생체 내에서 생성되지만 비타민은 원칙적으로 생성될 수 없다는 점에서 다르다. 따라서 음식으로 섭취하는 것이 바람직하다. 그런데 여러 가지 비타민 중에서도 비타민C가 가장 중요하다. 가장 많이 필요하고, 그 중요성이 가장 뛰어나며, 비타민C를 포함하는 음식은 다른 비타민도 함유되어 있기 때문이다. 그렇다고 제약회사에서 팔고 있는 비타민C제를 복용하거나 주사하는 것은 바람직하지 않다. 비타민C는 매우 불안정하기 때문에 정제된 것은 변하기 쉽고, 더욱이 생체에서는 이물이기 때문에 활용되지도 않고, 복용해도 몇 시간 안에 소변으로 배설되어 버린다고 한다(와따나베쇼, 의약에 의존하지 않는 서의학건강법, 홍익재, 1976, 146·147p). 연속적으로 대량복용하면 수산석회가 생겨서 신장결석이나 방광결석, 류머티즘, 동맥경화, 백내장, 녹내장을 만들어 버린다.

비타민C는 괴혈병(壞血病)의 특효약이다. 괴혈병은 온몸의 도처에서 출혈하여 출혈이 그치지 않고 쇠약해져 사망하게 되는 무서운 병이다. 증상이라면 피부의 점상출혈(點狀出血), 잇몸출혈, 치아 흔들림, 음식 씹을 때 통증, 악취 나는 구내염, 피오줌, 장출혈, 코피출혈, 근육이나 관절 속에서 출혈하여 나타나는 통증 등 출혈로 인해서 쇠약해져 죽게 되는 것이다. 생채식과 풍욕으로 비타민C를 체내 합성시키기도 하지만, 워낙 중요하고 다량 필요하므로 음식을 통해서도 섭취하는 것이 절대적으로 필요하다. 요컨대 비타민C가 결핍되면 괴혈병, 치통, 출혈병, 혈관순환계통장애, 모세혈관약화, 고혈압, 당뇨병, 위궤양, 감기 등 만병의 원인이 되므로, 비타민C를 충분히 보급해줘야 한다. 비타민C의 결핍으로 인한 피하출혈(皮下出血)은 만병의 원인이기도 하지만, 피하출혈에 일정 자극이 계속 가해지면 암이 발생하는 것이므로, 비타민C의 보급은 암치료제이기도 한 것이다. 여러분은 땀 흘린 후의 수분, 염분, 비타민C 결핍이 만병의 원인이라는 것을 기억할 것이다.

이처럼 비타민C는 우리 몸에서 치아의 발육에 도움이 되고, 세포조직을 건전하게 하며, 세균감염에 대한 면역력을 강화하고, 모세혈관을 생리적으로 건전하게 하며, 산소의 신진대사를 돕고, 혈구를 재생산하는데 도움을 주며, 혈액의 응고시간을 단축하고, 혈압을 생리적으로 조절하며, 호르몬분비를 촉진하고, 글로뮤의 확보와 교원질(膠原質=콜라겐=동물의 뼈 · 힘줄 · 인대 · 연골 · 진피(眞皮) · 상아질(象牙質) 따위에 들어 있는 경단백질(硬蛋白質)로서, 장력(張力)이 크고 탄력이 적은 흰색 섬유성분)의 생성에도 불가결한 성분이다. 비타민C결핍과 글로뮤장애는 교원병(膠原病=신체 결합조직의 주성분인 콜라겐이 침범당하는 병)의 원인이기도 하다. 결국 비타민C는 세균에 대한 면역력, 세포의 신진대사, 모세혈관의 건전성, 콜라겐의 생성 등 열성병의 치료는 물론, 모든 내과적 질병에도, 외과적 수술에도, 피부병에도 호흡기병에도, 모든 질병의 예방과 치료에 필수적이라는 것을 알 수 있다. 과연 비타민C는 비타민의 왕자이다.

그렇다면 어떤 방법으로 비타민C를 보급할 것인가 하는 점이 문제이다. 비타민C가 많이 들어있는 식품으로는 해당화열매, 찔레나무열매, 감잎, 양배추, 시금치, 무잎, 파슬리, 순무,감자, 귤, 자두, 배, 멜론 등이 있지만, 필자의 〈생명의학〉에서도 니시의학 처럼 감잎차나 감잎전즙을 추천한다. 비타민C를 가장 많이 함유한 식물로는 해당화열매나 찔레나무열매이지만, 그것들은 오래 보존하면 비타민C가 파괴되어 연중 활용할 수 없기 때문이다. 감잎차는 녹차나 엽차보다 비타민C가 3-4배 더 많다. 따라서 우리는 감잎차나 감잎전즙을 수시로 마시고 먹음으로써 괴혈병(특효), 출혈병, 잇몸출혈, 치조농루, 장출혈, 폐결핵, 폐출혈, 위궤양, 자궁병, 비뇨기병, 뇌출혈, 치통, 근육통, 관절통, 피부병, 모세혈관강화, 면역력강화, 살균력강화, 세포신진대사강화, 활성산소억제, 혈구재생, 혈액응고시간단축, 혈압조절, 고혈압, 호르몬분비촉진, 교원질생성, 글로뮤회복, 동맥경화, 심장병, 신장병, 호흡기병, 피부안쪽세포 조직강화, 감기, 성인병 등에 대비하여 생명력을 강화하여 불로장생과 만병통치를 이뤄내야 한다. 평소에는 감잎차를 상용하고, 감기, 열이 있으면 감잎전즙을 이용하는 것이 좋을 것이다. 감잎은 살짝 튀기면 비타민이 파괴되지 않으므로 튀겨서 먹는 것도 좋다. 비타민C액을 2-3배 희석해서 화장 전이나 면도 후 또는 습진 등에 사용해도 매우 좋다. 감잎차나 감잎전즙은 약산성이므로, 1시간 동안 엽차, 녹차, 홍차, 커피 등 알칼리성 음료와 함께 마시지 않는 것이 좋다.

♠감잎차 만드는법

❶ 감잎을 따서 맑은 날은 2일, 흐리거나 비오는 날은 3일, 그늘에 말린다.

❷ 주맥을 떼고 3미리 정도로 칼로 썬다.

❸ 솥에 물을 끓인 후 시루를 얹어서 따뜻하게 만든다.

❹ 시루를 내려서 감잎을 넣은 후 다시 1분30초 찝니다.

　(감잎을 찌지 않고 보존하면 비타민C는 사라짐)

❺ 시루 뚜껑을 열고 부채로 30초 부쳐서 잎에 맺힌 물방울을 증발시킨다.

❻ 뚜껑닫고 1분30초를 더 찐 후 광주리에 부어서 그늘에 말린다.(금속용기는 안됨)

♠감잎차 달이는법

❶ 3손가락 한줌에 뜨건물 부어 15분 정도 우린다.

❷ 색깔이 나오는 때까지 3번까지는 우려도 된다. 1일 1-2리터 마신다.

❸ 열이 39도 이상이면 감잎전즙이 좋다. 해열능력이 더 우수하기 때문이다.

♠감잎전즙 만드는법

❶ 잎을 그늘에서 말려서 주맥을 때내고 이것을 폭 3미리 정도로 옆으로 썬다. 100장을 쟁반에 담아 40분간 그대로 둔다.

❷ 큰 솥에 물2리터를 센불로 끓인 후 감잎 100장을 넣고 재빨리 저은 후 뚜껑 닫고 3분 달여서 솥채로 찬물에 그대로 3-4시간 식힌 후 가제 3장으로 감잎을 걸러낸다.

❸ 약1.8리터의 전즙을 주둥이가 작은 병에 넣어서 밖을 차색깔의 종이로 싸서 찬장 같은 냉암소에 보관한다. 3개월 이상 보존하면 비타민이 파괴된다. 보존에는 감잎차가 더 좋다.

❹ 방부를 위해서는 약용붕산 4g을 반컵의 열탕에 녹여서 전즙 1.8리터에 넣어 혼합한다.

❺ 1일에 40g 정도 마신다.

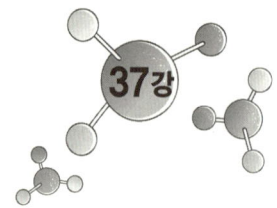

원기를 회복하고 비만에 특효한 들기름찹밥요법

필자는 6.25전쟁으로 폐허가 된 50년대 후반, 전기도 들어오지 않는 시골 농촌마을에서 태어났기 때문에 10대 중반까지는 쌀밥이라는 것을 거의 먹어본 일이 없다. 1년에 한번 생일 때나 먹어봤다. 그것도 생일 아닌 가족은 먹지 못했으므로, 쌀밥 먹는 날은 1년에 한번 자기 자신의 생일날뿐이었다. 쌀밥 먹을 수 있는 또 다른 하루가 있다면 정월 대보름이었는데, 그날은 단순한 쌀밥이 아니라 찹쌀로 지은 오곡밥이었으므로, 엄밀한 의미로는 쌀밥 먹는 날은 아니었던 셈이다. 쌀밥도 맛있지만 오곡찹쌀밥은 그야말로 환상 자체였다. 입에 착 달라붙을 뿐만 아니라 소화도 일품이었다. 오곡찹쌀밥은 지금 먹어봐도 맛있지만, 그 당시와는 100배 정도 차이가 나지 않을까 생각해본다. 생활수준이 높아지면서 훨씬 더 맛난 음식들이 개발되었기 때문이기도 하겠고, 매일 꽁보리밥만 먹던 시대적 상황도 원인을 이룰 것이고, 지금보다는 농약 등을 훨씬 덜 사용했기 때문이기도 할 것이다.

아무튼 그런 찹밥을 약간만 가공하면 정력강화와 비만해소는 물론 소염작용, 해독작용, 방부제작용을 하는 등 만병을 예방하는 효력이 있다는 것은 참으로 놀랄만한 일이다. 그래서 할 수 없이 이곳에서 설명하지 않을 수 없게 되었다. 그 약간의 가공이라는 것은, 찹밥을 지을 때 물이 잦을 무렵 들기름 5숟갈을 넣고 뜸들인 들기름찰밥을 100일간 식사한다는 것이다. 위장염, 십이지장염, 소장염, 대장염, 직장염, 방광염 등의 중증 환자가 그렇게 100일간의 식사로 낫지 않을 때 저녁식사 만이라도 들기름찰밥에 날계란 2개를 섞어 비벼 먹으면 쾌차한다는 것이다. 그다지 어렵지 않은 가공법으로 엄청난 효력의 음식이 탄생되는 것이다. 요즘은 옛날과 달라서 찹쌀이라고 해도 그다지 고가품인 것은 아니므로 마음만 먹는다면 다른 비용을 절감해서라도 얼마든지 해먹을 수 있지 않을까 생각한다. 다만 인산 김일훈 선생은 아끼바리찹쌀을 사용하라고 했으므로(김일훈, 신약, 인산가, 2000, 91p) 참고하기 바란다.

'갑자기 음기(陰氣)를 돋구워 양기(陽氣)를 회복한다.(急補其陰則回陽)' 라는 말이 있다. 들기름찰밥이 바로 그런 음식이다. 찹쌀의 약성(藥性)은 약간 차지만, 찰밥에 들기름을 적당량 섞으면 찰밥의 기름기와 들기름 기운이 상합(相合)하여 크게 따뜻해지는 것이다. 크게 원기(元氣)를 도우므로, 대소변을 참지 못하는 80세 이상의 노인도 좋아지고, 대장염으로 오는 이질과 설사도 치료해 준다. 체내의 냉기(冷氣)가 완전히 가셔져 37도(섭씨)의 체온을 유지하므로 웬만한 질병들은 저절로 낫고 또 예방되는 것이다. 들기름은 윤장제(潤腸制)이고 찰밥은 강장제(强壯劑)인데, 찹쌀과 들기름이 결합하면 수정(水精)과 화신(火神)의 조화가 풍부한 영양식품이 되는 것이다. 인산 김일훈 선생은 '난치이질(難治痢疾)은 오리가 최상이지만 들기름찰밥으로도 완치된다.' 고 하므로(김일훈, 신약, 인산가, 2000, 91p), 여러분은 많이 활용하기를 소망한다. 이러한 신묘한 이치를 안다는 것은, 영양학 박사나 과학자뿐만 아니라 그 어느 누구라도 일반인으로서는 불가능할 것이다. 세상에 인산 김일훈 선생 같은 신의(神醫)가 살아계셨다는 사실 자체가 필자의 축복이고 여러분의 축복이라고 생각한다.

들기름찰밥에 대해 다시 한 번 정리해본다면, 만병을 예방하는 식품으로서 장염(腸炎)을 낫게 하고, 살충해독·거악생신·보음보양(補陰補陽)·대보음기(大補陰氣)하며, 방부제이고 공해독·약독·식중독을 예방하고, 신비영감(神秘靈感)을 체득하며, 원기를 회복시키고 정신력을 강화시키며, 약성 풍부한 영양제로서 몸이 가벼워지고 노쇠(老衰)를 방지하고 수명을 늘리며, 위액(胃液)을 조화증진(調和增進)시켜 소화를 돕는 비위강장제(脾胃强壯劑)이며, 신경과 조직을 강화하고, 식도궤양·식도종양·위궤양·위옹(胃癰)·소화불량·소장염·소장궤양·대장염·대장궤양·직장염·신장암·방광염·유뇨증(遺尿症)·방광허약증·대변불금(大便不禁)·적리(赤痢)·백리(白痢)·난치변비·설사·이질 등을 치료한다. 이 외에도 피부병·기관지병·폐결핵·해수·천식·간장병 등 만병을 예방하고 통치한다. 특히 비만에는 특효하다.

몇 가지 중요한 것만 정리해 봐도 정력·비만·변비·해독·노쇠방지·유뇨증·대변불금·적리·백리·설사·이질·해수·천식·피부병 등 이지만, 그 중에서 어느 하나 만을 위해서라도 많이 먹는 것이 좋지 않겠는가? 여성의 적리·백리만 해도 얼마나 무서운 증상인가? 심해지면 결국 암으로 진행되는 것 아닌가? 변비(便秘)나 비만(肥滿)도 만병을 부르는 증상 아닌가? '잘 먹고 잘 싸는 것이 최고의 건강법'이라는 말도 있는데, 대변이 느닷없이 마렵자마자 금방 쏟아진다거나, 소변이 마려워서 화장실에 가도 제대로 나오지도 않고, 찔끔거리는 바람에 할 수 없이 화장실 나와서 무슨 일을 시작하려면 금방 다시 소변이 마려운 상황이라면, 인생이 매우 피곤하지 않겠는가?

'들기름 친 찰밥을 오래 먹으면 체내의 영혈(靈血)로 화하는 영선(靈線)에서 오는 염감(靈感)과 신비(神秘)를 체득하며, 신경의 온도 변화로 인해 원기가 자연히 생(生)하고, 정신력도 차츰 소생하게 된다. 또 영양과 약성이 풍부해 노쇠방지와 만병예방에 우수한 식품이다. 적은 양의 식사를 가능케 함으로써 위장의 부담을 덜어 주고, 끓는 밥에 들기름을 쳐서 먹으면 위액(胃液)을 조화 증진시켜 소화를 돕는다. 또한 들기름 친 찰밥은 장부의 부담을 덜어 신경을 강화시키므로 모든 조직도 따라서 강화된다. 신방광(腎膀胱)에 모이는 소변의 양이 적으므로 신경에 부담도 적고 방광 조직이 강화돼 제반 방광병이 치료된다. 그리고 비만증(肥滿症)에도 탁효(卓效)가 있다. 대장과 직장도 대변의 양이 적으므로 찰밥에서 화하는 수기수정(水氣水精)과 들기름에서 화하는 화기화신(火氣火神)의 힘으로 자연히 신경이 회복돼 대장. 직장의 제반 질병이 낫게 된다(김일훈, 신약, 인산가, 2000, 93p).'

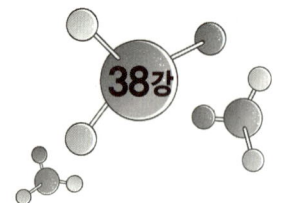

만병통치의 죽염요법

　죽염은 인산 김일훈 선생이 발명한 세계적인 명품이다. 필자가 인산 김일훈 선생의 〈인산의학〉을 알게 된 이후에 임상을 위해서 죽염을 다량으로 퍼먹어 봤다. 집에서도 먹고 산에서도 먹고 어디를 가든지 죽염을 가지고 다니면서 먹었다. 결과는 한마디로 환상적이었다. 벌써 몇 년째 먹고 있지만, 항간에 나도는 혈압이 높아진다는 등의 부작용은 전혀 없다. 오히려 고혈압환자에게도 추천했지만, 혈압이 내려서 너무 좋다는 얘기를 들었을 뿐이다. 아무리 좋은 보약이라도 맛없으면 먹지 않는 저의 아들이나 처도, 처음에는 먹지 않더니 언젠가 부터는 없어서 못 먹을 정도가 되었다. 그만큼 좋다는 것을 스스로 느꼈기 때문일 것이다. 죽염 값 대기가 벅찰 정도이다.

　배추김치 담글 때 우리는 배추를 소금으로 절인다. 그 이유는 소금으로 배추의 독성을 제거하기 위해서이다. 생선이 소금 속에서 신선도를 유지하듯이 사람도 염분의 힘을 빌어야 부패하지 않고 독극물과 싸워 이길 수 있다. 인체는 물론 모든 생물의 건강을 유지하기 위해서는 함성(鹹性=짠 성분)의 역할이 절대적이다. 소금은 무한 생명력을 가진 절대 불변의 진리와도 같다. 염분의 함유비율에 따라 생명의 장단(長短)이 결정되는 것이다. 즉 담성(淡性=맑은 성분)이 강한 생물은 대부분 허약하고 질병이 잦지만, 함성이 강한 경우는 보편적으로 무병장수하는 것이다. 함성이 강한 땅속의 푸른 지렁이도 최고의 장생자(長生者)이고, 함성이 많은 소나무, 잣나무, 괌나무, 대나무 역시 수명이 한없이 길다. 특히 괌나무는 죽은 뒤에도 천년만년 썩지도 않는 훌륭한 재목을 이룬다. 함성이 지극히 강한 집오리는 맛도 짜지만 체내에 강력한 해독제를 함유하고 있어 독극물을 먹고도 잘 죽지 않으며, 각종 전염병에 걸리는 일도 거의 없다. 역시 함성이 강한 민들레나 부자도 항암제나 보양제로서 뛰어난 효과를 나타내고 있다. 에스키모인은 소금을 거의 먹지 않는데도 수명이 40세를 넘지 않고, 독일인은 소금을 하루 25그램 이상 복용하는데도 세계에서 가장 장수하는 나라 중의 하나이다. 인체 내에서 염분이 많은 심장(=염통=소금통)에는 암이 없다는 사실도 중요하다.

담성 중에 적절한 비율로 함성이 섞이지 않으면, 사람의 체질은 담성 중에서도 가장 쉽게 변화하는 염성(炎性=염증을 일으키는 성질)이 된다. 이로 인해 염성(炎性)에서 염증이 생기고, 염증에서 병균이 발생하여 각종 질병을 유발하게 되며, 따라서 함성이 부족한 담성체질에는 각종 암과 난치병이 많은 것이다(김일훈, 신약, 인산가, 2000, 338p). 그런데 우리 몸의 약 1% 정도가 염분으로 되어 있으므로, 염분이 부족해서는 안 된다는 것은 너무나도 당연하다. 링거 주사액이라는 것도 인간 체액의 염분농도와 비슷한 0.9%(바닷물의 염분농도는 3.5%)의 생리식염수로 만드는 기사회생의 신약이다. 죽염은 위액이나 췌장액의 원료가 되어 몸에 들어온 음식물을 녹이고 분해하며, 삼투압작용에 의해 영양분을 혈관 안으로 끌고 들어가는 한편, 피에 실려 혈관을 타고 돌아다니면서 삼투압 힘을 유발해서 세포 곳곳에 영양분을 공급해 준다. 또한 죽염은 세포가 배설하는 불순물 등을 끌어 모아 역시 삼투압 힘에 의해 배설기관의 운동을 촉진시켜 대변, 소변, 땀 등으로 끌어내는 청소부역할도 한다. 소변이나 땀의 맛이 짜고 독한 것은 이 때문이다.

그럼에도 세상의 현대 영양학에서는 '소금을 많이 먹으면 고혈압 등 각종 질병에 시달리게 된다. 가능한 짜게 먹어서는 안 된다'고 말한다. 만일 그 때의 소금이 하얀 백소금이라면 틀린 말도 아닐 것이다. 그러나 우리나라 서해안에서 나오는 천일염이나 특히 죽염의 경우에는 전혀 틀린 말이다. 죽염이나 천일염은 암을 비롯해서 낫지 않을 병이 없는, 많이 먹을수록 좋은 만병통치의 명약이기 때문이다. 생수에 천일염을 약간 타서 어항의 붕어에 넣어주면 잘 살지만, 화학소금을 풀어주면 금방 죽는다. 화학소금과 천일염은 전혀 다른 것이다. 죽염과 천일염은 생수와 이상적인 비율이 갖춰지면 나머지는 전부 체내에서 배설되므로 소금유해론은 모순이다. 더구나 소금물을 많이 먹여 가축을 키우는 서양 사람들이 육식을 많이 함으로써 염분을 섭취하고 있으므로, 백인을 기준으로 모든 사람을 맞추려는 것 또한 어리석은 일이다. 그래서 필자는 '죽염을 소금이라고 생각하지 말라! 죽염은 약물일 뿐이다!'라고 말하기도 한다.

한일합방 이후 일본인들은 각종 전염병과 이질, 설사에 무수히 죽었으며, 2차 대전 당시 동남아지역에서 수토(水土)가 맞지 않아 수많은 사람들이 목숨을 잃었는데, 그것도 따지고 보면 함성부족이 주된 원인이었고 한다. 짜고 맵게 먹었던 우리 민족은 희생자가 거의 없었다.(김일훈, 신약, 인산가, 2000, 338p).

고혈압은 사실 미국 포오랜드 의과대학 연구결과에서 드러난 것처럼 염분의 과잉섭취 때문에 일어나는 것이 아니라 칼슘의 부족 때문이다. 건강인에 비해 19.6% 칼슘섭취량이 부족하다는 것이다. 그러나 칼슘도 중요하지만 마그네슘과 함께 균형을 유지하지 않으면 혈관수축에 의해서 뇌졸중, 심장병, 암발생의 위험이 높아진다. 동물실험에서 마그네슘 결핍이 암발생을 증가시켰다는 임상결과도 있지만, 천일염에는 대량의 마그네슘이 함유되어 있다. 천일염 속의 간수는 미네랄의 보고인 염화마그네슘이지만, 시판되는 화학염은 이 간수를 제거한 99%이상의 염화나트륨이다.

　참고로 칼륨과 나트륨은 체내 밸런스를 유지하여 생명유지에 중요한 역할을 하는데, 식물은 다량의 칼륨을 함유하고 있어 소금을 먹지 않으면 칼륨과잉으로 혼수상태에 빠질 위험이 있다. 염화나트륨은 단일품으로는 독약이지만, 칼슘, 마그네슘, 칼륨 등과 혼합하게 되면 해독되어 약으로 바뀐다. 소금성분 중 나트륨은 간, 지라, 창자에서 알칼리성의 소화액이 되는 것이다. 하지만 정제염은 염화나트륨이 99.8%되는 독약이므로 단 1그램도 먹어서는 안 된다.

　그렇다면 죽염은 왜 소금이 아니고 약물일까? 인산 김일훈 선생의 해설을 중심으로 알아보겠다. 하늘의 형혹성, 하괴성, 천강성에서 내려오는 대독성(大毒性)이 태양광선을 타고 모두 바다 속으로 스며들고, 지구의 모든 공해, 새, 짐승, 초목, 물고기 썩은 것들이 모두 바다로 흘러들어 수정체(水精體)인 소금에 함유된다. 죽염은 이 같은 소금의 독성을 제거하고 약성을 보완하여 합성된 것이다. 서해안의 천일염을 대나무통에 붓고 입구를 황토 흙으로 봉해서 철통에 넣어 쎈 불로 9번 굽는 이유는 공간 중에 있는 백금성분을 합성하기 위함인데, 이 백금성분이 만병을 치료하는 힘이 되는 것이다. 결국 죽염은 중풍, 조갈당뇨에 좋은 대나무의 죽력을 이용하고, 힘줄과 뼈를 강화하고 종기와 염증을 치료하며 거악생신(去惡生新), 어혈제거, 혈압강하, 피로당뇨를 해결하는 소나무송진을 이용하며, 감로정을 함유하고 보석의 원료가 되며 보중익기(補中益氣), 비위보강(脾胃補强), 폐기강화(肺氣强化), 허기당뇨, 불순물제거 등의 효력을 갖는 황토의 보수력(保水力)을 합성하고, 소금 속의 백금기운을 강화하고 피로당뇨를 해결하는 강철쇠통의 철정(鐵精)을 모두 합성하는 것이다. 인체 면역력의 열쇠는 아연이다. 아연은 피부와 골격을 발달시키고, 모발을 유지시키며, 소화흡수기능, 인슐린분비, 미각작용, 생식작용, 화상 등 상처치료, 단백질대사, 뼈발달 등에 관계하는데, 천일염을 구울수록 아연이 급증한다는 사실도 매우 중요하다.

그러므로 죽염은 신진대사를 촉진시키고 체내 삼투압을 유지시키며 산·알칼리의 균형을 유지시킴으로써, 면역력과 체력을 증강시키고 모든 질병을 예방·치료하는 최고의 합성신약이고 만병통치약인 것이다. 최고의 해독약이자 거담제이기도 하다. 인산 김일훈 선생이 말한 주요 치료 작용만으로도, 식도암, 뇌암, 비암(脾癌), 십이지장암, 구종암(口腫癌), 설종암(舌腫癌), 치근암(齒根癌), 인후암(咽喉庵), 소장암, 대장암, 직장암, 항문암 등 암을 치료하고, 식도염, 위염, 비염, 십이지장염, 소장염, 대장염, 직장염, 뇌염 등 염증을 치료하며, 기타 구체(久滯=오래된 체증, 만성위장병 등을 통틀어 말함), 육체(肉滯), 토사곽란, 식중독, 소화불량, 위경련, 식도종양, 위하수, 위확증(胃擴症), 구종(口腫), 설종(舌腫), 구순창(口脣瘡), 아감창(兒疳瘡), 악성피부병, 습진, 무좀, 수족단절, 외상(外傷), 적리(赤痢), 백리(白痢), 설사, 모든눈병, 공해독으로 인한 모든 질병 등 이루 헤아릴 수도 없을 정도이다(김일훈, 신약, 인산가, 2000, 41p). 죽염은 가히 의학의 제 1혁명이다.

따라서 우리는 죽염 먹는 것을 생활화해야 한다. 건강인은 매일 10g 이상, 환자는 매일 30g 이상을 먹는 것이 좋다. 현대인은 병 없는 사람이 거의 없으므로, 모든 사람이 하루 30g 이상을 먹어야 할 것이다. 마일 죽염 먹는 것이 매우 불편하다는 사람이라면 환으로 만들어 먹는 것도 좋다. 찰밥으로 만든 것이 죽염환이고, 서목태(鼠目太=쥐눈이콩=약콩)로 만든 것이 당뇨병의 신방인 죽염서목태환(1일 15알부터 시작해서 점차 양을 늘림)이며, 군마늘로 만든 것이 핵병의 예방·치료약인 죽염마늘환이다. 간장, 된장, 고추장, 김치 등도 죽염을 사용해서 담그는 것이 좋다. 특히 죽염간장은 핵병(核病=전신이 녹아서 뼈만 앙상한 채 사망)을 고치는 만병통치의 영약이므로 피부암, 입안병, 뱃속병, 축농증, 눈병, 귓병, 각종 암에 수시로 떠먹는 것이 좋다. 늑막염이나 불에 데서 죽을 때도 죽염간장 먹이고 바르면 신효(神效)하다. 죽염마늘환과 서목태죽염간장을 겸복하면 핵전쟁에서도 살아남을 수 있고 모든암, 피부암, 골수암, 이목구비병을 비롯해서 만병통치의 신약(神藥)이다(김일훈, 신약본초 전편, 인산가, 1999, 859p). 무를 채 썰어서 죽염으로 약간 짜게 절궈서 24시간 후 그 물을 떠먹으면 위염, 위궤양, 장궤양, 소염제, 각종 상처의 궤양증 등에 아주 좋다(김일훈, 신약본초 전편, 인산가, 1999, 542p).

죽염을 먹을 때는 죽염을 입에 물고 있으면서 침으로 자연히 녹여 먹는 것이 가장 좋다. 그것으로 신비한 암약이 탄생한다. 공해독의 해독, 모든 악성 염증의 제거, 구강암, 치골수암, 비후암, 풍치, 충치 등에도 신효하다. 죽염 녹은 침으로 코나 귀나 눈에 넣으면 콧병, 귓병, 눈병, 축농증에는 즉효에 가깝다. 그렇게 죽염을 먹기 전에 생수도 많이 먹는 것이 좋다. 생수와 죽염섭취만 잘해도 암까지 예방·치료할 수 있다. 환자는 매일 2리터 이상의 생수를 마셔서 소변으로 내보내 몸 안의 노폐물을 제거해야 건강을 회복시킬 수 있는데, 환자들은 대부분 몸 안의 염분부족으로 물을 끌어들이는 삼투압이 부족해서 수분을 흡수하기 곤란하다. 염분섭취가 건강의 필수요소인 것이다. 죽염은 그것을 필요로 하는 물과 함께 섭취하면 최상의 보약이다. 밭마늘을 구워서 죽염 찍어 먹는 방법이나, 죽염으로 양치한 후 꼴깍 삼키는 것도 매우 좋은 죽염복용법이다.

다만 필자의 입장에서는 아직 우리나라 죽염의 가격이 결코 낮은 가격이 아니라는 점이 가슴 아프다. 국가에서 쓸데없이 국민건강을 한없이 위협하는 담배나 만들어 팔지 말고, 국민건강을 위해서 죽염을 만들어 전매하는 것도 고려해야 할 것이다. 만일 가격부담이 많이 된다면 3회죽염을 구입해서 먹는 방안이라도 검토하는 것이 좋다. 그것도 사먹기 곤란하면 천일염을 먹는 것도 좋지만, 바다도 오염되어 있으므로 볶아서 먹을 필요가 있다.

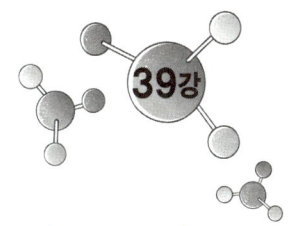

암치료의 신방 군마늘요법

어떤 사람의 눈이 3개라면 다른 사람보다 훨씬 더 정확하게 잘 볼 것이다. 하지만 눈이 2개인 사회에서는 그 사람을 병신이라고 업신여기거나 무시할 것이다. 눈이 3개인 사람은 답답하지 않을까? 더 잘 본 내용을 다른 사람들에게 말한들 아무도 믿거나 알아주지 않을 것이기 때문이다. 동굴 속에 살던 사람들 중에서 어떤 깨달은 사람이 "애들아! 여기는 알고 보니 동굴 속 암흑이야! 모두가 거짓의 허무뿐이야! 나를 따라오면 탈출구로 안내 해줄게! 여기를 탈출하면 빛으로 가득찬 광명의 진리 세상이 열려!"라고 말한다면, 동굴 속의 다른 사람들은 아마도 그 사람을 혹세무민(惑世誣民)이라는 죄목을 씌워서 잡아 죽일 것이다. 그래서 소크라테스가 죽었고, 오쇼 라즈니쉬가 죽었고, 빌라도는 예수를 잡아 죽였던 것이다. 만일 예수님이 인류를 구원하기 위해서 내려오신 신이라는 것을 빌라도가 알았더라면 절대로 그렇게 잡아 죽이지는 않았을 것이다. 모두가 무지(無知)의 소산이다.

한국의 인산 김일훈 선생도, 과거에도 없었고 미래에도 있을 수 없는 인류 역사상 가장 위대한 최고의 신의(神醫)였음에도 불구하고, 사람들이 어리석다보니 알아주고 믿어주는 사람이 없어서, 암과 같은 난치병을 고쳐주고도 도망 다니기에 바빴다. 하지만 대각을 이룬 분이라 '지금은 나를 알아보는 사람이 없어도 내가 죽으면 나의 〈인산의학〉이 번창하리라!' 라고 말하면서 세상을 떠났다. 1992년에 타계하여 올해로 20년이 되었는데, 요즘은 〈인산의학〉이 서서히 빛을 발하기 시작하는 느낌이다. 여기서의 군마늘 역시 김일훈 선생이 옹병(癰病), 뇌암, 백혈병, 위암, 원자병(모공에서 기름과 피 나오다 죽는 병) 등 수많은 질병을 고치신 묘방(妙方)이다. 인산 선생의 위대성은 대각을 이룬 혜안으로 우리 주변의 사소한 것들 속에서 무병장수하는 비결을 찾아내서 후세 사람들을 지도하였다는 점에 있다.

필자가 〈인산의학〉을 알기 이전에, 마늘하면 단군신화에 나온다는 것과, 김치 담글 때 넣는다는 것과, 고기 먹을 때 함께 먹으면 비린내도 없어지고 맛도 좋아진다는 것과, 강장제, 강정제라는 것 정도였다. 물론 그것만으로도 위대한 식품이지만, 원기를 회복시키고 암을 치료하며 각종 종창(腫瘡)에도 신효(神效)를 내는 신방(神方)이라는 것은 알지 못했다. 내가 이렇게 말하면, 1년에 2-3번씩이나 경상도 함양에 찾아가서 인산 선생의 묘소에 참배하는 김일훈 선생의 제자라더니, 뭔가 이득이 있나보다 하고 생각하실 사람도 있을지 모르지만, 나는 단 한 번도 인산 선생을 뵌 일이 없다. 그 의술이 너무나 뛰어나고 인품이 고결해서 마음 속 깊이 스승으로 모시는 것뿐이다. 막걸리 한통 사가지고 묘소에 찾아가서도, 나는 그냥 '스승님! 저를 제자로 받아주신 거죠? 그런 걸로 믿겠습니다!' 하면서 절하고 내려올 뿐이다.

그렇다면 마늘이 왜 그렇게 신효한 약성을 지니는가에 대해서 알아보겠다. 우리 몸에는 삼정수(三精水)라는 것이 있다. 혈정수(血精水), 육정수(肉精水), 골정수(骨精水)가 그것이다. 피 속에서 피를 보호하는 수분이 혈정수이고, 살 속에서 혈정수를 끌어들여 그 피로 살을 만드는 수분이 육정수이며, 뼈 속에서 피 속에 있는 석회질과 여러 가지 비밀성분들을 흡수해서 뼈를 만드는 수분이 골정수이다. 혈정수 없이는 피가 되지 못하고, 육정수 없이는 피가 살로 되지 못하며, 골정수 없이는 피 속에 석회질이 아무리 수북해도 뼈가 이뤄지지 않는다. 그런데 마늘 속에는 그 삼정수가 모두 존재한다. 마늘은 인체 수분의 핵심인 이 삼정수를 모두 지녔기 때문에 거악생신(去惡生新=나쁜 것을 제거하고 새 것을 만들어냄)의 왕자인 것이다. 즉 체내에 축적된 화공약독이나 암덩어리, 염증, 고름, 독성물질을 제거할 뿐 아니라 새로운 깨끗한 피와 살과 뼈를 만드는 신비한 작용을 하는 것이다. 마늘은 약성이 뛰어날 뿐 아니라 영양가도 높은 식품이다. 맛이 맵고 성질은 뜨겁다. 다만 매운 것은 가스기운이므로, 불에 껍질 채로 구워서 가스기운을 제거해야 공해가 물러가고 마늘 속의 중금속들이 힘을 못 쓰게 된다. 이를 죽염에 찍어 먹으면 더욱 놀라운 상승효과를 내게 된다(김윤세, 한 생각이 암을 물리친다, 인산가, 2002, 55p). 날 것으로 그냥 먹으면 분노(忿怒)가 발동하고 삶아 먹으면 성령(性靈)을 해치므로 반드시 구워서 먹어야 한다.

결국 마늘은 윤장보온중제(潤腸保溫中劑)이며 소화촉진제(消化促進劑), 청혈제(淸血劑), 조혈제(造血劑)이므로 밭마늘을 구워서 죽염 찍어 먹으면, 비위(脾胃)에 작용하여 기(氣)를 잘 돌게 하고, 비위를 덥혀주며, 풍한(風寒)을 없애 준다. 또한 온역(溫疫=전염성 열병)을 막고 몸안의 세균을 죽이며, 공해독과 화공약독의 해독작용을 하고, 부스럼을 낫게 한다. 건위작용(健胃作用), 살균작용, 항암작용, 소염작용, 이뇨작용, 자궁수축작용, 동맥경화예방작용 등이 있으며, 급만성대장염, 위장병, 위암, 위염, 설사, 장위궤양, 변비, 고혈압, 심장병, 백혈병, 빈혈, 폐결핵, 폐암, 백일해, 유행성감기, 피부염증, 식도궤양, 식도암, 두통, 시력회복, 탈모방지, 안면반점, 종창(腫脹), 각기병(脚氣病), 난치병, 현대병 등 만병의 영약이다.

밭마늘은 죽염, 유황오리, 황태, 다슬기, 홍화씨, 무엿과 더불어 〈인산의학〉의 7대 신약으로서, 밭마늘을 죽염에 찍어먹으면 위궤양, 식도궤양, 장궤양 등 각종 궤양과 식도암, 위암 등에 백발백중 신효하다. 특히 마늘은 모든 악창(惡瘡)에 가장 신비로운 힘을 발휘한다. 또한 죽염마늘환은 위궤양의 신약(神藥)이며, 식도궤양, 장궤양에도 신비하고, 식도암, 위암에도 백발백중이다. 최고의 정력제이기도 하고 빈뇨, 오줌싸게, 변비, 설사 등에도 탁효를 낸다. 밭마늘은 인삼보다 1000배 이상 좋은 것이므로, 죽염마늘환은 심장병, 협심증, 판막증, 심부전증, 각혈(恪血), 고혈압, 중풍, 당뇨, 동맥경화, 후두골강직(=뒷골땅김), 산후병, 알러지병 기타 몹쓸병, 불치병 등 만병통치약인 것이다. 핵병(核病)이 악화된 이후에는 왕뜸법으로도 치료하기가 결코 쉽지 않을 것이므로, 미리 죽염마늘환을 먹어두는 것이 지혜로울 것이다.

밭마늘을 구울 때 껍질을 벗기지 말고 통째로 구워서 따뜻할 때 껍질 벗겨서 죽염을 듬뿍 찍어 하루 10-50통씩 복용한다. 일반인은 하루 5통이상, 환자는 10통이상, 중환자는 20통이상 복용하는 것이 좋다. 구울 때는 소나무 장작을 사용하는 것이 바람직하지만, 가스불도 괜찮다. 그러나 연탄불에 구워서는 안 된다. 또한 논마늘은 농약이나 비료가 밭마늘보다 많이 들어가므로 밭마늘이 훨씬 좋다. 하루 먹을 만큼만 구워서 따뜻할 때 먹는 것이 좋으며, 냉장보관 후 먹는 것은 기(氣)의 손실이 우려되므로 바람직하지 않다. 마늘이 기음식이라는 것을 기억할 필요가 있다.

밭마늘의 수확기는 5-6월인 듯하다. 건강인이라면 1년 중 그 수확기를 기해서 1인당 1-2접을 구입하여 구워먹는 것이 좋을 듯하다. 매일 5통씩 머는 것도 좋겠지만, 때를 정해서 적어도 1년에 한번은 1인당 1-2접 구워 먹기 바란다. 환자라면 나을 때까지 쉬지 않고 먹어야 한다.

인산 선생의 말씀을 끝으로 39강을 마친다.

'요새 뭐 나는 병이 없다. 암이 아니다. 건 너무 모르는 소리라. 먹는 음식이 전부 화공약독인데 몸속에 암이 없다? 건 철부지라! 먹는 물이 그러고 공기가 그런데, 저는 뭐 딴 세상에서 사나? 빠르고 늦은 차이만 있지 누구나 다 암을 가지고 있어요! 이러니 아무라도 마늘 잘 구워서 죽염 찍어 먹으라 이 거지!(김일훈, 신약본초 후편, 인산가, 2009, 337p).'

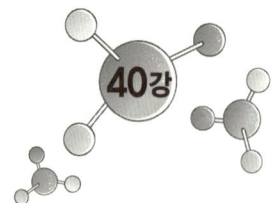

모든 중독 풀어주는 황태탕요법

　필자도 북어에 대해서는 약간 알고 있었다. 제사나 차례지낼 때 항상 사용했었고, 아버지가 술 마신 날은 어머니는 늘 북어국을 끓였다. 그래서 나도 과음이라도 한 날이면 마눌에게 꼭 북어국을 끓여 달라고 했다. 맛도 좋지만 다음날 속도 개운하고 기분도 개운한 건 틀림없다. 하지만 의학을 연구해 보니 북어보다는 황태가 훨씬 더 훌륭한 약물이고, 황태는 술독 뿐만 아니라 독사독, 연탄독, 농약독, 공해독, 지네독, 광견독, 원자핵독, 방사능오염독에 이르기까지 모든 독의 해독에 명약이라는 것을 알았다. 황태에 대한 연구와 임상을 통해서, 황태가 모든 독의 해독에 신효(神效)하다는 것이 알려진 것은 역시 한국의 인산 김일훈 선생의 공적이다. 모든 질병의 원인이 독극물 아닌 것이 없다는 점을 고려한다면, 황태탕요법은 생명력강화에 필수적이고도 절대적이다.

　먼저 명태와 북어와 황태의 차이점에 대해서 말하자면, 명태는 맛도 좋고 영양도 뛰어나서 한국인의 사랑을 많이 받았던 생선이다. 처음 잡았을 때를 생태라고도 한다. 그런데 김일훈 선생에 의하면, 그 명태는 천상(天上)의 여성정(女星精)의 수정수기(水精水氣)를 받고 태어나 바닷물 속의 수정수기(水精水氣)로 성장하며, 이를 말릴 때 공간의 수정(水精)과 화기(火氣)인 전류(電

流) 속에 조직되어 있는 색소가 합성되므로, 가장 강력한 해독제를 다량 함유하는 생선이 된다고 한다(김일훈, 신약, 인산가, 2000, 108·109p). 즉 최고의 해독능력이 있는 해자(亥子)의 수정수기를 몸 안에 가장 많이 지니고 있는 약물이라는 것이다. 명태는 우리나라 동해안의 주문진에서 함경북도 청진 사이에서 잡히는 것이 가장 뛰어나며, 동지가 지나면 수기(水氣)가 약화되므로 명태는 반드시 입동 후 동지 전의 것을 잡아서 약용으로 써야 한다고 했다. 북양이나 태평양의 명태보다는 우리나라 연안으로 들어와서 3일이 지난 명태가 맛과 영양과 약성이 뛰어나다고 한다. 대각을 이룬 분이 말한 만큼, 이해가 되지 않더라도 차라리 그냥 암기하는 것이 더 나을지도 모른다. 대학입시 공부할 때도, 이해되지 않을 때 몽땅 암기해버리면 어느 날인가 확연히 이해되기도 하지 않는가?

그런데 북어는 해안가에서 해풍(海風)으로 말린 것으로서 숙취예방효과가 매우 높다. 뇌 형성 발달기능을 향상시키고, 뇌졸중, 동맥경화, 고지혈증의 예방효과도 있으며, 고급 북어일수록 콜라겐 함량이 높아 쫄깃하게 만들어져 맛을 더욱 좋게 한다. 또한 북어는 저열량·고단백 식품이어서 다이어트에도 좋고 무기질과 비타민의 함량도 매우 높다. 그러나 황태는 눈 내리고 바람이 세게 부는 추운 산간에서 12월에서 4월 정도까지 덕장(건조대)에 걸어 밤에는 얼리고 낮에는 녹였다를 몇 달간 반복하는 과정으로 말린 명태를 말한다. 명태가 마르면서 단백질의 양은 2배로 늘어나는데, 특히 이 황태는 콜레스테롤이 거의 없는 고단백식품이다. 또한 머리를 맑게 해주고, 각 기관의 신진대사를 활발하게 하는 데 도움이 된다. 황태는 해독작용이 좋기로도 유명하고. 황태국의 국물은 일산화탄소까지 풀어낼 만큼 해독효과가 매우 뛰어나다. 과음한 날 다음에 해장으로도 황태탕을 자주 먹는데, 피로한 간을 보호해주는 메타오닌을 비롯한 아미노산이 풍부하다고 한다.

모든 독물(毒物)의 독은 화독(火毒)이다. 수(水)는 화(火)를 다스린다는 것이 우주원리인 수극화(水剋火)의 원리이므로, 화독인 모든 독을 여성정의 수정수기(水精水氣)를 함유한 황태가 해독하여 다스리는 것은 자연스런 일이다. 예를 들어서 연탄가스에 중독되어 사경을 헤맬 때 황태 5마리를 푹 달여서 그 국물을 계속 떠 넣어주면, 숨이 떨어지기 전에는 거의 모두 소생한다. 환자가 삼키지 못할 때에는 고무호스를 통해서라도 먹여주면 된다. 환자는 의식을 회복한 뒤에도 약 1주일 동안 황태국을 계속 먹어두어야 후유증이 없다. 이런 사례도 있다. 제2차 세계대전 말 히로시마에 원폭이 터졌을 때 어떤 한국인 피해자의 형이 인산 선생의 말씀을 듣고 동해산 황태를 대량 싣고 가서 달여 먹었는데, 다른 사람들은 믿지 않아 먹이지 못했지만, 동생은 먹여서 살려 그 뒤 아무런 후유증도 없이 잘 살고 있다는 것이다(김일훈, 신약, 인산가, 2000, 109p). 믿음이 생사(生死)를 갈라버린 사례이다. 아무나 믿고 아무나 인연되는 것이 아니다. 사지(死地)에서 살아날 사람만이 믿는 인연을 갖는 것이다. 원자핵독에도 황태탕은 신약(神藥)이다. 인산 선생은 '방사능에 오염되었을 때 속초태 등 동해산 황태를 푹 끓여 먹으라! 재발·후유증 없이 완치되리라!(김일훈, 신약, 인산가, 2000, 109p)' 라고 말했다.

현대사회를 살아간다는 것 자체가 공해독이며 화공약독이며 매연독이며 농약독이므로, 독극물에 노출되지 않고 살 수는 없을 것이다. 따라서 동해산 황태 5마리를 푹 고아서 수시로 복용하는 것이 바람직하겠지만, 적어도 한 달에 한번 이상은 황태탕을 복용하는 것이 반드시 필요하다. 아무런 양념도 없이 푹 달여서 죽염이나 죽염간장으로 간을 해서 국물을 먹어도 좋지만, 다음과 같이 조리를 해도 좋다. 즉 뼈와 껍질을 제거한 황태 5마리를 굵직하게 찢어 물에 잠깐 담가둔 후, 가늘게 썬 소고기 100g을 양념한 다음 황태와 함께 무쳐 잠길 만큼의 물을 붓고 중불에 끓인다. 한번 끓으면 끓는 물을 더 부어 충분히 끓이다가 파를 넣고 잠시 더 끓인 후 먹는다. 또한 황태 30마리를 준비하여 10마리는 분말하고 20마리는 오래 달여 조청을 만들어서, 그 조청에 분말한 명태가루를 넣어 새알크기의 알약을 만들어 건조시켜 위급 시에 복용하면 좋고(김일훈, 신약, 인산가, 2000, 197p), 동해안 속초의 황태를 알코올로 엑기스를 뽑아 환약으로 제조하면 독감(毒感)과 각종 열병(熱病)에 선약이고, 기불통원인(氣不通原因)의 통증에는 사향 다음으로 신약이다(김일훈, 신약본초 후편, 인산가, 2009, 554p).

그런데 문제가 하나 있다. 우리나라 동해산 황태를 구하기가 결코 쉽지 않다는 사실이다. 북한산 황태도 구하기가 어렵다. 왜 그런 건지, 갑자기 환경이나 기후 탓 등으로 황태가 사라지기 시작한 것인지, 아니면 황태가 훌륭한 약물이라는 것이 밝혀지는 바람에 생산자들끼리만 먹기 때문인지 등에 대해서 필자는 정확히 잘 알지 못한다. 주로 시베리아 산을 국내서 말린 황태가 많다. 만일 국내산을 구할 수 없다면 약성(藥性)이 국내산의 1/10 수준이라는 시베리아 산이라도 복용하는 것이 좋을 것이다. 그나마도 국내서 건조한 것이 훨씬 약성이 좋다고 한다. 참고하기 바란다.

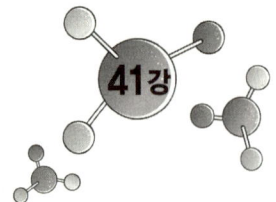

화독 다스리는 오이요법

신토불이(身土不二)라는 말을 들어봤을 것이다. 몸과 흙은 둘이 아니라는 뜻이다. 인간은 자기가 살고 있는 땅에서 생산되는 음식을 먹어야 건강하다는 얘기이다. 나도 처음에는 그렇게만 생각했지만, 그 후 의학을 연구하다보니, 그 말은 우리나라 사람들에게만 타당한 말이라는 것을 알게 되었다. 다시 말하면, 한국 사람은 당연히 한국에서 생산되는 음식을 먹어야 하겠지만, 미국인이나 중국인의 경우에도 미국이나 중국에서 생산되는 음식보다는 역시 한국에서 생산되는 음식을 먹어야 좋다는 것이다. 명태도 태평양에서 자라는 명태보다 우리나라 연안에서 잡히는 명태가 맛과 영양과 약성이 뛰어나고, 우리나라 땅에서 생장하는 옻만이 천만년 가도 썩지 않는 것을 봐도, 공간색소 조직의 특이성을 어느 정도 짐작할 수 있을 것이다.

그 이유에 대해서 인산 김일훈 선생이 말한 내용을 토대로 설명하자면 이렇다. 하늘의 수많은 별들이 무리를 지어 우주를 가로지르는 은하계의 별정기가 지구와 직접 연결되는 곳이 바로 한반도의 백두산이기 때문이라는 것이다. 그 백두산 천지(天池)의 물이 동서남북의 모든 바다와 연결된 우리나라에서는, 지구의 산천정기(山川精氣)와 천상(天上)의 별정기가 합해져 감로정(甘露精)을 머금은 신수(神水)가 이뤄지고, 그 신수가 흘러 이 땅의 산과 들을 적셔주므로, 우리나라 토종 농산물들은 맛과 향과 약성이 뛰어나다는 것이다. 여기서 설명하는 토종오이 역시 개량종보다 크기는 작고 가늘지만 맛과 향과 약성은 훨씬 뛰어나다. 영양가는 많지 않지만, 독특한 향기가 있고 맛이 신선하며 다른 식품과도 아주 잘 조화된다.

동서남북 하늘의 이십팔수(28宿) 별자리들 중에서 북방의 별자리에 속한 별들은 수기(水氣)가 강해 수성분야(水性分野)의 별이라고 하는데, 이 별들의 영향을 받고 자란 지상의 생물들은 불로 인한 독을 소멸시키는 약성을 함유한다. 특히 북방의 별자리 중 세 번째 별자리인 여성(女星)은 공해시대에 가장 주목해야 할 별인데, 여성은 각종 화독(火毒)을 소멸시키는 해독(解毒)의 왕자로서, 여기서 흘러나오는 여성정(女星精)으로 이뤄지는 물체는 특이한 해독성을 지닌다. 그 대표적인 생물이 바로, 이미 설명한 동해산 황태, 그리고 여기서 설명할 토종오이, 그리고 앞으로 설명할 집오리가 그것이다. 그리고 역시 북방의 허성정(虛星精)으로 이뤄진 돼지와, 태백성정(太白星精)으로 이뤄진 쥐눈이콩도 해독에는 뛰어나며, 죽염과 밭마늘도 해독에는 뛰어나다. 그래서 인산 김일훈 선생은, 공해독(公害毒)과 화공약독(化工藥毒)에 시달리는 현대인들은 1년에 2회 이상 집오리탕을 먹고, 한 달에 한번 이상은 황태탕, 오이생즙, 돼지내장탕을 복용해야 한다고 했던 것이다. 돼지와 쥐눈이콩에 대해서도 뒤에 다시 설명하겠다.

필자도 산의 정기(精氣)를 흡수하기 위해서 가끔씩 나홀로 산행을 하거나 동호인 몇 명이서 등산을 하기도 하지만, 산에 갈 때 사람들이 가장 많이 가지고 가는 음식은 뭐니 뭐니 해도 오이였다. 한참 목이 탈 때는 다소 수분이 적다는 생각이 들기도 하지만, 시간이 조금만 지나면 목마른 것도 가시면서 개운한 것을 느낀다. 산에서 소주에 오이 썰어 넣어 마시는 풍경도 흔히 목격된다. 기미, 주근깨나 주름을 없애기 위해 오이마사지를 하는 것도 결코 최근의 일이 아니다. 우리의 선조들은 이미 오래 전부터 토종오이가 피부를 곱게 하여 피부미용에 좋다는 것을 터득하고 있었던 것이다. 그 외에도 민간에서는, 부종(浮腫)을 내리고 술독을 풀어주기 위해서 그늘에서 말린 오이를 차로 달여 마셨으며, 방광에도 이롭고 몸 안의 피를 맑게 하고 갈증을 풀어 주기도 하며, 더위 먹은 일사병이나 알코올중독으로 코가 빨갛게 된 딸기코에도 신효(神效)하다고 한다. 화상을 입거나 땀띠 날 때 오이생즙을 바르기도 하였고, 부종에는 오이생즙에 식초타서 마시기도 했으며, 어린아이의 이질에는 오이생즙에 꿀 타서 먹이면 특효라는 기록도 있다. 결국 토종오이는 화상(火傷), 공해독, 술독 등 모든 화독(火毒)제거, 심장의 화독을 제거, 진통작용(鎭痛作用), 청혈작용(淸血作用), 부종, 땀띠, 더위 먹은 일사병, 딸기코 등에 특효이다.

예를 들어, 화상을 입어서 불에 데인 정도가 심하고 부위가 넓어 생명이 위태로울 때에는 약 1리터의 오이생즙을 먹이고, 환부에는 오이생즙을 붓 같은 것으로 묻혀 그냥 바르거나, 소주나 막걸리를 적당량 타서 발라주어도 좋다. 양잿물을 타서 바를 경우에는 피부가 타서 상하지 않을 정도여야 한다는 것을 주의해야 한다. 물론 상처가 없는 주독(酒毒)이나 화독(火毒)의 경우에는 오이생즙을 1리터 이상 마시기만 하면 된다. 또한 이미 사망 직전이라면 중완에 15분 왕쑥뜸을 30장 이상 떠야 한다는 것을 잊지 마시기 바란다. 오이에는 감로정(甘露精) 기운이 있어서 오이냉국을 풀어먹으면 흑사병(黑死病)도 존재할 수 없다고 하므로 평소에도 많이 활용하는 것이 좋을 것이다.

한 가지 부언할 것이 있다. 위에서 이미 토종오이와 개량오이에 대해서 설명 했지만, 토종오이를 구하기가 쉽지 않다는 점이다. 토종오이의 재배를 위한 국가지원의 필요성이 절실하다. 하지만 토종오이를 구입할 수 없다고 화상입어 죽기 직전의 환자를 그냥 내버려둘 수는 없지 않은가? 그런 때는 할 수 없이 개량오이라도 사용해야 한다. 개량오이의 생즙도 효력은 대단하지만, 언젠가는 반드시 후유증이 따른다. 눈비가 오려고 날이 흐리거나 기후가 이상하면 화상부위가 간지럽거나 온몸의 기운이 빠지거나 몸살 나듯이 통증이 따르기도 한다. 그런 때에는 5분 이상 타는 왕쑥뜸을 중완과 관원에 500장 이상 뜨기 바란다. 화상 등의 위급한 상황에 대비해서 평소에 토종오이를 죽염에 절여 보존하는 것도 바람직할 것이다.

　화상(火傷)으로 생명이 위독한 환자를 치료할 때, 심장에 화독(火毒)이 범하여 속에 불나는 것처럼 답답하다고 환자가 호소해도, 양방병원에서는 수분을 섭취하면 위험하다면서 물이나 음료수를 일체 먹지 못하게 한다. 오이 생즙의 신비한 효능은 이미 수많은 임상실험을 통해서 안전성이 밝혀진 것이므로(김윤세, 한 생각이 암을 물리친다, 인산가, 2002, 75p), 일단 조금씩이라도 먹여보면서 경험하기 바란다. 양방의학을 따르느냐 아니면 〈생명의학〉을 따르느냐는 여러분이 선택해야 할 몫이다. 참고로 나의 스승인 인산 김일훈 선생은 양방병원에서 희망 없다고 포기한 무수한 환자들을 고친 신의(神醫)셨다.

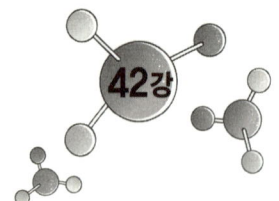

당뇨병 다스리는 쥐눈이콩요법

우리나라는 콩의 원산지이기도 하고 콩의 종류가 가장 많은 나라이기도 하지만, 어떤 콩이든 모든 콩은 영양가나 약성 면에서 매우 뛰어난 식품이다. 소고기 속의 단백질보다 훨씬 우수한 단백질과 지방질, 그리고 당분, 칼슘, 인, 회분, 철분, 비타민 등 인체에 필요한 영양분이 골고루 들어있을 뿐만 아니라, 당뇨, 고혈압, 동맥경화, 심장병, 암 등 갖가지 성인병의 예방·치료에 도움이 되는 약성을 지니고 있다. 그래서 우리 민족은 화상, 외상, 종처(腫處)에 묵은 된장을 붙였고 감기, 열병, 어혈에 묵은 고추장을 소주에 풀어 마시고 땀 냈으며, 정월 대보름날 오곡밥을 지을 때도 콩은 빼놓지 않았고, 과거 어려웠던 시절 감옥에서는 콩보리밥을 먹었다. 영양실조로 질병에 걸리지 않게 하려는 지혜일 것이다. 필자의 〈33강 이상적인 식단〉에서도 주식에 검정콩이 들어간다는 것을 기억하실 것이다. 거기서의 검정콩이 바로 쥐눈이콩을 의미한다. 그 외에도 우리의 선조들은 간장, 된장, 고추장, 청국장, 담북장 등 장류 식품을 비롯해서, 콩비지, 콩밥, 콩죽, 콩떡, 콩볶이, 콩나물, 콩자반, 콩국, 콩국수, 콩기름, 콩강정, 두부 등 매우 다양한 콩 조리법을 개발하여 건강생활에 이용해 왔다.

여러 종류의 콩 중에서도 쥐눈이콩(=서목태=약콩)의 약성은 단연 으뜸이다. 그래서 쥐눈이콩을 약콩이라고도 한다. 서목태(鼠目太)라고도 불리는 쥐눈이콩은 쥐눈 처럼 작고 반짝반짝 윤나며 새까맣다. 그 쥐눈이콩은 생명력을 강화시키는데 으뜸가는 식품으로서, 두성(斗星)으로부터 벽성(壁星)까지 수성(水性)분야 7별의 정기를 함유하는 작용을 하기 때문에 신·방광약으로 쓰이며, 쥐눈이콩을 날것으로 그대로 먹어도 현대의학에서 불치병이라고 평가하는 당뇨병을 완치시킬 수 있다. 또한 쥐눈이콩은 체내 오장육부의 기운을 소통시키는 요소와 당을 배설하지 않도록 하는 성분이 함유되어 있어서, 크게 원기(元氣)를 돋구고 폐기(肺氣).비기(脾氣)를 보충한다(김일훈, 신약, 인산가, 2000, 296p). 인산 김일훈 선생도 '사람 중에 이뤄지는 사리는 세존의 몸이고, 땅에서 이뤄지는 유일한 사리는 쥐눈이콩이다.' 라고 했다.

쥐눈이콩은 당뇨병 이외에도 고혈압, 동맥경화, 심장병, 각종 성인병의 예방과 치료, 영양제, 해독제, 기침, 천식, 식체, 열병, 홍역, 항암제, 면역력 증강, 파괴된 조직의 회복 등에도 탁월한 효력이 있다. 환자뿐만 아니라 일반인이 늘 쥐눈이콩을 먹는다고 하면 생명력은 극강해질 것이다. 어떤 영양학자가 재미있는 실험을 한 일이 있다. 소고기를 먹어서 기른 개와 콩을 먹여서 기른 개를 함께 수영경쟁을 시켰더니, 콩을 먹여 기른 개가 장거리 수영에서 승리하더라는 것이다(김윤세, 한 생각이 암을 물리친다, 인산가, 2002, 84p). 콩 속에는 스태미나를 증진시키는 라이신과 아르기닌 글루탐산이 풍부하게 들어있기 때문에, 실제로 콩을 많이 먹으면 정력도 좋아진다. 또한 콩으로 만들어진 메주가 발암물질(發癌物質)인가 항암물질(抗癌物質)인가에 대한 논쟁도 있다. 1969년 5월 미국의 시사주간지 타임은 한국의 한 주부가 곰팡이가 잔뜩 핀 메주를 수세미로 씻는 사진과 함께, 메주에 피어 있는 곰팡이가 강력한 발암물질을 만들어낸다는 요지의 기사를 실었다고 한다(김윤세, 한 생각이 암을 물리친다, 인산가, 2002, 84p). 메주 속에 피는 곰팡이는 발암물질 아플라톡신을 생성시키는 아스퍼질러스 플라버스균이라는 것이다. 그러나 그 후 한국과 일본 등지에서 끊임없이 메주의 항암작용에 대한 연구가 계속되어, 메주가 발암물질을 생성시킨다는 타임의 결론이 잘못된 것이라는 것이 밝혀졌으며, 메주가 오히려 항암식품의 하나로 인정받기에 이르렀다. 우리 한국인이 과거 수백 년 동안 주로 먹었던 음식이 간장, 고추장, 된장 등 메주를 이용한 식품인데, 한국인이 다른 나라 사람들보다 암환자가 특별히 많다는 증거가 전혀 없다는 점을 볼 때, 타임의 결론은 잘못된 것이다. 메주는 아주 탁월한 항암제이다.

그런데 쥐눈이콩을 이용해서 당뇨병을 고치려고 할 때는 한 가지 문제점이 있다. 쥐눈이콩은 태백성의 정기를 응하여 나온 물체이기 때문에 금기(金氣), 즉 철분을 지니고 있는 사람의 몸이나 금속 수저 등과 닿으면 생콩은 맛도 비리고 약성도 떨어진다는 점이다. 그래서 소나무로 만든 절구통, 바가지, 주걱 등이 필요하다. 즉 소나무 바가지에 생수로 콩을 불려서 소나무 절구통에 찧은 다음 소나무 주걱으로 떠먹는 것이다(김일훈, 신약본초 전편, 인산가, 1999, 59p). 사람의 손이나 쇠나 돌멩이가 닿지 않게 생콩을 먹어보면 그 맛은 참으로 구수하다. 그렇게 생콩을 하루 두 번씩 식전 공복에 먹으면 당뇨병은 당연히 완쾌되고 생명력은 강화될 것이며, 몸 안의 독극물은 해독되어 건강체로 거듭날 것이다. 필자로서는 소나무로 만들어진 절구통, 바가지, 주걱, 숟가락 등이 하루빨리 저렴한 가격으로 시판되기를 소망한다.

쥐눈이콩에 대해 얘기하면서 빼놓을 수 없는 것이 있다. 그것은 다름 아니라 쥐눈이콩과 죽염을 이용해서 만드는 간장에 대해서이다. 그것을 서목태죽염간장이라고 하는데, 서목태죽염간장은 몸속에 사리가 이뤄지는 사리간장이고, 당뇨병, 중독증, 피부암, 축농증, 안질, 중이염, 기타 난치병, 불치병 등 만병을 통치하는 인류 최후의 신약(神藥)이요, 영약(靈藥)이다. 사리간장을 먹는 즉시 피가 맑아져서 전신의 기(氣)는 자연상합(自然相合)하고 천지정기(天地正氣)가 통해오니, 질병이 발붙일 곳을 잃어버린다. 사리간장을 먹으면 피가 맑아져서 심중신기(心中神氣)와 신중정력(腎中精力)이 왕성해져 백병(百病)이 치료되는 것이다. 사리간장을 오래 먹으면 정기신(精氣神)이 하나로 통하며, 청혈(淸血)은 화(化)하여 백색혈(白色血)이 되고 마니, 인간은 천신(天神).지령(地靈)과 삼위일체가 되어 인선(人仙)으로 화하고, 오랜 후에는 천선(天仙)이 되며, 다시 신선(神仙)이나 불(佛)로 화하니, 도태(道胎)와 사리(舍利)는 이 가운데서 이뤄지는 것이다.

전신사리(全身舍利)는 불(佛)이요, 땅사리는 서목태이니, 주정(酒精)으로 뽑아낸 서목태의 진액과 죽염속의 5대원리는 간장에 합성되어 만병을 통치하는 신약(神藥)이 된다. 서목태죽염간장을 정제하여 1cc이하를 포도당 500cc에 섞어서 천천히 혈관에 주사하면 발열, 마비 등 부작용 없이 혈관내의 암독 등 모든 독과 균을 소멸시킨다. 죽염간장을 3cc정도를 섞으면 금방 열나면서 콜레스테롤수치, 혈당치, 요산치가 떨어진다. 죽은피, 썩은피, 불량피는 감로수에 밀리는데, 불량피가 물러나면 만병도 물러난다. 죽염간장이 죽은피를 청소하는 힘은 불가사의하다. 해독성이 강하고 오장육부를 보(補)해 준다. 먹는 것에 비해서 효과가 빠르고 정확하며, 해독작용은 죽염보다도 강력하다. 서목태죽염간장은 파괴된 조직을 영묘한 힘으로 신속히 아물게 하는 작용이 있어, 위궤양, 십이지장궤양 등 각종 궤양에 특효를 발휘하고, 각종 암종과 피부병, 습진, 무좀, 눈병, 축농증, 중이염 등에도 내복하고 넣거나 바르면 얼마가지 않아서 곧 회복되는 불가사의한 묘력(妙力)을 갖는다. 죽염마늘환과 서목태죽염간장을 겸복하면 핵전쟁에서도 살아남을 수 있고, 모든 암, 축농증, 중이염, 눈병을 비롯해 각종 만병의 신약(神藥)이 된다. 죽염간장은 일반 서목태간장에 죽염가루를 넣고 달여서 만들고, 사리간장은 유근피 3.5근, 오리 2마리, 마늘 2접을 따로 고와서 서목태 죽염간장 1초롱에 타서 만든다. 죽염간장은 오래 묵을수록 더욱 천지정기(天地精氣)를 합성하여 영약(靈藥)이 된다. 이 사리간장은 만병통치약으로서 당뇨병도 혈당치가 바로 떨어진다. 이상 서목태죽염간장에 대한 설명은 오로지 인산 김일훈 선생의 말씀을 요약한 것이다. 필자는 이에 대해서 자세히 알지는 못한다. 그저 황홀한 느낌과 기분으로 인산 선생의 가르침을 믿고 따를 뿐이다.

요즘 쥐눈이콩이 흔하지 않다는 얘기를 들었다. 하루속히 우리의 농민들이 쥐눈이콩을 재배함으로써, 작게는 농가소득을 증대하고, 해외수출을 통해서 국력(國力)까지 증대시키며, 크게는 인류의 건강과 복지에 이바지할 수 있기를 기대한다.

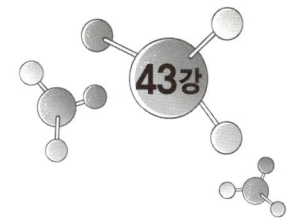

골병에는 홍화씨요법

지금으로부터 10년 전쯤 필자가 북한산 영취봉을 등산한 일이 있었다. 평소에 로프나 헬멧 등 일체의 장비도 없이 다람쥐처럼 드나들던 곳이라 그날도 일체의 안전장비 없이 영취봉에 올랐던 것이다. 최근에는 사고가 너무 잦아서 안전장비 없이는 출입을 금한다고 들었지만, 그 당시는 그런 통제가 없었다. 평소처럼 깎아지른 절벽을 내려가다가 그만 갑자기 정신이 나가는 것이었다. 나는 '아아아! 이게 바로 죽음이라는 거구나!' 하고 1초 동안 생각했다. 눈을 떠보니 하늘에 헬리콥터가 빙빙 돌고 있었다. 그 순간 나는 얼마나 행복했는지 모른다. 죽었다고 생각했는데 살았기 때문이다. 그래서 싱글벙글 웃었다. 주변에서 지켜봤던 동료들은 '내려가다가 발을 헛디디더라!' 라고 말했지만, 그게 아니라 먼저 정신이 나가서 발을 헛디뎠던 것이다. 비록 싱글벙글 웃었다고 했지만, 몸을 1미리만 움직이려고 해도 죽는 것보다도 더 큰 통증이 따랐다. 알고 보니 갈비뼈는 거의 모두 부러졌고, 어깨뼈도 부러졌으며, 고막이 터지고, 눈과 코에서는 피가 흘렀다. 헬리콥터에서 들것이 내려왔는데 그것에 옮겨 타는 데도 차라리 죽는 것이 낫겠다는 생각이 들 정도로 통증이 극심했다.

병원에서는 6개월 정도는 입원해야 하고, 완쾌는 장담할 수 없지만 최소한 1년 이상 걸릴 것이라고 말했다. 할 일도 많은데 정신이 하나도 없었다. 그 때 당연히 생각난 것은 '인산 선생께서 뼈 병에는 홍화씨라고 말씀하셨지?' 하는 생각이 떠올랐다. 그래서 홍화씨분말을 사다가 시도 때도 없이 퍼먹었다. 병원 측과 싸워서 1주일 만에 퇴원했고, 3개월 이후에는 완쾌 판정을 받았다. 지금은 그때보다도 더 건강해졌다. 전혀 무리 없이 등산도 여전히 잘 다니고 있다. 그 모두가 홍화씨 덕이고, 인산 김일훈 선생의 공덕이다.

〈인산의학〉에서는 산삼과 죽염, 여기의 홍화씨를 3대신약이라고 한다. 감로수 기운이 있는 이들 3대 신약은, 건강에는 산삼이 좋고, 치료에는 죽염이 좋으며, 장수에는 홍화씨가 좋다고 한다. 죽염과 홍화씨는 암세포까지 소멸시킨다고 하므로 잘 활용해야 한다. 홍화는 꽃과 씨가 모두 약용으로 쓰인다. 홍화꽃(=잇꽃)은 피를 다스리므로, 어혈과 여성의 생리불순에 쓰이고, 식료품이나 화장품의 색소로도 쓰인다. 홍화꽃은 파혈작용(破血作用)을 하지만, 근본이 목성정(木星精)을 응하여 화생된 약초이므로 파혈과 동시에 생혈·보혈작용(生血.補血作用)도 한다. 목기(木氣)는 생기(生氣)이기 때문이다. 따라서 홍화꽃은 파혈과 생혈을 동시에 하는 거악생신(去惡生新)의 영약(靈藥)인 것이다(김일훈, 신약, 인산가, 2000, 83p). 홍화꽃을 1첩당 5푼–1돈을 넣으면 파혈제가 되어 심한 어혈과 이질, 대장염을 치료하며, 3푼을 넣으면 생혈제가 되고, 4푼을 넣으면 보혈제가 되어 약간의 어혈과 빈혈을 치료한다. 여성빈혈에는 사물탕, 팔물탕, 육미지황탕 중 하나를 선택해서 1첩당 홍화 4푼을 넣고, 남성빈혈에는 사군자탕, 십전대보탕, 육미지황탕 중 하나를 선택해서 1첩당 홍화 4푼을 넣어 복용한다.

홍화씨(紅花仁)는 뼈에 영양분을 제공하여 뼈를 붙이는 속골약(續骨藥)이다. 즉 파골(破骨)·절골(折骨)·쇄골(碎骨)·위골(違骨)을 복구하는 모든 뼈 병의 약인 것이다. 홍화씨는 사방 28수의 대표적인 별무리 가운데 북방 두성

(斗星)의 별정기와 동방 각성(角星)의 별정기를 다 함께 받아서 이뤄지는 신비의 약물이다. 각성은 목기(木氣)를 주재하므로 힘줄을 강화하는 역할을 하고, 두성은 수기(水氣)를 주재하므로 뼈가 굳어지게 하는 역할을 한다. 따라서 뼈를 다치거나 뼈에 이상이 생겼을 때 복용하면, 피 속의 석회질과 살 속의 석회질 성분을 합성하여 다치거나 이상이 생겼던 뼈를 원상회복시켜주는 영묘하고도 불가사의한 작용을 하게 된다(김윤세, 한 생각이 암을 물리친다, 인산가, 2002, 96p).

골다공증이나 골형성 부전증에도 특효이고, 또한 뼈성장 강화와 생명력 증강과 장생불사(長生不死)·장수에도 묘약이다. 홍화씨 1냥(37.5g)을 불에 살짝 볶아 분말하여 진하게 달인 생강차에 식전에 반숟가락씩 복용하되 2번으로 나눠 5돈씩 복용하거나, 한 번에 복용해도 된다. 24시간 이내에 완치될 것이므로, 그 후에는 붕대나 부목을 풀어주어 공기를 소통시켜야 한다. 그렇지 않으면 그 부위에 염증이 생겨 골수염이나 골수암으로 전변될 가능성이 있기 때문이다(김일훈, 신약, 인산가, 2000, 84p). 골수암의 경우에는 토종 오리를 털과 똥만 버리고 홍화씨, 금은화, 포공영을 넣고 흠씬 고아서 기름을 버리고 국물을 자꾸 먹으면 낫는다(김일훈, 신약본초 전편, 인산가, 1999, 536p). 수족이 절단된 때는 절단부분을 맞추고 죽염가루를 뿌려서 지혈(止血)시킨 후 잘 묶어놓고 홍화씨가루를 복용하면 낫는다.

타박상을 입었거나 절골, 파골시 통증이 따르면 그것은 죽은피가 모이기 때문으로 연근, 당귀, 거유(去油)된 천궁 각1냥과 홍화 1돈을 달여 복용한 후, 통증 멎으면 홍화씨 3돈을 살짝 볶아 분말해서 생강차나 미음에 복용한다. 돌이 지나도 못 걷는 아이의 경우에는 홍화씨가루를 우유나 미음에 조금씩 섞어서 복용하면 된다. 또한 예컨대 발목관절이 골절된 경우에는, 먼저 정형외과나 접골사 등에 가서 뼈를 제자리에 잘 맞춘 다음 홍화씨분말을 먹고,

생지황과 치자를 함께 찧어서 식초 몇 방울 떨어뜨려 환부에 붙인 후 밀가루 반죽을 붙여서 꼭꼭 싸맨다. 홍화씨를 약간 볶아서 가루내서 가루 째로 먹거나, 홍화씨가루를 생강차에 타서 먹거나, 홍화씨가루 달인 국물을 죽염으로 간해서 정기적으로 복용한다면 평생 무병건강장수(無病健康長壽)의 묘법이기도 하다.

하지만 아는 것과 실천하는 것은 전혀 다르다. 어떤 촌로(村老)에 대한 우스운 얘기가 하나 있다. 그 분은 주변 사람들한테 "다리가 부러진 닭에게 홍화씨를 몇 알 던져줬더니 그것을 쪼아 먹고 나서 반나절도 지나지 않아서 다리를 절지 않더라!"라고 말했다고 한다. 그런데 그 후 정작 자신이 다리를 다쳐 매우 고생하면서도 홍화씨는 먹지 않았다고 한다. 자연의 진리는 멀리 떨어져 있는 것이 아니고 주변에 널리 깔려있는 것인데, 옆에서 보면서도 자신과는 아무런 관련이 없다고 지나쳐버리는 무관심이 문제이다.

여기서 설명한 것은 모두 토산품을 의미하지만, 경제성이 적어서인지 재배농가가 드물어 토산품을 구하기가 쉽지 않다. 외래산에 의존할 수밖에 없겠지만, 외래산의 경우에는 약효가 현격히 떨어진다는 것이 문제이다. 의약(醫藥)을 통한 부국(富國)을 위해서라도 국가의 지원이 절실하다. 인산 선생은 국가사업으로 항암약을 생산한다면 가장 빠른 기간 내에 부강할 수 있다고 했다(김일훈, 신약, 인산가, 2000, 123p). 전적으로 동감한다.

골병에 좋은 또 하나의 식품을 소개한다. 그것은 밤(=栗)이다. 밤은 철분(鐵分)과 수분(水分)을 적당량 함유하고 있으므로, 금장부(金臟腑)에 속하는 폐와 기관지 등의 기능을 강화시키고 뼈와 힘줄을 튼튼하게 한다. 밤을 구워서 먹으면 사람의 원기를 크게 돕고, 속을 따뜻하게 하며, 체내의 습기(濕氣)를 다스려 준다. 장기복용하면 비만, 고혈압, 저혈압, 동맥경화, 신경통, 관절염, 요통, 모든 심장병을 낫게 하며 기억력을 증진시켜 준다. 또한 중풍을 예방하고 노화를 방지하는 데도 좋은 효과가 있다(김일훈, 신약, 인산가, 2000, 85p).

♠사물탕 재료

숙지황 · 백작약 · 천궁 · 당귀 각 1돈 2푼 5리

♠사군자탕 재료

인삼 · 백출 · 백복령 · 자감초 각 1돈 2푼 5리

♠팔물탕 재료

사물탕 재료 + 사군자탕 재료

♠십전대보탕 재료

숙지황 · 백작약 · 천궁 · 당귀 · 인삼 · 백출 · 백복령 · 자감초 · 황기 · 육계 각 1돈

♠육미지황탕 재료

숙지황 5돈, 산약 3돈, 산수유 2돈 반, 백복령 · 택사 · 목단피 각 2돈

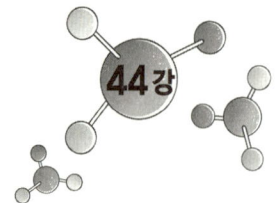

유근피·건칠피·벌나무

인산 김일훈 선생은 자연의 천연신약(天然神藥)으로서 초목류(草木類) 중에서 유근피(느릅나무뿌리껍질), 건칠피(옻나무껍질), 벌나무를 개발했다. 유근피는 종창약으로서, 건칠피는 암약재로서, 벌나무는 간병약으로서 개발했다. 이하에서 좀 더 자세히 살펴보겠다.

1. 유근피

인산 김일훈 선생이 일제 강점기에 항일운동을 하시면서 묘향산에서 20여 년간 숨어 살던 때가 있었다. 거기서 신기한 사실을 발견했다. 그 마을 사람들이 유별나게 건강하고 병 없이 장수하는 것을 보고 신비한 생각이 들어 알아보았더니, 그 마을 사람들은 유피(楡皮=느릅나무껍질)와 유근피(楡根皮=느릅나무뿌리껍질)를 늘 먹고 있다는 사실을 알고 느릅나무에 대해서 연구하고 임상하게 된 것이다. 즉 그들은 유피를 벗겨 율무가루와 섞어서 떡도 만들어먹고 옥수수가루와 섞어서 국수도 눌러 먹는 것이었다. 그들은 상처가 나도 일체 덧나거나 곪지 않았고, 난치병은 물론 잔병조차도 앓는 일이 거의 없었다는 것이다.

종창약(腫脹藥)은 대개 암치료약으로도 쓸 수 있다. 최고의 종창약은 토산

웅담, 사향, 산삼가루, 녹용가루 등이지만 그 다음으로는 바로 여기서의 유근피를 꼽을 수 있다. 이들은 모두 암을 사전에 예방할 수 있는 양약(良藥)들이다. 악성 종창을 통증 없이 낫게 하는 것으로는 유근피가 가장 좋다고 한다. 유근피에는 강력한 진통제가 함유되어 있고 살충효과까지 높은 반면에, 약의 일반적인 속성이라고 할 수 있는 중독성이 없기 때문에 장복해도 무방한 신약이다.(김일훈, 신약, 인산가, 2000, 66p).

유근피의 약성(藥性)에 대해서 인산 선생이 발견하고 임상해 본 것을 요약한다면, 유근피는 목성(木星)인 세성정(歲星精)으로 화생된 악성종창약(惡性腫脹藥)으로서, 비위병, 각종궤양, 부종, 수종, 등창, 후발종(後髮腫), 견창, 둔종, 음낭암, 복창(腹脹), 순종(脣腫), 비종(鼻腫), 지종(肢腫) 등 각종 악종(惡腫), 직장암, 항문암, 음저창, 음저창원인의 자궁암 등 난치병에 유근피 날 것을 찧어 붙이고 말린 유근피 가루를 가스명수로 상복하면 된다. 부종(浮腫)의 경우는 하루 10숟갈 이상을 복용하면 된다. 속효(速效)를 위해서는 오리 1마리에 차전자(질경이씨=이뇨제)볶아서 분말한 것 1근과 금은화 반근을 함께 넣고 푹 달여 겸용하면 좋다고 한다(김일훈, 신약, 인산가, 2000, 67p).

밤은 대보원기(大補元氣)하고 보음보양(補陰補陽)하며 장근골(壯筋骨)하며 신·방광(腎膀胱) 치료제이기도 한 영양식품·장수식품이다. 날밤을 살짝 으깨어 2-3일간 말린 뒤 껍질 벗기고 분말한 후 유근피 가루나 유피가루 36냥과 밤 가루 100냥 비율로 혼합하여 반죽해서 유피밤떡을 해먹거나, 보리차에 무오가리를 넣고 유피국수 말아서 양념해서 복용하면, 위궤양, 비위병, 위장병, 폐결핵, 폐병, 신장염, 대장염, 요도염, 방광염, 변비, 어혈, 신경통, 요통, 관절염, 암, 고혈압, 저혈압, 중풍, 동맥경화 등 난치병을 치료하고 노쇠를 예방한다고 한다.

또한 유근피는 신장약으로서 신장염과 방광염의 선약이며, 오장육부의 세포가 둔화마비 되어 염증(炎症) · 통증(痛症) · 장종(腸腫) · 옹종(擁腫) · 종창(腫脹)에 유근피 가루를 무시로 복용하면 특효이다(김일훈, 신약본초 후편, 인산가, 2009, 557p). 모든 종처에 유근피를 생으로 찌어서 붙이고 자주 갈아 붙인다. 부증, 부종, 수종, 황수종(黃水腫)에는 유근피 가루를 복용한다. 선약(仙藥)이다. 위궤양, 식도궤양, 장궤양, 치질, 종처 등에도 유근피 가루를 당처에 붙이고 반창고를 붙여두고 자주 갈아붙인다(김일훈, 신약본초 후편, 인산가, 2009, 557p).

결국 유피 · 유근피는 극강한 거악생신작용(去惡生新作用)이 있는 만병통치식품이고, 벌나무와 더불어 간병(肝病)의 영약(靈藥)이며, 입에 물고 있으면 거품 나는 것이 진품(眞品)으로서 효과는 웅담과 비슷한 신약(神藥)이다.

2. 건칠피

필자가 옻나무에 대해서 기억하는 것으로는, 옻이 오르면 고치기 힘들므로 조심해야 한다는 것뿐이다. 하지만 인산 김일훈 선생에 의하면, 각종 암과 난치병 치료에 있어서 옻은 산삼(山蔘)에 비견될 만큼 중요하고 효과도 탁월하다고 한다. 또한 옻은 가장 훌륭한 방부제이며 살충제이므로 암의 근치를 위해서는 반드시 쓰여 진다. 옻독에 의해서 소멸된 암균은 다시 되살아나지 못하고, 중화된 옻독은 인체의 색소를 파괴하지도 않는다고 한다. 옻은 간에서는 어혈약(瘀血藥)되어 염증을 다스리고, 심장에서는 청혈제(淸血劑)되어 모든 심장병을 치료하며, 위장에서는 소화제(消化劑), 폐에서는 살충제(殺蟲劑)되어 결핵균을 멸하며, 콩팥에서는 이수약(利水藥)되어 오장육부의 여러 병을 다스린다. 온몸의 신경통, 관절염, 피부병 등에도 선약이다(김일훈, 신약, 인산가, 2000, 72p). 결국 참옻나무는 암과 난치병의 신약(神藥)으로서, 비위병과 신적(腎積)의 주장약이며, 늑막염, 골수염과 신장염의 양약이고, 모든 부인병과 모든 신·방광병을 치료하기도 한다.

　결국 옻나무는 이독공독(以毒攻毒=독으로 독을 공격함)하는 만병통치(萬病通治)의 선약으로서, 구명활인(救命活人)하고 무병장수(無病長壽)케 하고 부패를 방지하는 신약이다. 옻속의 독기(毒氣)가 인체의 병독을 소멸케 하고, 생기(生氣)는 온갖 질병을 다스려 무병장수케 하는 것이다. 참옻나무 진액은 사람 몸의 색소를 보존하고 부패를 방지하며 모든 질병을 다스리는 데도 최고의 양약이 된다. 옻은 조열(燥熱)한 약이지만 닭 또는 오리로 조화시키면 위험은 별무하다. 체질에 따라 오리가 좋은 사람도 있고 닭이 좋은 사람도 있으므로 경험해보면서 사용하면 될 것이다. 옻에는 살충(殺蟲)·파적(破積)·해독(解毒)·파혈(破血)·청혈(淸血)·장근골(壯筋骨)·통기모공(通氣毛孔)의 작용이 있으므로 많이 복용할수록 심장병에도 좋다. 다만 옻 복용시, 피주사는 위험하므로 절대로 금기사항이라는 것을 잊어서는 안 될 것이다.

　옻에 대해서 얘기하면서 빼놓을 수 없는 것은 옻오를 때의 대책이다. 건칠피(=마른 옻껍질)를 복용할 때 피주사를 금기해야 하고, 몸의 상처 부위에 옻진액이나 삶은 물이 닿아도 위험하다. 또한 옻독은 심장마비가 생기기 쉬우므로 극히 주의해야 한다. 옻독은 들기름 및 모든 동물들과 조화된다. 따라서 옻은 반드시 기름기 있는 오리, 닭, 개, 염소, 돼지 등과 함께 달여 먹어야 안전하다(김일훈, 신약, 인산가, 2000, 287p). 옻이 오르는 사람도 건칠피를 닭, 개, 토끼, 오리에 넣어 먹으면 옻이 올라도 괜찮다. 얼마 가지 않아서 없어진다. 다만 O형은 옻이 지독하게 오르면 심장마비로 사망하기도 하므로 주의해야 한다. 여러 가지 주의를 다 했는데도 옻이 오를 때는 황태 5마리를 푹 삶아서 국물, 건더기를 모두 먹거나, 백반이나 녹반을 물에다 진하게 타서 바르면서 복용해야 한다. 한편 옻나무는 유독성(有毒性)이지만 아편과 유황으로 제독(除毒)하면 선약(仙藥)이 된다. 옻나무 뿌리에 해마다 봄이면 유황을 흘치고 아편 싹을 서너 개씩 접붙여서 옻약을 콩알같이 알약으로 만들어 10-15개씩 닭 고운 물에 복용하면 좋다. 각종 암, 난치병, 심장병, 간장병, 신장병, 위장병, 폐병에 최상의 선약이다(김일훈, 신약본초 전편, 인산가, 1999, 508p).

옻을 이용한 약재는 다음과 같다(김일훈, 신약, 인산가, 2000, 74 · 78p).

(1) 비위병

마른 건칠피 5근, 맥아초 · 신곡초 각 3근, 공사인초 · 백출(쌀뜨물에 하루 저녁 담가서 기름 뺀 후 살짝 볶음) · 금은화 · 산사육 · 인삼 각 2근, 계내금초 1근, 원감초포 · 건강포 각 반근, 경포부자 5냥, 황구나 흑염소 중 하나를 한 데 넣고 오래 달인 뒤 엿기름을 첨가해서 조청을 만들어놓고 복용한다. 이 때 원감초 3돈, 백단향 1냥, 자단향 · 생강 각 5돈을 달인 물에 죽염 1돈 5푼과 함께 복용하면 더욱 좋다. 비위암은 초기증에 한해서 복용한다. 이는 소음인(B형)의 처방으로서, 태음인(A형), 태양인(AB형)은 인삼, 부자 빼고 상록용 3냥을 가미하고, 소양인(O형)은 인삼, 부자 빼고 익모초 5냥, 석고 · 원감초 각 반근을 가미한다.

(2) 신 · 방광병

집오리 1마리를 오래 달여서 식힌 후 기름 걷어내고 더운 물을 더 붓는다. 여기에 건칠피 1근 반, 금은화 1근, 다슬기 큰1되, 이근피(李根皮) 1근 반을 넣고 오래 달여서 건더기 버리고 국물만 먹는다.

(3) 심장의 적병(積病)

커다란 토종닭 1마리를 오래 달여서 식힌 후 기름 걷어내고 더운 물을 더

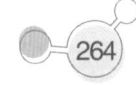

붓는다. 여기에 건칠피를 옻오르는 진정 소양인은 반근, 태양인과 태음인 소음인 중에서 옻오르는 사람은 1근, 옻오르지 않는 사람은 1근 반을 넣어서 오래 달여서 건더기 버리고 국물을 복용한다.

(4) 수종 · 부종 · 신장염

위의 방법처럼 집오리 1마리, 건칠피 1근, 상백피 1근, 금은화 1근, 소적두(小赤豆=이팥) 1되를 달여서 복용한다. 또는 집오리1마리, 다슬기 큰1되 달여서 국물을 복용한다.

(5) 자궁암 · 적대하 · 백대하 · 황대하

집오리 1마리, 건칠피 · 금은화 각 1근을 넣고 오래 달여서 찌꺼기 버리고 국물 1되가량 되게 해서 유황으로 법제한 금단을 50알씩 복용한다.

(6) 유방암

집오리 1마리, 건칠피 · 금은화 각 반근, 포공영 1근을 넣고 달여서 그 국물을 하루 3번 식후 30분 후에 복용한다.

(7) 부인의 장위병 · 폐병 · 관절염 · 신경통

묵은 토종 장닭 1마리, 건칠피 1근, 나복자와 백개자 볶은 것 각 1근, 볶은 살구씨 1근, 금은화 반근, 토종마늘 1접을 한데 두고 달여서 하루3번 복용한다.

3. 벌나무

벌나무는 간암, 백혈병(白血病), 간경화, 간옹(肝癰), 간위(肝痿) 등 모든 간병을 다스린다. 맛이 담백하고 약성이 따뜻한 청혈제(淸血劑), 이수제(利水劑)로서 간의 온도를 정상화시키고 수분배설이 잘되게 하므로 모든 간병의 주장약이다. 잎·줄기·가지·뿌리 모두가 약용이다. 하루 1냥(=37.5그램)씩 달여서 아침저녁으로 달인 물을 복용한다. 만일 벌나무가 없으면 노나무로 대용하는데, 노나무로 대용할 때는 O형은 부작용을 주의해야 하며, 다른 형이라도 점차로 복용량을 서서히 늘리는 것이 안전하다.

간에 좋다고 하면 우리는 헛개나무를 머리속에 떠올리게 되지만, 인산 김일훈 선생의 책에는 그에 관한 정보가 없다. 왜 그런지 필자는 자세히 모르겠다.

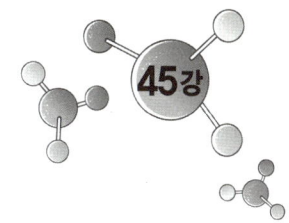

폐·기관지병 치료하는 토종무요법

상강(霜降)이 지나 서리를 맞은 무는, 날로 먹어도 채독(菜毒)도 오르지 않으면서 맛있고, 무김치를 담가먹거나 겨울에 동치미를 담가 먹는 맛은 그대로 꿀맛이다. 잘 익은 총각무 김치는 거기에 고추장과 참기름 한 숟갈 있다면 밥 한 그릇 정도는 그 자리서 뚝딱하게 만든다. 병신이 육갑을 떠는 데는 장소를 가리지 않고, 호랑이도 무식하면 강아지만도 못하다는 말이 있듯이, 의학을 연구하기 전에는 '무는 흰색계통이므로 폐에는 좋겠구나!' 라는 정도로만 생각했었다. 알고 보니 폐·기관지병을 넘어 만병통치약이었다. 마치 현대 영양학에서 오로지 물질을 분석하여 성분이나 칼로리만 따지다보니, 똑같은 물이라고 해도 생수와 잠깐 끓인 물과 계속 끓인 물인 백비탕(白沸湯)이 그 성분이 똑같다고만 생각했었고, 산조인(酸棗仁)은 날 것으로 쓰면 각성제(覺醒劑)되어 잠이 오지 않고, 검어질 때까지 잘 볶아서 쓰면 신경안정제(神經安靜劑)되어 잠도 잘 오고 위장기운도 돕는다는 것을 알 수 없었던 것과 같다. 예컨대 처음부터 물에 열무 넣고 끓이는 것과, 끓고 있는 물에 열무 넣어 살짝 데치는 것과는 그 효과가 전혀 다른 것이다.

무와 열무는 산삼분자를 함유하고 있다(김일훈, 신약, 인산가, 2000, 80·339p). 무는 밀의 독성을 풀어주는 성분이 들어있고, 또한 전분을 분해하는 아밀라제라는 효소가 들어있어 쌀밥에 곁들여 먹으면 소화도 잘 된다. 그 외에도 산화효소나, 요소를 암모니아로 분해하는 효소, 그리고 인체에 해로운 과산화수소를 물과 산소로 분해하는 카탈라제라는 효소 등 인체 생리에 중요한 작용을 하는 효소가 많다. 또한 무는 단백질, 비타민C 등이 풍부하다. 특히 비타민C는 무의 파릇한 윗부분에 더 많은데, 무에는 이 비타민C가 밀감 다음으로 많이 들어있다. 무청 역시 칼슘, 비타민A, 비타민B1, 비타민B2, 비타민C등 영양가가 매우 높다. 무의 약간 달콤하고 시원한 맛은 포도당이 주성분이고, 매운 맛은 유황화합물 때문이다. 무 속의 비타민C나 효소는 열을 가하면 파괴되므로 날로 먹는 것이 좋다. 무청을 따로 모아 말려둔 것을 시래기 또는 우거지라고 하는데, 겨울에 된장국을 끓이거나 보름나물을 만들 때 요긴하게 쓸 수 있다. 맛이 구수하고 시원하여 서민들이 많이 즐기는 음식이다.

무는 폐경(肺經=폐를 주관하는 경락)과 위경(胃經=위를 주관하는 경락)으로 귀경(歸經=돌아감)하는 식품으로서, 폐·기관지병을 예방·치료하고, 공해독, 주독, 화독(火毒), 원기회복, 진해거담(鎭咳祛痰=기침을 멎게 하고 담을 제거함), 폐렴, 화상(무즙을 바름), 소화기능, 급체, 목쉼, 소갈, 설사, 코피, 두통, 변비, 소변불통 등 거의 모든 병을 치료하며, 또한 무는 알칼리성 식품이므로 밥, 떡, 생선, 고기 등과 함께 먹으면 산성식품을 중화하는 기능도 가지고 있다. 겨울에 추위를 많이 탈 때, 무 밑동 윗부분 중간을 파내고 토종꿀 몇 숟갈 넣어 볏겨 불에 오래 구워 먹으면, 겨우내 추위를 모르고 지내게 된다고 한다(김윤세, 한 생각이 암을 물리친다, 인산가, 2002, 142p). 과음한 후에 날무를 먹거나 생즙을 내서 마시면 주독(酒毒)이 빨리 풀리고, 부자나 초오 같은 독초를 먹었을 때도 무나 무즙을 먹으면 해독된다. 이렇듯 무는 비위(脾胃)를 보(補)하고, 소화불량을 치료하며, 몸을 윤택하게 하고,

피부를 곱게 하며, 정신을 맑게 하고, 관절염과 신경통을 예방하며, 경골제(硬骨劑), 근골강화제(筋骨强化劑)이기도 한 무병장수식품(無病長壽食品)이다. 지금부터 그렇게 엄청난 무에 대해서 무절임식, 무엿, 열무 등의 순서로 자세히 알아보겠다.

무를 죽염에 하루 절군 후에 다음날 먹어보면 구수하다. 이것이 무절임식인데, 이는 임파선암, 위염, 위궤양, 장궤양, 소화촉진제, 염증, 상처생긴 궤양증 등에 좋다. 생강과 마늘을 넣어 먹으면 가히 만병통치약이 된다. 1개의 무게가 500~600g되는 동그란 가을무100근을 껍질 벗기지 말고 채 썰어 간수 빠진 천일염이나 죽염 10근에 절인다. 여기에 생강과 마늘 각각 35근을 즙낸 것과, 잘 볶아서 가루 낸 신곡(누룩)과 맥아(엿기름)와 백개자 각각 3.5근, 검어질 때까지 볶아서 가루 낸 산조인 3.5근을 함께 넣고 잘 섞어서 하루를 재우게 되면, 생강과 마늘의 힘에 의해 중화되어 훌륭한 약품으로 거듭나게 된다. 수시로 국물과 건더기를 먹는다. 무절임식은 위궤양과 위암을 비롯한 각종 암을 물리치는 신약으로 쓰여 졌는데, 이것을 병증이 심한 위암환자가 먹으면 구토나 설사를 하게 된다. 위암환자가 구토하거나 설사하면 거품이 나오게 되는데, 이는 위암을 다스려간다는 리바운드현상이므로 먹을 수 있을 만큼 먹는 것이 좋다.

이 무절임식은 비단 암환자 뿐만 아니라 항상 발암요인을 안고 살아가는 모든 현대인들이 담가두고 먹는 것이 좋을 것이다. 불면증에 시달리는 신경쇠약증에도 좋고, 기억력을 증가시키며 피로회복, 질병예방, 건강유지에도 좋다(김윤세, 한 생각이 암을 물리친다, 인산가, 2002, 190p). 무를 가늘게 채 썰어서 죽염으로 24시간 짜게 절여 기계에다 꼭 짜면 물이 많이 나온다. 그 물과 죽염, 난반을 배합해서 조금씩 먹으면 위궤양, 위암, 늑막염이 낫고, 무를 죽염으로 절일 때 백개자, 행인을 구워서 곱게 분말해서 넣고 절인 후,

기계에 꼭 짜서 죽염과 난반하고 먹으면 폐암도 낫는다(김일훈, 신약본초 전편, 인산가, 1999, 614 · 615 · 848p).

다음으로는 무엿을 만들어 수시로 복용하는 방법이다. 무엿은 날이 갈수록 심각해져가는 공해독의 해독은 물론 해수, 천식, 폐렴, 폐암, 폐결핵을 비롯해서 폐와 기관지의 모든 병에 탁월한 효과를 내는 약물이다. 1개의 무게가 500-600g되는 동그랗고 맵고 작고 야무진 가을무와 질 좋은 배추 각각 100근에 생강과 크고 작은 마늘 각각 35근, 불에 잘 볶은 백개자(=겨자), 공사인 각각 5근 반, 물에 담가 불려서 붉은 속껍질 벗기고 바싹 말려 흰색이 노랗게 될 때까지 불에 잘 볶은 행인(=살구씨) 5근 반, 검어질 때까지 볶은 산조인 5근 반을 함께 넣어 생수를 적당히 넣은 다음, 섭씨 100-350도의 불로 조청처럼 될 때까지 달인 뒤 엿기름을 두고 삭혀서 엿을 만드는 것이다. 엿을 달일 때 유기농설탕을 적당량 가미하여 맛을 돋워도 좋다. 참고로 백개자와 행인은 무 성분을 도와 소화가 잘 되게 하고, 가래를 삭게 하는 작용을 통해서 폐와 위를 튼튼하게 하는데 기여한다. 공사인은 위장의 기능을 돕는 소화제로 작용한다. 백개자와 행인의 거담작용(祛痰作用=담을 제거함)은 늑막염의 치료에 많은 도움을 준다. 간병, 위장병, 폐병, 불면증 모두에 좋다.

다음은 열무이다. 어린 열무는 감로정이 화한 산삼분자가 함유되어 있다. 열무를 자정수(子正水)의 백비탕에 데쳐서 장복하면 무병장수(無病長壽)하고, 삼단호흡법(三檀呼吸法)에 능통하면 신선(神仙)이 된다고 한다. 자정수나 새벽4시 경의 샘물을 한참 끓인 후 거기에 열무를 살짝 데쳐서 찬물에 담가 사용한다. 찬물에 넣고 끓이면 수화상극(水火相剋)의 원리에 따라 감로정, 산삼분자, 황밀성분 등이 소멸되므로 주의해야 한다. 열무를 백비탕에 살짝 데쳐서 냉수에 담그면 감로정의 힘으로 청색이 더욱 푸르게 되는데(김일훈, 신약, 인산가, 2000, 81p), 이것을 장복하면 보양제(補陽劑)가 되고 시력(視力)·청력(聽力)·기억력(記憶力)이 발달하여 총명한 재사(才士)가 된다. 백비탕에 데친 열무는 수중(水中)의 정기(精氣)와 화중(火中)의 신기(神氣)가 화한 토령(土靈)이 열무로 합성되어 이뤄진 만병통치의 영약(靈藥)인 것이다. 신선되는 선약(仙藥)인 금단(金丹)의 대용식품이다.

열무는 우주의 뭇별 가운데 금기(金氣)를 주재하는 태백성 정기를 받아 자라는 식물로서 오약초(五藥草=인체의 오장육부의 병을 치료하는 약)이고, 오신초(五神草=오장의 신(神)을 돕는 약)이며, 신체허약자의 원기를 회복시키는 최상의 보양제로서, 비위(脾胃)와 간담(肝膽)을 강화시키고, 동맥경화. 고혈압.저혈압.신경통.요통.이명증 등을 치료하며, 시력·청력·기억력을 향상시킨다(김일훈, 신약, 인산가, 2000, 81p). 수험생에게는 특별히 좋은 식품이다. 다만 열무는 자랄수록 약성이 줄어들기 때문에 적당한 시기에 뽑아서 쓰는 것이 좋다. 갓 나온 열무는 잎이 7잎일 때까지는 유황성분의 보양성분(補陽性分)만 받아들여 공해 없는 순수한 보양제이지만, 8-9잎이 지나면 차츰 잎 속 털구멍의 흡수력이 고도로 발달하여 유황의 독성과 공해독 까지 받아들이므로 약용이 될 수 없다는 점을 주의해야 한다. 열무를 날로 먹기에 가장 좋은 시기는 양력 11월이다. 그런데 유황을 뿌려서 키운 열무는 산삼과도 같다고 한다. 황토 1평에 화공약품 유황가루 5홉을 고루 뿌리고 비료를 적당히 뿌리면 중화되는데, 거기에 열무 씨를 뿌려서 생장 후 겉잎이 7엽이면 식용이 된다. 3회 수확 후에는 유황가루를 다시 뿌려야 한다. 국민건강을 위해서 유황열무가 광범하게 재배되기를 소망한다.

호흡기병의 치료에는 토종무요법 이외에도 단전호흡법과 호두기름요법이 있다. 시간이 허용하는 대로 가능한 자주 오래 동안 단전호흡을 하면, 특별한 약을 사용하지 않고도 폐·기관지병은 1-3개월 안에 치유된다고 한다(31강 참고). 또한 폐·기관지염에는 호두기름을 식전에 한 숟갈씩 복용하되, 수시로 조금씩 계속 복용하는 것이 좀 더 효과적이다(김윤세, 한 생각이 암을 물리친다, 인산가, 2002, 128p). 한편 은행은 해수, 천식, 폐렴, 폐암, 결핵,기관지염, 늑막염 등에 좋고, 행인(杏仁=살구씨) 역시 폐와 기관지의 모든 병을 다스린다. 호두살 2되, 은행 2큰되, 살구씨 1되를 한데 두고 절구에 살짝 찧어 밥 위에 얹어 쪄서 말리는 것을 3번 반복 후 다시 볶아 기름을 낸다. 그 기름에 소 혓바닥(남자는 암소, 여자는 수소) 1개를 2-3미리 정도 두께로 얇게 저민 후 프라이팬에 위의 약기름을 적당히 두고 오래 볶아서 완전히 익힌 후, 매 식사 전 30분에 조금씩 복용한다. 나을 때까지 여러 번 반복한다(김일훈, 신약, 인산가, 2000, 141p). 효과는 신속하다. 보조약으로 가미절채보폐탕을 겸복하면 더 좋은데, 소아의 경우는 약기름 만으로도 치료가 가능하다. 치료 중에는 복용 전후 1주일 정도 술과 여자, 돼지고기, 닭고기, 오이를 금기하는 것이 필요하다. 수분섭취도 가능한 절제하는 것이 좋다. 소화불량자는 배즙에 죽염간장을 동일비율로 섞어 식초를 1/5비율로 쳐서 소 혓바닥을 찍어 복용하면 좋다.

♠가미절채보폐탕 재료

별갑(초) 4근, 적하수오 · 백하수오 각 1근, 지율분 · 상백피 · 맥문동(거심) · 신곡(초) · 맥아(초) · 인삼 · 백미(白薇) · 하초동충 · 행인(껍질까고 뾰족끝을떼버린후 볶은것) 각 반근, 상녹용 반근(없으면 빼도됨), 도인(껍질벗겨볶은것) 3냥, 숙지황(상품) · 산약 각 1근, 산수유 반근, 백복령 · 택사(상품) · 목단 각 5냥, 마른옻껍질 3근, 백개자(초-없으면 황개자) 2근, 오미자 반근, 생죽 10센티이내 길이로 썬 것 1큰되, 왕대추 1되, 생강법제한 오공(지네) 5냥

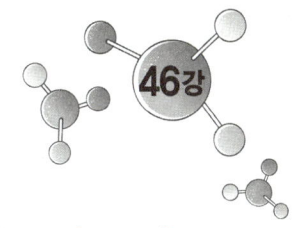

생명력을 강화시키는
죽염김치요법

죽염김치는 특별히 인위적인 노력을 하지 않으면서 자연스럽게 식생활 속에서 환자들 자신도 모르는 가운데 병이 호전되고 치료됨은 물론, 일반인도 영원히 건강을 보존하고 질병을 예방할 수 있는 신비한 음식물이다. 죽염김치는 일반 김치에 비해서 조금 짜게 담그는 것이 좋다. 무와 배추는 천상(天上)의 두성정(斗星精)과 벽성정(壁星精)을 응하여 화생한 채소로서, 잘만 이용하면 인체에 매우 유익한 음식물이 된다. 무는 죽염에 절이면 우수한 소화제이자 거악생신제(去惡生新劑=나쁜 것을 없애고 새것을 만드는 약)가 되고, 오이와 배추도 죽염에 절이면 해독제가 되고 수분을 잘 통하게 하며, 무와 합세하여 소화력을 증강시키는 작용도 한다(김일훈, 신약, 인산가, 2000, 47p). 또한 배추는 소화불량에 좋고 소변을 잘 통하게 하며 음식 독을 풀어준다. 배추의 뿌리는 백개자를 노랗게 볶아 분말해서 생강과 함께 3가지를 엿 달여 조청 만들어 먹으면 노인의 해수와 천식에도 영약이 된다.(김일훈, 신약, 인산가, 2000, 339p).

요컨대 죽염김치는 토종무와 죽염의 약성을 합성하고, 거기에 현대병에 면역력을 길러주는 몇 가지 약재를 섞어서 발효시킨 식품이다. 토종무 속에는 암세포를 소멸시키는 약성이 있음에도 불구하고, 무의 매운 맛을 내는 성분 속에는 미량의 독성이 있어서 무를 죽염으로 절임으로써 법제하는 것이다. 무를 죽염에 절여두면 염분이 무 속으로 들어가 특유의 살균과 삼투작용으로 수분을 빼내고 미생물의 번식을 억제한다. 대신 그 자리에 파, 마늘, 고추, 생강 등 각종 양념의 약성분이 침투하게 하고, 그 속에서 염분을 좋아하는 미생물의 번식을 돕는다. 하루쯤 절였다가 다음 날 국물을 떠먹어보면 매운 맛도 싹 가시고 구수한 맛이 나는데, 그것은 죽염 속의 핵비소 성분이 무속의 매운 맛을 내는 데 들어가서 그 독성을 빼내고 자신도 중화되기 때문이다(김윤세, 한 생각이 암을 물리친다, 인산가, 2002, 206p).

옛날에는 음력 3-4월에 생산된 우리나라 백령도의 굵은 소금을 제1로 쳤다고 한다. 그런 천일염을 가마니에 넣고 밑에 나무를 받쳐 간수가 빠지게 한 후, 오염되지 않은 무, 오이, 배추에 그 천일염으로 김치를 담가 먹으면 그 자체로 보약이었다. 하지만 지금은 무, 오이, 배추는 물론이고 바다까지 오염이 심하여, 일반 김치로는 도저히 그 약성을 기대하기는커녕 오히려 독성이 우려되는 실정에 이르렀다. 농약으로 찌든 재료에다가 화학조미료와 정제된 소금을 잔뜩 집어넣어 만든 김치가 어떻게 약이 될 수 있겠는가? 그래서 신약김치라고도 불리는 죽염김치가 필요하게 된 것이다. 더구나 지금은 천일염을 생산하는 업자도 점차 감소하고 있다는 소식까지 들리고 있으니, 참으로 가슴 아픈 일이다. 국민건강을 위해서, 그리고 의약부국(醫藥富國)을 위해서 국가적 차원에서 특단의 대책이 필요하다고 생각한다.

여기서 잠시 〈인산의학〉의 후계자인 김윤세 회장의 죽염김치의 조건에 대해서 간략히 알아보겠다(김윤세, 한 생각이 암을 물리친다, 인산가, 2002, 192 · 193p). 첫째로는 주재료가 건강해야 한다. 생산자 농민과 직거래로 구입하는 방법 등을 생각할 수 있을 것이다. 둘째로, 화학조미료를 사용해서는 안 된다는 것이다. 젓갈의 감칠맛을 흉내 내는 인공 아미노산의 유혹에 넘어가서는 안 된다. 셋째로, 인공 감미료도 넣어서는 안 된다. 백설탕이 건강에 얼마나 해로운 가는 따로 설명할 필요조차 없겠지만, 젓갈 양념을 첨가하면 김치 특유의 감칠맛이 돌기 때문에 설탕을 넣어야 할 이유도 없다. 넷째로, 흰소금도 넣어서는 안 된다. 거의 100% 염화나트륨으로 정제된 흰소금은 각종 미네랄이 결여되어 있어, 그저 짜기만 할뿐 약성이 없다. 채소의 독성을 뽑아내는 기능도 하지 못한다. 다섯째, 김치를 충분히 발효시켜야 한다는 점이다. 항암작용을 하는 대부분의 식품이 발효식품이라는 것을 기억할 필요가 있다. 김치를 충분히 숙성시켜야 김치 특유의 감칠맛도 나고, 양념의 약성이 골고루 스며들어 제 역할을 하게 되며, 그 과정에서 각종 독을 뽑아내게 되는 것이다. 풋김치는 발암물질인 나이트로스아민의 생성과 관계가 깊다는 것을 인식해야 한다. 여섯째로 파, 마늘, 생강, 고춧가루는 김치 속에 들어가 그것이 약이 되게끔 하는 역할을 하기 때문에 충분히 첨가해야 한다. 특히 질 좋은 고춧가루는 충분한 양을 첨가해야 하는데, 이는 고추가 김치를 통해서 살아있는 비타민을 흠뻑 섭취할 수 있게 해주고, 김치의 신선도를 유지시켜주며, 체내에 흡수되어 건강에 해로운 콜레스테롤을 배출시켜주기 때문이다.

죽염김치요법에는 죽염무김치, 죽염무오이김치, 죽염무배추오이김치 3가지가 있으므로 그 중에서 하나를 골라 쓰면 된다. 죽염김치는 일반인의 건강 유지는 물론 암환자 등 수술 후 체력이 극도로 떨어졌거나 병마와 싸우고 있는 사람에게는 더없이 좋은 약이다.

첫째로 죽염무김치이다. 토종무 10근을 깨끗이 씻어 물기를 없애고 채칼로 가늘게 썬 다음 1근 정도의 죽염가루를 뿌려 약24시간 절인다. 여기에 생강과 대추 각 1근, 대원감초 5냥을 푹 삶은 물에 죽염가루를 타서 조금 짜게 간을 맞춰 붓고, 파, 마늘, 생강, 고추를 적당량 찧어 넣고 모두 한데 버무려 먹는다. 위암, 위궤양, 위하수, 소화불량, 십이지장암, 대장암, 소장암, 식도암, 식도염, 각종 장의 궤양 등 만병의 예방·치료에 좋다. 건강유지에도 필수적이다.

둘째로 죽염무오이김치이다. 무 10근, 오이 1근을 소금물로 깨끗이 씻어 물기 없앤 다음 가늘게 썰어서 죽염 1근 정도를 뿌려두고 약 24시간 절인다. 여기에 생강과 대추 각 1근, 대원감초 5냥을 푹 삶아 그 물에 죽염을 짤 정도로 넣어 간을 맞추고, 파, 마늘, 생강, 고추를 적당량 찧어 넣고 모두 한데 버무려 먹는다. 폐결핵, 폐렴, 폐암, 기관지염, 기관지암, 폐선염,폐선암 등 각종 폐·기관지병에 좋고, 공해독의 해독제로도 매우 우수하다. 폐암 등 중환자의 경우에는 유황오리와 금은화, 포공영, 유근피를 달인 물과 함께 먹으면 더욱 좋다.

셋째로 죽염무배추오이김치이다. 무와 배추 각 5근과 오이 1근을 소금물로 깨끗이 씻어 물기를 없애고 가늘게 썬 다음 죽염 1근 정도를 섞어 약24시간 절인다. 다슬기 큰되로 1되, 생강과 대추 각 1근, 대원감초 5냥을 푹 삶아 물 내서, 그 물에 죽염을 짤 정도로 넣어 간을 맞추고, 파, 마늘, 생강, 고추를 적당량 찧어 넣고 모두 한데 버무려 먹는다. 신장염, 신장암, 방광염, 방광암 등 각종 신·방광병과 간염, 간암, 담낭염, 담낭암 등 각종 간·담병 환자들에게 특별히 좋다.

여기까지가 인산 김일훈 선생의 세계적인 명저『신약』에 나온 설명이다(김일훈, 신약, 인산가, 2000, 46·47p). 죽염무김치는 소화계통에 좋은 약이고, 죽염무오이김치는 폐·기관지병에 좋은 약이며, 죽염무배추오이김치는 신·방광병과 간·담병의 약이다. 하지만 재료나 담그는 방법 등을 비교 검토해보면 죽염무배추오이김치는 신·방광병과 간·담병 뿐만 아니라, 소화계병과 폐·기관지병에도 좋은, 명실 공히 만병통치의 최고의 명약임을 알 수 있다.

　다만 위에서 지금까지 설명한 죽염김치요법은 인산 김일훈 선생의 설명과 약간 다른 점이 있다는 것을 지적하지 않을 수 없다. 즉 선생의 저서 『신약』에서는 파, 마늘, 생강, 고추를 찧어 넣고 버무리라는 설명이 없다. 그것은 좀 더 깊은 맛을 내기 위해서는 파, 마늘, 생강, 고춧가루가 들어가는 것이 좋지 않겠냐는 필자 나름대로 생각이고, 또한 그들 재료가 들어간다고 해서 다른 재료의 약성이 약화될 것 같지도 않았으며, 나아가서 인산 선생의 저서 『신약』의 다른 곳에서는 '파는 흥분제, 보양제므로 생강에 중화시키면 해독작용을 하고, 고춧가루를 가미하면 신경통 예방제가 되며, 무를 밭마늘에 중화시키면 가장 훌륭한 식품의 하나가 된다. 마늘 1접을 준비하여 반접을 구워서 날것과 합쳐 죽염에 절여 김치 담그면 최상의 약김치가 된다(김일훈, 신약, 인산가, 2000, 339p)는 설명도 있는 점 등을 고려해서 필자가 임의로 추가한 내용이다. 만일 필자의 생각이 짧았다면, 인산 김일훈 선생께 머리 숙여 사죄드린다.

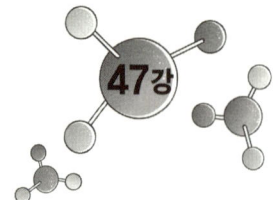

공해독 다스리는 생강감초탕요법

질병의 황제라면 뭐니 뭐니 해도 암이다. 전체 사망자의 약 20%가 암으로 세상을 떠나고 있는 실정이며, 암에 걸렸다는 진단이 내려지자마자 벌벌 떨다가 사망하기도 한다. 그런데 세계적인 대가들의 견해에 의하면 그 암의 원인이 독극물이라는 것이 통설이다. 일본의 니시카츠조 선생이나 한국의 인산 김일훈 선생의 입장도 마찬가지이다. 인산 선생도 '병이란 인체에 불순물이 침입한 것이고, 병에 독기가 합성된 것이 암이다' 라고 말한 바 있다. 공해독, 화공약독 등 독극물에 절여진 세포가 기능혼란을 일으켜 썩어가면서 혈액순환장애 등 신진대사의 장애를 일으키게 되는데, 오늘날의 암, 고혈압, 당뇨병, 심장병, 신장병, 뇌졸증 등 난치병은 모두 바로 그 신진대사 장애병이라는 것이다. 그러한 독극물은 인간의 정신까지 타락시켜, 오로지 심심하다는 이유로 지나가는 사람을 죽이기도 하고, 국가간에는 대규모 살육전쟁을 벌이기도 한다는 것이다. 현대는 지구상의 공간에 무서운 독기(毒氣)와 살기(殺氣)가 가득하므로, 인간의 몸이고 정신이고 멀쩡하다면 오히려 이상한 일이라고 평가받을 정도가 되어버렸다.

사람의 생명을 가장 많이 뺏어가고 있는 암도 그 원인이 독극물이라면, 다른 병의 원인이 독극물인 것은 더 말할 필요조차 없는 일 아니겠는가? 그런데 인산 선생에 의하면 '공해독의 해독에 매우 좋은 약은 생강이며 다음은 원감초, 대추의 순이다.' 라고 했다. 공해독으로 인해 유발되는 여러 질병은 생강, 감초의 성분이 아니면 완전 소멸시키기 어려우며, 따라서 공해독으로 인한 식중독의 최고의 신약은 생강이고, 약독의 신약은 원감초이며, 이들 생강·원감초의 해독·중화작용을 돕는 것으로는 대추가 으뜸이라는 것이다. 식중독과 약독 등 제반 공해독의 해독에 가장 기본적이랄 수 있는 처방이 여기서의 생강감초탕이다. 필자도 즐겨 생강감초탕을 달여 먹고 있지만, 맛도 향도 매우 좋다. 생강과 감초와 대추를 4:3:1 비율로 혼합해서 적당량 물을 붓고 푹 달여서 마신다. 가족들도 매우 좋아한다.

생강감초탕은 각종 공해독이 제반 질병들을 유발시키는 것을 미연에 방지해 줄 수 있을 뿐 아니라, 일단 발병한 뒤라도 암으로 되기 전까지는 해독시킬 수 있는 영약(靈藥)이다. 일단 암이 되면 따로 암치료를 받아야 한다. 유행성 출혈열이나 공해독으로 인한 위궤양, 십이지장궤양, 식도궤양, 대장 및 소장궤양에는 여기의 생강감초탕에 죽염 1돈 5푼을 함께 복용한다. 생강감초탕은 또한 냉병(冷病), 독감, 환절기병, 원기회복에도 탁월하다. 평상시 죽염을 입에 물고 침에 녹여 꾸준히 먹으면 독감 따위는 벗어날 수 있겠지만, 공해독으로 인해 인체기관의 기능이 쇠약해진 사람이 독감에 걸리면 영신해독탕을 쓰면 된다. 대개 3첩이면 떨어질 것이다. 평상시 약재를 구해놓았다가 발병할 때마다 달여 먹는 것이 좋을 것이다(김윤세, 한 생각이 암을 물리친다, 인산가, 2002, 153p).

생강은 논어에 '공자께서는 생강을 끊이지 않고 잡수셨다' 라고 되어 있을 만큼 역사가 깊으며, 본초(本草)의 설명으로는, 생강은 맛은 맵고 독이 없으며, 기(氣)는 약간 덥다. 오래 복용하면 몸 안의 나쁜 냄새와 나쁜 기운을 제거하고 정신을 맑게 해주며, 심장, 폐장, 간장, 비장, 신장 등 5장에 고루 미쳐 풍사(風邪), 한열(寒熱), 상한(傷寒), 코막힘, 심한 기침, 혈압상승 등을 제거한다. 날것으로 쓰면 발산작용(發散作用)이 있고, 익혀 쓰면 중화작용(中和作用)을 한다. 인산 선생의 경험으로는 '생강은 나쁜 것을 제거하고 새것을 나오게 하는데 가장 효과 높은 묘약'이라는 것이다. 생강은 또한 신진대사를 촉진시키고, 상기증(上氣症)을 치료하며, 비위(脾胃)를 따뜻하게 하고, 구토를 멎게 하며, 위액분비를 촉진하고, 입맛을 돋우며, 티푸스균과 콜레라균을 살균하고, 위냉증(胃冷症), 복통, 소화불량, 천식 등을 치료하며, 거악생신기능(去惡生新機能=나쁜것을 제거하고 새것 나오게함), 해독작용, 진해거담작용(鎭咳祛痰作用=기침을 멎게 하고 담을 제거함), 생혈(生血), 청혈(淸血), 생기(生氣), 보기(補氣) 작용 등 가히 만병을 예방하고 치료한다. 예컨대 복어알을 날것으로 먹으면 즉사하지만, 생강으로 법제하면 폐암을 치료하는 약으로 변하는 것이다.

생강은 주로 양념으로 쓰이고 있지만, 독특한 약리작용때문에 예로부터 한방의학이나 민간에서 중요한 약재로 사용되었다. 한방에서는 방향성 건위제, 해열제, 진해거담제, 발한제로 쓰였고, 민간에서는 감기나 배 아플 때 생강달인 차를 먹었는데, 생강의 성질이 따뜻하므로 특히 찬 것을 과도하게 먹어서 생긴 복통에는 효과가 뛰어나다(김윤세, 한 생각이 암을 물리친다, 인산가, 2002, 155p).

모름지기 여름은 여름다워야 한다. 만일 여름이 가을답다면 살기 좋을 것이라고 생각할지도 모르겠지만, 농작물에도 지대한 영향을 미쳐 생산량이 극감할 뿐 아니라, 인간의 육체도 가을, 겨울을 온전히 날 수 있는 생명력이 둔화될 것이다. 더운 여름날에 땀 흘리면서 보내야만 겨울을 무난히 보낼 수 있는 면역력과 생명력이 강화되는 것이다. 그래서 사계절이 뚜렷한 대한민국이 세상에서 가장 살기 좋은 하나님의 나라라는 것 아닌가? 만일 여름에 무덥다는 이유로 에어컨바람이나 쐬면서 지낸다면 가을, 겨울에는 어김없이 독감, 설사, 이질, 토사곽란, 위염, 대장염, 식중독, 유행성 출혈열, 열병 등에 시달릴 확률이 매우 높아진다. 필자는 10여 년 전에는 해마다 5월만 되면 에어컨 없이는 잠도 이루지 못했었는데, 2012년 여름은 낮 기온이 35도를 웃돌고, 밤 기온도 30도를 웃도는 유달리도 무더운 여름이었지만, 필자는 단 한 번도 집에서 에어컨이나 선풍기를 틀어본 일이 없다. 그런 생활이 벌써 10년이 훨씬 넘은 것 같다. 〈생명의학〉의 공덕이다. 생명력이 강화되면 더위에 대한 적응력도 강화되는 것이다. 에어컨바람 자체가 바로 독극물이다.

♠생강감초탕 제조법

생강감초탕은 생강 2냥(75그램), 원감초 1냥 5돈(57그램), 대추 5돈(19그램)넣고 약불로 24시간 달여 죽염 넣고 찻잔으로 하루 7회 복용한다(1냥=10돈=100푼=37.5g).

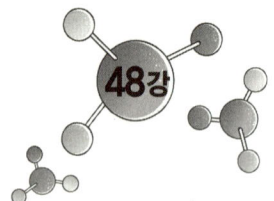

난치병치료의 신방 유황오리탕요법

　필자가 의학을 연구하기 전에는 오리고기를 거의 먹지 않았다. 맛있는 오리집이 많지 않았고, 어떤 오리집은 비린내도 많이 나서 오리는 맛없는 음식이라는 선입견뿐이었다. 언젠가 부터는 오리집이 유황오리집으로 바뀌기 시작했다. 그 이유가, 드라마 〈대장금〉의 영향 때문인지, 아니면 신의(神醫)였던 김일훈 선생의 〈인산의학〉이 점점 확산되었기 때문인지는 잘 모르겠지만, 의학을 연구해본 결과 집오리 특히 유황오리는 만고불변의 명약이었다. 유황오리라고 말하려면 최소한 6개월 정도는 유황을 먹여야 하는 것인데, 과연 그런 진품 유황오리가 존재하는 것인지는 잘 모르겠다. 그냥 유황을 하루만 먹이고도 유황오리라고 하는 건지는 아무도 모를 일이다. 오리가 유황을 먹으면서 더러는 죽기도 하기 때문에 진품 유황오리는 일반오리보다 값이 3-4배 비싸다고 하니, 단 하루만 유황을 먹이고도 유황오리라고 하는 건지 아닌지 여러분은 잘 판단해서 구입해야 할 것이다.

　오리는, 인간이 먹으면 즉사할 수도 있는 유황이나 청산가리나 양잿물을 먹고도 잘 죽지 않는다고 한다. 오리의 뇌수(腦髓) 속에는 각종 독을 풀어주는 극강한 해독제(解毒劑)가 들어있어서 더러운 개천 등에서 생활해도 질병에 걸리지 않고, 어떤 환경에서도 죽을 때까지 병 없이 사는 건강의 화신이다. 공해독(公害毒), 화독(火毒)의 해독에는 황태탕 보다도 뛰어나다. 더구나 오리는 몸 안의 소금 함량이 높아서 병에 잘 걸리지도 않을뿐더러 상처를 입어도 여간해서는 곪지 않는다. 소금성분이 염증을 없애주고 뼈를 강하게 만들기 때문이다. 또한 오리는 해독보원능력(解毒補元能力)과 거악생신능력(去惡生新能力)이 뛰어나다. 해독능력만 있는 것이 아니라 동시에 원기를 보충하는 작용도 하는 것이다. 때문에 병세가 위중하여 체력이 극도로 떨어진 암환자 같은 경우에는 오리를 통해서 다스려야 하는 것이다. 또한 오리는 어혈(瘀血)을 격파하고 생혈(生血)할 수 있고 소염(消炎=염증을 없애줌), 소농(消膿=곪는 것을 없애줌), 소풍(消風=풍증을 없애줌)의 효능도 있다. 죽은피를 없애고 기(氣)를 돋구므로 생혈보기(生血補氣)하며 각종 풍증(風症)을 예방하고 치료하는 것이다(김윤세, 한 생각이 암을 물리친다, 인산가, 2002, 173p).

집오리는 예로부터 한방의학이나 민간요법에서도 중풍과 고혈압 등 여러 난치병에 폭넓게 활용되어 왔다. 폐경(肺經)과 신경(腎經)에 작용하는 오리는, 허한 것을 돕고 해열시키며, 오장육부를 편안하게 하고 번열(煩熱), 복수(腹水), 부종(浮腫), 골증열(骨蒸熱=뼈가 찌릿찌릿하고 지지는 것처럼 괴로운 병으로서, 폐와 신장이 나빠지고, 음기와 혈기가 부족하며, 골수가 메말라서 나타남), 기침, 폐결핵 등을 다스린다. 오리 머리를 달여 먹으면 소변을 잘 통하게 하고 수종(水腫)을 치료한다. 오리 피를 바로 먹거나 술에 타서 먹으면 혈(血)을 보(補)하고 모든 독을 풀어주므로 빈혈, 이질 등에 쓰이고, 물에 빠져 죽어가는 사람을 소생시키기도 한다. 오리알은 음기(陰氣)를 보하고 폐열(肺熱)을 내리게 하므로, 삶아서 죽염을 푹 찍어 먹으면 폐열로 인한 기침과 인후통, 설사, 이질 등에 쓰인다. 이 외에도 오리 기름은 부종과 한열왕래증(寒熱往來症)을 치료하고, 오리 쓸개는 치질의 일종인 치핵(痔核)에 발라서 치료하거나 결막염을 치료한다. 어디 하나 쓸모없는 부분이 없는 것이다. 그래서 인산 김일훈 선생의 3대 합성신약(合成神藥) 중에서 삼보주사, 오핵단 두가지에 집오리가 쓰이고 있는 것이다(김일훈, 신약, 인산가, 2000, 49·56p). '보음보양(補陰補陽)하면서 해독시키는 것은 오리 하나가 제일이다'라고 했다(김일훈, 신약본초 전편, 인산가, 1999, 131p).

인산 선생은 '유황은 산삼보다 나은 보양제(補陽劑)이다(김일훈, 신약본초 전편, 인산가, 1999, 1153·154p).'라고 했다. 하지만 유황은 성질이 매우 뜨겁고 독이 극강하여 사람이 먹으면 즉사한다. 그래서 옛사람들은 황톳물, 생강즙, 얼음, 무, 두부 등을 이용하여 여러 가지 방법으로 유황독을 다스려 약으로 만들어 왔다. 독을 제거한 유황을 양기부족, 위와 십이지장의 염증과 궤양, 방광염, 냉증, 변비, 두통, 중금속중독 등을 치료하는데 약으로 썼던 것이다. 옴, 무좀, 종창 등에는 돼지기름이나 송진 등에 유황가루를 개어서 바르거나 연기를 쐬기도 했고, 창(瘡)이나 종기에 유황가루를 뜸쑥에 섞어서 뜸을 뜨기도 했다.

그런데 그렇게 좋은 유황을 그렇게 좋은 집오리에 먹이면 어떻게 되겠는가? 유황오리탕요법은 문자 그대로 오리의 해독성을 최고로 높이고, 유황의 훌륭한 약성을 사람의 몸 안에 받아들이게 하는 것으로서, 만병통치의 새로운 신약(新藥)이기도 하고, 또 신(神)의 신약(神藥)이기도 한 것이다. 유황은 화기(火氣)가 강하고 오리는 수정(水精)이 강하다. 유황과 오리는 둘 다 좋은 약인데, 그 둘을 조화시키므로 신비한 약효가 생겨나는 것이다. 〈인산의학〉에서는 생명이 시간을 다투는 위급한 환자에게 알 낳는 오리를 달여서 먹인다고 한다. 그것은 사람의 혼줄이 떨어져 생명을 잃기까지의 시간을 연장시키기 위함이라는 것이다. 오리의 알보에 있는 알 하나에는 오리 한 마리의 생명이 들어가 있어 인간의 혼줄을 잠시라도 붙들어 둘 수 있다는 것이다(김윤세, 한 생각이 암을 물리친다, 인산가, 2002, 176p).

　그래서 유황오리탕은 결국 암, 백혈병, 고혈압, 중풍, 당뇨병, 간병, 정신병 등 각종 난치병을 치료하고 해독제, 원기회복제, 정력제, 생혈보기제(生血補氣劑)이며, 몸을 따뜻하게 하고, 허(虛)를 보(補)하며, 폐열 등 열을 내리고, 근골을 강화하고 어혈을 파하며, 소염, 소농, 소풍작용을 하고, 기타 위십이지장궤양, 냉증, 변비, 두통, 번열, 복수, 부종, 골증열, 기침, 인후통, 한열왕래증, 폐결핵, 신경통, 관절염, 류머티즘, 좌골신경통, 신장염, 신장암, 방광암, 소변불통, 늑막염, 골수염, 골수암, 팔다리나 갈비뼈절단의 후유증, 결핵척수염, 뇌종양, 옹종, 유방암, 자궁암, 적백대하증, 산후풍, 혈액순환장애, 냉증, 수족지의 저리고 무감각, 혈붕(血崩), 치질, 이질, 결막염 등 고치지 못할 병이 없다. 뇌종양이나 자궁암, 백혈병, 유방암 등의 난치병을 고친 사례들도 수두룩하다. 만일 어떤 의사가 '유황오리탕으로 더러 고치지 못하는 병도 있더라!' 라고 말한다면, 마치 그것은 '나는 아직도 의학을 더 많이 연구해야 된다!' 라고 말하는 것과도 같을 것이다.

　유황오리탕요법을 만드는 방법에 대해서 설명하자면, 유황집오리 1마리의 털과 똥만 버리고 푹 삶아서 식힌 뒤에 기름을 걷어낸다. 여기에 밭마늘 1접과 생수 끓인 물을 넣어서 충분히 푹 달인다. 삶은 국물을 죽염을 듬뿍 쳐서 소주잔으로 반잔이나 한잔 정도를 하루에 식사 전후 30분과 취침 전 30분쯤, 도합 총7회 복용한다. 이렇게 복용해도 좋지만, 다른 약재를 함께 달여서 그 약성을 더욱 높일 수도 있다. 이런 경우에는 기름을 걷어낸 후 밭마늘 1접과 약재를 넣고, 전체 약재의 3배가량의 생수 끓인 물을 붓고 충분하게 달여 식힌 뒤, 찌꺼기를 걷어내고 다시 달여서 탕액이 2-3리터 가량 되게 졸인다. 예를 들어서 자궁암의 경우에는 금은화 1200g, 포공영 300g, 건칠피 600g의 약재를 사용한다. 너무 묽지도 걸지도 않을 정도가 좋을 것이다. 달일 때는 무쇠솥이나 스테인레스 기구가 좋고, 재탕하거나 압력솥에 달이는 것은 약효가 떨어진다.

또한 폐가 완전히 상해서 폐에 물이 고이는 폐암에는 유황오리에 금은화, 포공영, 유근피를 함께 넣고 달여서 그 국물을 죽염과 난반과 함께 먹으면 낫는다(김일훈, 신약본초 전편, 인산가, 1999, 615p).

인산 김일훈 선생은 오리통조림을 만들어 위생식품으로 사용한다면 늑막염, 골수염, 골수암, 결핵, 관절염, 습성관절염, 척수염, 유종, 유암의 명약이라고 했다(김일훈, 신약본초 후편, 인산가, 2009, 508p). 위생 오리통조림이 하루빨리 그렇게 건강식품으로 생활화되는 날이 오기를 기다려 본다.

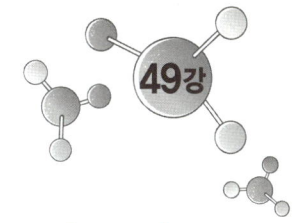

몸안의 독성을 해독하는 돼지내장탕요법

세상에 존재하는 모든 독극물은 사오화독(巳午火毒)이고, 그 독을 중화시켜 해독(解毒)하는 약물은 해자수약(亥子水藥)이다. 수극화(水剋火)의 원리이다. 그래서 정귀유성장익진(井鬼柳星張翼軫)의 별정기로 화생한 것은 사람에게 독이 되고, 두우여허위실벽(斗牛女虛危室壁)의 별정기로 화생한 것은 사람의 병을 낫게 하는 치료약이다. 그런데 우리나라의 백두산에 상응하는 동물로 돼지가 있고, 압록강과 상응하는 동물로 오리가 있으며, 두만강에 상응하는 식물로는 쥐눈이콩이 있다. 이들은 모두 북방의 별정기로 화생한 것이기 때문에 강력한 해독작용을 하는 것이다. 돼지는 부자나 초오를 먹고도 죽지 않고, 오리는 유황을 먹고도 죽지 않으며, 쥐눈이콩은 그대로 약콩으로 불리는 이유가 있는 것이다. 농약독과 수은독을 해독하는 데는 여기서의 돼지내장탕이 최고이고, 암을 완치시키는 데는 집오리가 쓰이며, 쥐눈이콩은 모든 난치병을 치료하는 죽염간장의 재료이다.

사람의 몸에 좋은 것은 흔한 순서대로 되어 있다. 건강을 증진시키고 질병을 치료하는 데는 약보다 음식이 좋고, 음식보다는 물이 더 중요하며, 물보다는 공기가 더 소중하다. 농약중독을 풀어주거나 예방할 수 있는 최선의 영약은 약방에 있는 것이 아니라 돼지우리에서 낮잠 자고 있는 돼지의 작은창자이다(김윤세, 한 생각이 암을 물리친다, 인산가, 2002, 162p). 인산 김일훈 선생도 '농약을 흘치고 막걸리나 한 사발 먹고 그 창자국을 죽염을 타가지고 서너 사발 먹고 잠자고 나면 농약독이라는 것은 깨끗이 가신다' 고 했다(김일훈, 신약본초 전편, 인산가, 1999, 364p). 수기(水氣)를 주재하는 별무리 중에서 북방의 허성정(虛星精)으로 화생한 돼지가 워낙 해독성이 강하다보니, 다른 약을 복용할 때 그 약성까지 해독시킬까봐 약방의 감초처럼 돼지고기는 먹지 말라는 얘기를 하는 것이다. 모든 약이 독 아닌 것이 없기 때문이다.

사람들이 가장 좋아하는 육식 중 하나인 돼지고기는, 목덜미살은 주독(酒毒)을 풀어주고, 기타의 돼지고기는 윤조(潤燥=피부가 윤기없고 메마름), 소갈증, 마른 기침을 치료하며, 돼지털을 태워서 쥐눈이콩과 함께 술로 끓여마시면 자궁출혈이 치료되고, 돼지염통 속에 인삼, 당귀넣고 삶아서 염통만 먹으면 불면증이 치료되며, 돼지피는 간질, 빈혈, 심장쇠약, 두통, 현기증을 치료하고, 돼지간은 간기능저하, 간염, 빈혈, 야맹증, 시력감퇴를 치료하며, 돼지밥통은 식욕부진, 소화불량, 유정, 정력 감퇴를 치료하고, 돼지꼬리의 피는 실신자(失神者)를 구명(救命)해주며, 돼지불알은 귀신병을 내쫓고, 돼지족발은 부인의 젖을 나오게 만드는 등, 돼지는 인간에게 매우 유용한 동물이다.

멧돼지 역시 약으로 쓰였는데, 고기는 피부를 곱게 하는 미용약으로 쓰였고, 쓸개는 어혈을 풀어주고 염증을 없애주는 효과가 탁월한 것으로 알려져 있다(김윤세, 한 생각이 암을 물리친다, 인산가, 2002, 160p). 멧돼지의 쓸개에는 가끔 소 쓸개에나 들어있는 쓸개결석인 황이 들어있어서 그 값을 금값으로 쳐줬다는 얘기도 있다. 멧돼지 쓸개의 황은 심한 출혈을 멎게 하고 간질의 특효약이기도 하다.

돼지고기에 대해서는 풍(風)을 일으킨다거나, 담(痰)을 생기게 한다거나, 비만증(肥滿症)에 걸리게 한다거나, 기혈순환(氣血循環)에 좋지 않다는 등의 옛 기록도 있지만, 그것은 돼지고기를 매일 매끼마다 먹는 경우의 문제점일 것이다. 더구나 여기서는 식용이라기보다는 약용에 대해서 얘기하는 것이므로, 지혜롭게 잘 활용하는 것이 중요하다. 돼지고기는 납, 수은, 부자, 유황 등 갖가지 독을 풀어줄 뿐만 아니라 비타민F라고 부르는 리놀산과 비타민 B1, B2, 아연 등이 많이 들어 있는 우수한 건강식품이다. 우리보다 더 돼지고기를 즐겨 먹는 중국인들이 고혈압이나 심장병 환자가 적은 것도, 리놀산이 혈액 속의 콜레스테롤 양을 줄여 동맥경화와 심근경색을 예방하기 때문이라는 것이 의학자들의 견해이다(김윤세, 한 생각이 암을 물리친다, 인산가, 2002, 163p).

농약독 · 수은독 · 납독 · 공해독 · 화생방가스독 · 아편독 등 각종 독을 해독시키는 돼지내장탕은 돼지 작은창자에 토란, 생강, 마늘 넣고 국 끓여 죽염을 넣은 후, 먼저 잘 담근 막걸리 한 사발을 마신 후에 돼지내장탕을 복용하는 것이다. 농약독과 수은독은 물론이고, 그 환자에 들어있는 모든 나쁜 병까지 모두 치료되는 신비의 약이다(김일훈, 신약본초 전편, 인산가, 1999, 364p). 막걸리는 돼지내장탕의 약성을 간(肝)과 혈관으로 끌고 들어가는 작용을 한다. 아편은 중독성이 강하지만 제독(除毒)하면 만병의 신약이다. 아편독과 수은독은 돼지내장탕이 첫째고, 유황이 해독제이며, 포도가 해독제로서 아편독은 완전 해독된다(김일훈, 신약본초 후편, 인산가, 2009, 508p). 토종돼지가 좋겠지만 구하기 어려우므로, 약성이 토종돼지의 1/5도 안 되는 개량돼지라도 써야 한다.

이외에도 폐암, 위암, 신장암의 치료약으로서 사해약(四亥藥)이 있고, 악성피부병의 통치약인 사해유(四亥油)가 있어 소개한다. 사해약은 해년(亥年 =돼지띠해) 정월에 난 돼지새끼에게 건칠피 · 인삼 · 금은화 · 부자 각 5근을 한데 두고 가루를 만들어 보리밥에 섞어서 10월까지 먹인 다음, 음력 10월이

해월(亥月)이니, 해월중순 해일, 해시(밤10시반경)에 돼지를 잡아서, 간은 생으로 먹고, 창자와 고기는 끓여서 먹고, 나머지 뼈는 오래 고아 국물을 먹은 다음 이 뼈를 가루 내어 먹는 것이다. 사해유는 해년, 해월, 해일, 해시에 잡은 돼지의 기름을 솥이나 프라이팬에 두고 가열하여 기름을 낸 것으로서, 백설풍 등 피부병의 환부에 이 사해유를 바른 후, 그 위에 법제한 유황가루와 죽염을 섞은 가루를 바르면 신효하다. 인산 선생의 말씀에 의하면 사해유는 만병통치약이라고 한다(김일훈, 신약본초 전편, 인산가, 1999, 363p). 이외에도 납저유(臘猪油)라는 것이 있다. 그것은 해마다 납일(臘日) 즉 동지 이후 셋째 미일(未日) 해시(亥時)에 잡은 돼지기름인데, 사해유처럼 납저유도 습진과 무좀 등 각종 피부병, 나병(癩病=문둥병), 자궁암, 직장암, 위암, 임파선암, 혈종암, 에이즈 등 난치병에 효과가 있다. 사해유나 납저유에 청색 난반으로 반죽해서 먹고 바르면 모든 암, 피부암, 에이즈, 나병, 당뇨병, 악성 피부병 등 낫지 않는 병이 없다(김일훈, 신약본초 전편, 인산가, 1999, 381 · 649p).

돼지를 사육하는 것에 대해서 몇 가지 얘기하고자 한다. 우선 돼지는 토종돼지가 개량돼지보다 약성이 5배 이상 훨씬 강력하다. 토종돼지를 기르는 방안을 신중하게 검토해야 할 것으로 생각한다. 돼지 값이 비싸더라도 국민건강을 위해서 사육해야 할 것이다. 그리고 돼지를 방목하는 것도 매우 중요하다. 돼지의 천성대로 먹고 싶은 풀, 벌레, 흙 등 자연에서 마음대로 먹으며 자란 돼지는, 화공약독에 찌든 현대인에게 더할 나위 없이 귀한 약이 될 것이다. 비좁은 돼지우리에서 제대로 움직이지도 못하면서 스트레스 받은 돼지와는 약성이 비교도 되지 않을 것이다. 또한 사람과 마찬가지로 과도한 항생제 등의 남용도 자제해야 한다. 결국은 사람의 입으로 들어갈 것이기 때문이다.

행운의 상징이라는 돼지는, 이상에서 살펴본 것처럼 인간에게 매우 소중한 가축이다. 도축할 때도 가능한 고통 없이 도축하는 것이 좋겠다는 생각을 해 본다. 인간의 생명이나 미물의 생명이나 생명이 소중하기는 마찬가지다.

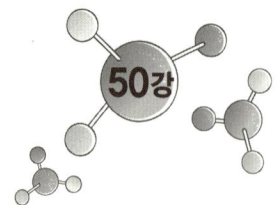

자정수 · 보리약차

자정수와 보리약차에 대해서는 눈에 보이지 않는 영역이 많아, 일반인이 이해하기에는 어려움이 많다. 도대체 오전의 물과 오후의 물은 어떻게 다르고, 정오(正午)의 물과 자정(子正)의 물은 또 어떻게 다른지, 그리고 잠시 끓인 물과 오래 끓인 백비탕(白沸湯)은 또 어떻게 다른지 알아보자.

다만 자정수든 보리약차든 생활 속에서 습관적으로 복용해야 한다. 마약이나 담배가 아무리 몸에 나쁘다고 해도 하루 만에 죽는 법이 없고, 산삼이 아무리 몸에 좋다고 해서 산삼을 하루 복용했다고 죽을병이 바로 낫는 법은 없다. 며칠 먹어보고 크게 효력이 없다고 생각하면 금방 포기하는 우를 범해서는 안 된다. 일상생활 속에서 꾸준히 생명력을 스스로 강화해 나가야 한다.

1. 자정수

자정수(子正水)는 시간적으로 자정(子正)에 명산명천(名山名泉)에서 나오는 약수를 의미한다. 일반 물에 비해서 명산의 약수가 몸에 더 좋다는 것은 누구나 알겠지만, 왜 꼭 밤 12시 경에 나오는 약수여야 하는가에 대해서는 이해하기 쉽지 않을 것이다.

인산 김일훈 선생의 설명을 들어보면, '우주의 생명은 물과 불이다. 수정

(水精)과 화신(火神)이 합해서 영(靈)을 이룬다. 낮에 태양열이 가해져 땅 속의 열이 태양열에 흡수되면 태양의 기(氣)는 신(神)으로 변하고 땅속의 정(精)은 태양의 신(神)과 자정(子正)에 만나서 영(靈)으로 화한다. 이에 따라 모든 샘은 밤 12시 정각이면 감로(甘露)의 기운이 일시적으로 함유되어 솟아나오곤 한다. 함유량은 샘에 따라 다른데, 명천(名泉)은 1-10% 정도이고, 기타 샘은 0.01-0.1% 가량 함유되어 있다. 감로는 옛부터 천하가 태평하면 하늘이 상서(祥瑞)로 내리는 것이라고 하며, 불교에서는 도리천에 있는 달콤한 영액(靈液)으로서 한 방울만 마셔도 모든 고통이 사라지고, 산 사람은 오래 살고, 죽은 사람은 부활하는 신비의 물로 전해져 온다(김일훈, 신약, 인산가, 2000, 113 · 114p).'라고 했다. 또한 '천지정기(天上精氣)는 정오에 태양광선을 따라 지중(地中)으로 합류하고, 지중정기(地中精氣)는 천지정기(天上精氣)와 합하여 야반 자정수를 따라 감로정과 합하여 자시(子時) 정각을 이용하니, 사람도 그 때 자정수를 이용하여 시력(視力)을 교정한다(김일훈, 신약 본초 후편, 인산가, 2009, 673p).'라고도 했다.

자정수를 떠서 찬물 그대로 즉시 마시거나, 집에 가지고 와서 냉장보관한 후 틈나는 대로 마시거나, 밥해 먹거나 차 끓여 마시거나, 자정수 끓는 물에 산나물을 살짝 데쳐서 찬물에 넣어 두었다가 먹는 등 가능한 오랫동안 다량 복용하면 건강에 획기적인 전환이 온다고 한다. 눈이 밝아지고 신경통이나 간, 담의 모든 병을 예방하고 치료할 수 있다고 한다(김일훈, 신약, 인산가, 2000, 363p).' 또한 자정수는 정신을 맑히는 영약이고, 만성위장병, 폐병, 요통, 관절염, 신경통 등을 치료하며, 활력(活力)과 영력(靈力)을 강화하고 온몸의 기능을 강화시키며, 보음보양제(補陰補陽劑)이고 만병통치방(萬病通治方)이라고 했다.

'매일 밤 자정에 자정수 3컵을 마시고, 공기 중의 유황을 최다량 흡수할 수 있는 인시(寅時=새벽 4시경)에 단전호흡법(丹田呼吸法)을 한다면, 평생 질병 걱정은 안 해도 된다(김일훈, 신약, 인산가, 2000, 365p).'고 했고, '인 간이 수면(睡眠) 중에는 체내 온도가 장중(臟中)에 합하므로, 인시(寅時)에 일 어나 산중명천(山中明泉)의 냉수(冷水) 1홉 가량을 마시고 적당하게 운동하 여 혈액순환 시키면, 1홉의 수기(水氣)가 일신(一身)의 화기(火氣)에 흡수되 어 장중온도(臟中溫度)가 충환(沖環)하여 전신온도(全身溫度)가 상승하니 건 강장수하게 된다(김일훈, 신약, 인산가, 2000, 435p).'고 했다.

결국 정력을 강화하며 신경통, 관절염, 요통을 낫게 하는 등 만병을 통치 하는 약물이고, 또한 인산 김일훈 선생의 임상경험으로도 깊은 밤에 마치 보름달이 뜬 것처럼 사물을 볼 수 있었다는 것이므로, 자정수(子正水)를 받 으러 다니는 불편이 다소 귀찮기는 하겠지만, 자정수를 많이 활용하여 건강 에 획기적인 전환을 이루기 바란다.

2. 보리약차

보리약차는 오장육부에 고루 좋은 약이고, 여름철 찬 것을 많이 먹음으로 써 소화기 계통에 냉습(冷濕)이 범하여 생기는 서체(暑滯)를 다스리며, 훌륭 한 소화제이고, 기타 보리약차를 오래 복용하면 비위(脾胃)를 도우므로 입맛 이 돌아오고, 피부가 윤택해지며 안색(顔色)이 고와지고, 거악생신(去惡生 新)의 효능이 있어 온갖 종창(腫脹)을 치료하며, 치아를 튼튼하게 하므로 치 통에도 좋고, 힘줄과 뼈를 튼튼하게 하므로 요통, 관절염, 척수염을 치유하 고, 소염제(消炎劑)이므로 어혈(瘀血)을 낫게 하는 등 탁월한 효능이 있다.

끓이는 법은 자정수를 이용해서 푹 끓인다. 자정수가 없으면 일반 생수라 도 푹 끓인다. 이것이 백비탕이다. 물을 잠시만 끓이면 비린 맛이 나지만 오 래 끓이면 단 맛이 난다. 그 백비탕에 약국에서 판매하는 맥아(=엿기름)를 살짝 찧어 볶아서 넣고 다시 푹 달인다. 이것이 훌륭한 소화제 보리차이다. 이 보리차 1되에 소나무나 잣나무의 관솔이나 동쪽으로 뻗은 뿌리 1냥을 넣고 다시 오래 끓여서 고운체에 받쳐두고서 복용한다. 이것이 바로 보리약차이다. 소화제이고 오장육부에 좋고 전신에 좋으며 무병장수의 비법이다(김일훈, 신약, 인산가, 2000, 88p).'

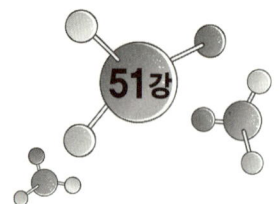

두부·땅콩·현미의 문제점

〈제5장 식이요법을 통한 생명력강화〉에서 거의 해독(解毒)에 대해서 얘기한 것은 거의 모든 질병이 체내(體內)에 누적된 독극물에서 나오는 것이기 때문에, 그 해독(解毒)이야말로 생명력을 강화하고 건강을 유지시키는 최선의 방법일 수밖에 없지 않겠는가 하는 판단 때문이다. 많은 사람들이 '자연식'을 추천하면서 건강식이라고 얘기하지만, 인산 선생은 공해독이 습도를 받아서 증발되어 산속의 바람 따라 비오면, 그 나무에도 도시의 공해가 존재하게 된다는 취시의 말을 한 바 있다(김일훈, 신약본초 전편, 인산가, 1999, 274p). 따라서 해독의 문제가 생명력강화와 건강회복의 제1의 방법일 수밖에 없다는 것이 필자의 생각이다. 여기에서도 다시 한 번 간수독, 비상독, 농약독에 대해서 언급하지 않을 수 없다.

필자를 포함해서 수많은 사람들이 두부·땅콩·현미는 매우 좋아하는 식품이다. 하지만 인산 김일훈 선생은 두부와 땅콩과 현미를 매우 경계했다. 만일 인산 선생이 아닌 다른 사람들이 두부·땅콩·현미는 위험하다고 말한다면, 필자는 아마도 속으로 '헛소리하고 있네!'라고 생각하면서 귓바퀴로도 들으려 하지 않았을 것이다. 하지만 인산 선생은 태어날 때부터 대각(大覺)을 이룬 분이고, 또 10세도 되기 전부터 이미 암환자 등 난치병을 고치고 돌아다니신 위대한 신의(神醫)였기 때문에 믿지 않을 수도 없는 실정이다.

필자는 두부·땅콩·현미가 정말로 건강에 해로운 것인가에 대해서 전혀 알지 못한다. 오히려 건강에 매우 좋은 음식이라고만 생각하고 살아왔다. 현대 영양학에서도 그 영양 가치를 높이 평가하고 있는 것으로 알고 있다. 여기서 인산 선생의 말을 적어 놓지만, 그 평가는 독여러분이 지혜롭게 판단하기 바란다. 세상에서 가장 귀한 것이 자신의 생명과 건강이기 때문이다.

(1) 두부의 문제점

인산 김일훈 선생은 '소금은 수정체(水晶體)이다. 독극물이 수정체에 들어가면 자연히 분산돼서 밖으로 쫓겨 나간다. 하지만 간수 때문에 간수 속에 들어가서 멈춰있게 된다. 그래서 소금 속에는 간수가 사람에게 해가 되고, 간수 속에는 독극물이 사람에게 해가 된다. 그런데 이 골빈 세상에서는 두부를 먹으면 좋다고 한다. 건강한 일반인에게는 영양의 도움을 받지만, 간이 허약한 사람은 대번 눈이 어둡고 벙어리가 되고 동맥경화로 쓰러진다. 당뇨병환자는 당이 소모되면 간에서 정화작업을 할 수 있는 수정체가 부족하다. 두부 속의 독극물은 그런 당뇨병환자를 죽이는 데는 최고이다(김일훈, 신약본초 전편, 인산가, 1999, 943p).'라고 했다.

또한 이런 일도 있었다고 한다. 서울대 약대 두부학 박사가 있었는데, 몇몇 학생들이 인산 선생에게 그 두부학 박사에 대해 얘기를 하니, "그 사람의 집에 가봐라! 그 집 애들은 다 죽었을 게다. 그 부인은 죽지 않았으면 중풍으로 똥오줌을 받아낼 거다. 두부를 자꾸 먹이면서 약을 쓰니 나을 수도 없다. 두부 먹고 생긴 애들이니 튼튼하게는 나오지만, 간이 다 녹아서 출생하니까 키울 수는 없는 것이다. 그 두부 박사도 어느 날 낮 12시 정각에 피토하면서 쓰러져 죽어버릴 것이다."라고 했는데, 학생들이 그 박사 집에 가보니 인산 선생이 말한 그대로였다고 한다. 그 후 예정된 날에 그 두부 박사가 사망한 것도 사실이라고 한다. 학생들이 "선생은 구하지 못합니까?"하고 물으니 "못 구한다. 그 이유는 그 박사가 나보다 아는 것이 많기 때문이다. 나는 아무 것 도 모르고 무식한데, 그렇게 아는 것이 많은 박사가 나를 믿어주겠나?"라고 대답했다(김일훈, 신약본초 전편, 인산가, 1999, 405 · 406p). 시사하는 바 가 너무도 크다.

또한 '간에서 모든 피가 돌아와 정화되는 것인데, 당뇨병환자의 경우처럼 비장(脾臟)에 당이 부족하면 정화시키지 못한다. 이럴 때 두부 먹으면 두부 의 간수가 간을 녹인다. 녹인다는 것은 썩힌다는 뜻이다. 두부의 간수가 간 을 녹이고, 그 간에서는 시신경도 모두 타서 끊어지고 인후신경도 타게 되 면, 벙어리 되고 소경도 되고 결국은 죽는다. 임산부가 두부 같은 것을 많이 장복(長服)하고 애기 낳으면, 그 애기는 바람이 새서 키우지 못한다. 병신 되 는 것이 아니라 죽어버린다(김일훈, 신약본초 전편, 인산가, 1999, 716 · 406p)'.

결국 두부를 주식으로 하면 비습(肥濕)하여 고혈압, 저혈압, 동맥경화, 중 풍, 벙어리증, 안맹증, 이농증, 당뇨병이 온다는 것이다. 두부에는 간수가 있 고, 간수에는 비상(砒霜)이 들어있어서 혈관을 좁게 만들고, 또한 핏속에 생 기(生氣)로 화하는 색소인 정력제(精力劑)에 해당하는 분자가 축소하여 양기 (陽氣)도 축소되며, 따라서 두부는 만병의 요인이고 특히 중풍을 일으킨다는 것이다(김일훈, 신약본초 후편, 인산가, 2009, 421p).

(2) 땅콩의 문제점

인산 선생은 땅콩에 대해서 다음과 같은 말을 했다. '땅콩이라는 것은 비 상기운을 흡수하는 데는 왕자이다. 땅콩 속에 비상이 들어있다. 잘 구워먹으면 맛도 좋고 비상기운이 30% 정도는 소멸되지만 그래도 인간에게는 크게 해롭다. 당뇨병환자는 상당히 해롭다'. '땅콩은 땅속에 있는 비상(砒霜) 광석물 기운이 많이 함유되어 있다. 땅콩을 많이 오래 먹으면 비상독으로 죽는다. 벙어리 되고 소경된다(김일훈, 신약본초 전편, 인산가, 1999, 915 · 274p)'.

(3) 현미의 문제점

현미의 문제점에 대해서 인산 선생이 말한 내용은 다음과 같다. '현미에서의 왕겨는 자연공해의 방어벽이지만, 농약을 아무리 많이 쳐도 방어된다는 것은 아니다. 농약독이 초월해서 고운 겨에 들어가면, 현미밥을 먹는다는 것은 고운 겨 속의 파라티온 독을 먹는 것이다. 이 파라티온 독이 암환자에게는 암독을 눌러주는 힘이 있는데, 2.3주나 어느 시간까지는 암독을 눌러놓아 어느 정도 차도가 있는 것 같다가도, 그 파라티온 독이 독성을 발휘할 때는, 그 독이 결국 살인독(殺人毒)이다. '광복후에 현미의 고운 겨를 쓸어가지고 기름을 짠 사람들이 있었다. 그 기름을 개가 먹어도 죽었고 토끼가 먹어도 죽었다. 거기에 양잿물을 넣어서 저어 놓으니까 겨기름 속의 독성이 양잿물하고 전부 엉켜가지고 바닥에 내려가 가라앉았는데, 그걸 토끼와 개에게 먹여 보니 아주 좋더라. 그것이 식용유이다. 고운 겨기름에 양잿물 타서 식용유를 만든 것이다(김일훈, 신약본초 전편, 인산가, 1999, 915 · 944p).' 식용유는 먹어도 되지만 고운 겨기름은 먹어서는 안 된다는 뜻이다. 또한 '농약 안준 현미도 그 속에 공간의 독성이 침투한다. 그래서 현미를 먹지 말아야 하는데, 세상에서는 현미를 먹으라고 하니, 많은 사람이 이기는 것은 좋으나, 많은 사람이 죽어갈 때는 나쁜 것이다(김일훈, 신약본초 전편, 인산가, 1999, 421p).' 라는 말씀도 했다.

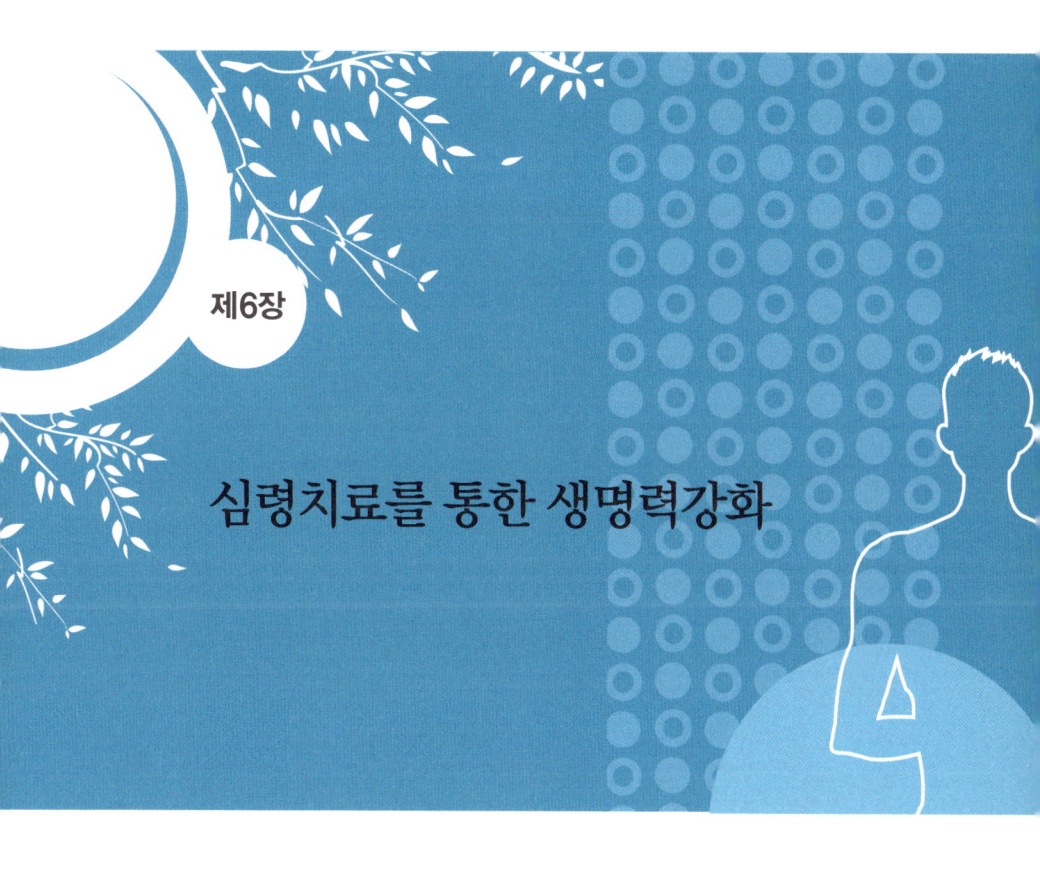

제6장

심령치료를 통한 생명력강화

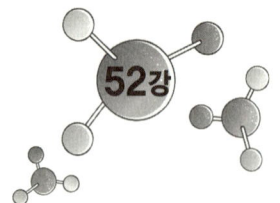

심령병의 자기진단

　필자의 〈생명의학〉에서는, 육체의 병은 마음의 병이고, 마음의 병은 영혼의 병이라는 입장을 취한다. 입장이 아니라 진리이기도 하다. 영혼의 병이라는 것은 영혼이 작동하지 못해서 생명력이 약화된다는 의미이고, 그 이유는 마음이 오로지 망상(妄想)과 탐욕(貪慾)과 자존심으로 가득 차 있기 때문이며, 그래서 육체가 병든다는 것이다. 따라서 마음의 병이 치료되면 영혼이 제대로 작동해서 생명력을 강화하여 육체의 병도 치료되는 것이다. 그래서 '육체의 병은 심령(心靈)의 병'이라고도 말할 수 있는 것인데, 여기서는 심령이 병들면 어떤 현상이 나타나는가에 대해서 알아보자.

　어디를 가다가 어떤 사람이 허공에 대고 "야, 새꺄! 너 계속 그렇게 까불다가는 제 명에 못 죽을 줄 알어!"라는 등으로 뭐라고 마구잡이로 떠들어대는 것을 본다면, 아마도 우리는 '저 사람은 병신이구나!'라고 생각할 것이다. 정신병자라고 생각할지도 모른다. 그런데 성현들의 말씀에 의하면 그렇게 허공에 대고 입으로 떠들어대는 사람만 병신인 것이 아니고, 마음속에서 생각만으로 혼자 떠들어대도 병신인 것은 마찬가지라고 한다. 혼자 떠들어대는 것은 입으로 하던 마음속으로만 하던 병신인 것은 마찬가지라는 것이다. 사람들이 하루 동안 혼자 생각한 내용을 타이핑으로 쳐보면 스스로도 깜짝 놀라게 된다고 한다. 장편소설을 능가할 정도의 어마어마한 분량에 놀라고, 또한 그 생각의 내용들이 거의 아무런 쓸모도 없다는 사실에 놀란다는 것이다. 쓸모없는 수준을 넘어서 스스로 자격지심에 고통스러워하거나, 남을 원망하거나 비난하기도 하고, 기타 불평불만 등 전혀 무가치(無價値)하거나 부당하거나 심지어 비난받을 만한 내용들이 거의 전부라는 것이다. 오로지 망상일 뿐이다. 생각에는 매우 많은 에너지가 소모되는 것인데, 아무런 쓸모도 없는 수많은 망상을 하느라고 소중한 에너지를 한없이 소모하고 있는 것이다.

낮에 망상하는 것만으로는 턱없이 부족하다고 느끼는 사람들은 밤에도 망상을 계속한다. 그것이 바로 꿈이다. 사람들이 기억하지 못해서 그렇지 밤에 잠자면서 꿈꾸지 않는 사람은 거의 없다. 아마도 진리를 크게 깨우친 성현들이나 가능한 일이다. 좀 더 역동적으로 꿈을 꾼 날은 꿈꿨다는 사실을 기억하겠지만, 그날은 다른 날에 비해서 많은 피로를 느낄 것이다. 꿈꾸느라고 많은 에너지를 소모했기 때문이다.

이런 의문이 들 수도 있다. "사람들은 거의가 망상을 하는데, 그렇다면 모든 사람들의 심령이 병들었다는 말인가?"라고 말이다. 나는 대답한다. "그렇다. 그래서 육체에 병 없는 사람이 없는 것이다"라고 말이다. 스스로는 병 없이 건강하다고 생각하는 사람들도 더러 있겠지만, 사실상 병 없는 사람은 없다. 모두가 환자이다. 그래서 늙고 병들고 죽는 것이다. 따라서 모든 사람들은 필자의 〈생명의학〉에 따라서 육체의 병도 고치고 심령의 병도 고쳐야 한다. 그 중에서도 심령의 병을 고치는 것이 훨씬 더 중요하다. 육체의 병이 곧 심령의 병이기 때문이다. 근본적으로는 심령의 병을 고쳐야 육체의 병도 고쳐지는 것이기 때문이다.

내가 잘 아는 어떤 사람은 겉보기에는 매우 지성인처럼 생겼고 또 지성인이기도 하지만, 매우 분노를 잘 하는 사람이다. 누구를 만났을 때 분노하지 않는 경우는 매우 드문 일에 속한다. 농담이라도 한마디 실수해도 화내고, 만나는 시간에 5분이라도 늦으면 분노 하는 등 오로지 분노의 화신 같은 사람이다. 스스로 생각하는 분노의 원인은 물론 오로지 다른 사람 때문이다. 내가 한번 물어봤다. "분노의 원인은 다른 사람 때문이라고 칩시다. 그럼 분노의 목적은 무엇입니까?"라고 말이다. 대답인 즉, 기분 나빴던 마음이 분노하고 나면 다소 풀린다는 것이다. 결국은 자신이 지켜야 할 어떤 것이 있는 것이고, 그것이 침해되었기 때문에 분노하는 것이다. 결국은 남을 위해서가 아니라 자신의 이익을 위해서 분노하는 것이다. 자신이 지키고 싶은 것을 위해서 분노하는 것은 탐욕과 이기심 이외에는 아무 것도 아니다. 또 이렇게 물어봤다. "당신은 오래 전부터 수없이 분노해 온 것으로 알고 있는데, 지금 생각해봐도 과거의 그 분노는 참 잘 했다고 생각하십니까?"라고 말이다. 그래도 그 사람은 사회적으로 지성인인지라 "꼭 그런 것은 아닙니다. 분노하지 않는 것이 훨씬 나았을 거라는 생각도 듭니다."라고 말했다. 그래서 또다시 질문해봤다. "과거의 분노가 잘못된 것이라고 생각한다면, 지금의 분노도 시간이 지나면 잘못된 것이라고 생각하게 될지도 모르는 것인데, 차라리 분노하지 않는 것이 낫지 않을까요?"라고 말이다. 그랬더니 "그러고도 싶지만 생각대로 잘 되지 않습니다. 분노한 날은 집에 가서 후회의 눈물을 흘리기도 합니다."라고 말했다.

그렇다. 분노라는 것은 하등의 유익이 없다. 분노의 진짜 목적은 자존심(自尊心)이다. 자존심을 지키기 위해서 분노하는 것이다. 하지만 자존심이라는 것은 스스로 존귀한 마음이라는 뜻으로서, 인간이 가질 수 있는 마음이 아니다. 어떻게 인간이 스스로 존귀할 수가 있다는 말인가? 짐승들은 아플 때 밥 먹지 않지만, 인간은 아프면서도 밥 먹는다. 짐승들은 영역전쟁이 벌어져도 동족을 죽이지는 않지만, 인간은 영역전쟁뿐 아니라 남의 돈을 탈취하기 위해서도, 시기질투 때문에도 사람을 한없이 죽인다. 그래서 인간이 짐승보다도 훨씬 잔인하고 더러운 존재라고 말하는 성현들도 많다. 사람들은 지구를 수만 번 멸망시킬만한 무기도 갖고 있는데, 그런 탐욕과 잔인함 속에서 어떻게 스스로 존귀할 수가 있을까? 자존심은 오로지 스스로를 괴롭히고 타인도 괴롭힐 뿐이다. 그래서 인간관계를 망치는 가장 커다란 이유가 바로 그 자존심이다. 아니나 다를까 그 사람은 두통, 생리통, 불면증, 신경강박증, 의욕상실증, 히스테리 등 수많은 질병에 시달리고 있었다.

어디 분노뿐이겠는가? 짜증, 불평, 불만, 원망, 비난, 시기, 질투, 탐욕, 부정(가능한 나쁜 쪽으로 해석함) 등이 모두 마찬가지이다. 그런 것들을 잘 하는 사람이라면 '아아! 나의 심령이 병들었구나! 근본적으로는 심령병을 치료해야 하겠지만, 곧 닥쳐올 육체의 병에도 매우 주의해야겠다' 라고 생각해야 한다.

현대의 양자물리학에서는 물질이든 정신이든 모두가 파동이라고 말한다. 그래서 나는 이렇게 말한다. "불평, 불만, 원망, 비난, 시기, 질투, 분노, 탐욕, 부정의 사망, 질병, 비극, 고통으로 가는 파동을 버리고, 감사, 칭찬, 사랑, 봉사, 용서, 긍정(가능한 좋은 쪽으로 해석함)의 생명, 건강, 축복, 기쁨으로 가는 파동을 타라!" 라고 말이다.

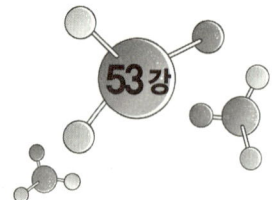

긍정적인 수용

　어떤 길을 가다가 황금나무에 열린 황금을 본다면, 사람들은 정신없이 누구보다도 먼저 순식간에 그 황금을 따서 주머니에 챙길 것이다. 왜냐하면 그것이 자신에게 이익이 되기 때문이다. 그런데 때로는 그 이익이라는 것이 눈에는 보이지 않는 경우도 있다. 아니, 눈에 보이지 않는 이익이 눈에 보이는 이익보다 훨씬 더 많다. 하지만 사람들은 눈에 보이지 않는다는 이유로 그 이익을 놓쳐버리는 경우가 매우 많다. 우리나라 가수 김장훈이 있다. 내가 가장 존경하는 사람 중의 한 사람이다. 그는 가수생활하면서 수백억을 벌었지만, 몽땅 주변의 헐벗은 사람들에게 나눠주는 바람에 정작 자신은 집도 없이 빚만 수억이라고 한다. 잘 모르는 사람들은 '참으로 멍청한 사람이야!' 라고 생각할지도 모른다. 하지만 나는 '세상에서 가장 복되고 행복한 사람이구나!' 라고 생각한다. 그는 다른 사람들의 눈에는 보이지 않는 이익을 보고 있는 것이다. 남들이 볼 수 없는 것을 볼 줄 아는 그런 눈을 가진 사람이다. 그래서 싯다르타 부처님도 '남을 돕는 일은 황금 밭에서 황금을 캐내는 일인데, 그 황금은 너무도 빛이 강해서 보통사람들은 알아볼 수 없기 때문에, 그들은 무더기로 깔려있는 황금을 캐지도 못한다.' 라고 했던 것이다.

　해마다 겨울만 되면 어김없이, 자신의 이름을 밝히지도 않으면서 수천만원 내지 수억 원을 자선단체 등에 기부하는 사람들도 있다. 자식에게는 1원 한 장 남기지 않고, 평생 모은 재산을 사회에 기부하는 사람들도 있다. 그것이 자신에게도, 자식에게도, 그리고 자신의 먼 후손에게도 더 큰 이익이 된다는 것을 아는 사람들이다. 참으로 멋지고, 참으로 훌륭하고, 참으로 귀한 사람들이다. 필자가 그런 사람들 앞에 서면, 필자는 아마도 오금을 펴지 못할 것이다. 왜냐하면 그들은 남들이 감히 흉내 내기도 힘들 정도로 너무도 훌륭한 사람들이기 때문이다. 사람이라고 말하기조차 어렵다. 그들은 아마도 사람의 탈을 쓴 신일 것이다. 사람의 탈을 쓴 짐승이나 사람의 탈을 쓴 귀신들이 세상에 득실득실한 것과는 대조적으로 참으로 신선하다. 세상에 그런 사람들뿐이라면, 세상이 바로 천국 그 자체일 것이다. 필자는 그런 사람들을 존경할 뿐, 미국 대통령이든 세계적인 재벌회장이든 그런 사람들을 존경하지는 않는다. 권력이 높거나 돈이 많거나 학식이 뛰어난 사람 중에서 천박하지 않은 사람을 찾아보기는 하늘에서 별을 따기보다도 어렵다는 것을 알기 때문이다.

필자가 25세 때 하나님의 축복으로 진리의 세계에 눈뜬 이후, 세상에 나와 있는 동서고금의 종교서적이라는 것은 거의 섭렵해봤다. 그랬더니 또 하나의 눈에 보이지 않는 이익이 있다는 것을 알았다. 보이지 않는 황금이다. 종교(宗敎)라는 것은 문자 그대로 해석하면 으뜸이 되는 가르침이다. 세상에 나와 있는 모든 종교의 핵심내용이라는 것은 '네 이웃을 네 몸처럼 사랑하라!' 와 '신탁관(信託觀)' 즉, '믿고 맡기고 지켜보라!' 는 것이었다. 무엇을 믿느냐 하면, 이웃을 사랑하면 자신에게도 세상에도 유익하다는 진리의 말씀을 믿으라는 것이다. 무엇을 누구에게 맡기느냐 하면 몽땅 하나님께 맡기라는 것이다. 무엇을 어떻게 지켜보느냐 하면 자신이든. 자연이든, 물질이든, 마음이든, 어떤 사건의 진행과정이든, 있는 그대로를 항상 깨어있는 의

식으로 지켜보라는 것이다. 그래서 주 예수그리스도는 "늘 깨어있으라!"고 말했던 것이다. 여기서의 주제가 바로 몽땅 하나님께 맡기라는 것이다. 모든 것을 긍정적으로 수용하라는 것이다.

사람들은 자신이 원하는 것이 성취되었을 때는 물론 매우 기뻐한다. 하지만 자신이 원하지 않는 일이 벌어졌을 때는, 실망하고 슬퍼하고 고통스러워하고 너무도 비관한 나머지 자살하기도 한다. 하지만 잘 생각해보자! 인간의 머리털 하나라도 몽땅 세고 있다는 하나님(필자는 세상의 종교를 거의 다 믿는 사람이라서, 여기서의 하나님은 기독교의 하나님만을 의미하는 것이 아니라, 진리의 말씀 내지는 우리 민족 고유의 하나님 정도로 이해하는 것이 좋다)인데, 세상에 하나님이 하지 않는 일이 있을 수 있는 일인가? 그렇다면 어차피 몽땅 하나님이 하는 일인데, 원했던 일이 벌어지면 기뻐하고, 원치 않던 일이 벌어지면 슬퍼한다는 것이 말이라도 될 법한 일일까? 오히려 라즈니쉬 선생의 말대로 '나름대로 좋지 않은 일이 벌어졌을 때는, 거기서 반드시 배워야 할 것이 있을 것이다. 그것을 찾아서 배우고 깨우치라!'는 것이 타당할 것이다.

여기서 여러분에게 질문을 한 가지 하자면, "내일 미국으로 친구들과 여행가기로 했는데, 오늘 다리를 다쳐서 출발할 수 없게 되었다고 하자. 그래서 자기는 무지 재수 없는 사람이라고 한탄하면서 고통에 빠졌다. 하나님을 원망하기도 했다. 그런데 다음날, 전날 떠났던 비행기가 추락사고 나서 전원이 사망했다는 것을 알았다면, 그래도 하나님을 원망하겠는가?"라는 질문이다. 그런 때는 당연히 하나님의 축복이라고 생각하지 않겠는가? 그런데 뒤에서 벌어진 결과에 따라 하나님을 원망하거나 감사한다는 것은 너무도 얄팍하지 않은가?

필자는 좋지 않았던 일들이 훗날 생각해 보면 참 잘된 일이었다는 것을 많이 경험했다. 그래서 지금은 안 좋은 일이 벌어져도 더 좋은 일들이 벌어지기 위함일 것이라고 아예 생각해 버린다. 그것이 진실이다. 라즈니쉬 선생도 '세상에서 벌어지는 일들은 반드시 벌어져야 할 일들만 반드시 벌어진다.' 라고 했다

하나님의 이법에 따라서 반드시 벌어져야 할 일들이 벌어지는 것이라면, 무슨 일이 벌어지든 기쁜 마음으로 겸허하게 수용해야 한다. 그러면 좋지 않았던 일들이 금방 아물어 버리고 좋은 일들이 찾아온다. 반대로 짜증을 잘 내고 남을 원망이나 하면서 살아가면, 하나님이 신하들에게 "애들아! 저 인간은 짜증 잘 내는 비극배우로서 탁월한 능력을 발휘하고 있구나! 그렇다면 저 인간의 재능에 알맞게 계속 안 좋은 일들을 벌여주도록 하거라!"라고 명령할 것이다. 어떤 일이 닥쳐도 인생을 희극배우처럼 긍정적으로 살아간다면, 희극배우로서의 재능을 인정받아 온통 웃으면서 기쁨 속에서 살아가게 될 일들만 벌어질 것이다. 몸도 마음도 영혼도 건강하게 될 것이다. 그래서 옛말에 '하나님께서 선물 갖고 찾아갔다가도 그 집에서 싸우거나 울음소리가 들리면, 웃음소리 들리는 그 옆집에 주고 가신다.' 라는 말이 있는 것이다. 웃음은 엔도르핀을 돌게 하여 암도 고치는 항암제라는 것은 여러분도 이미 잘 알고 있을 것이다. 모든 것을 긍정적으로 수용하는 한, 걱정할 일도, 질병에 걸릴 일도 없이 건강하게 장수하게 될 것이다.

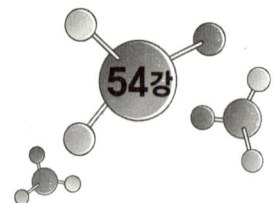

오로지 기쁨 속에서만 살아가는 비법

필자는 매우 오래 전부터 '아이구 기뻐라! 아이구 기뻐라!' 하면서 살았다. '아이쿠 짜증나라! 아이쿠 짜증나라!' 라고 말하면서 사는 것보다는 훨씬 나을 것이다. 짜증난다면서 살아간다는 것은 자신에게도 유익하지 못하고 주변의 다른 사람들에게도 긍정적인 영향을 미치지 못할 것이다. '저 사람에게서 무슨 큰일이라도 일어난 걸까' 라고 생각하게 될 주변 사람들의 마음도 불편해질 것이기 때문이다. 요즘은 덜 하지만, 얼마 전까지만 해도 필자의 아들이 짜증난다는 말을 자주 하는 편이었다. 그 때마다 나는 "아들아! 짜증은 내지도 말고, 설령 짜증이 난다고 하더라도 짜증난다는 말도 하지 않는 것이 좋겠다. 네가 자꾸만 짜증난다고 말하면서 짜증내고 다니면, 앞으로도 너한테는 계속 짜증날 일들만 벌어질 것이기 때문이다. 그리고 그 짜증난다는 소리를 듣는 사람도 결코 유쾌한 것은 아니란다." 라고 말한 일이 있다.

필자가 기쁘다고 말하면서 살고 있는 것은, 기쁘다고 말하면 기쁜 일들이 벌어질 것이라는 생각 때문이 아니다. 뭔가를 목적으로 기쁜 것이 절대로 아니다. 만일 뭔가 목적을 위해서 기쁘게 살아간다면, 적어도 그 목적이 제대로 이뤄지지 않을 때만큼은 기쁘지 않을 수도 있겠지만, 나는 늘 항상 기쁘다. 진짜로 기쁘기 때문에 기쁘다고 말하면서 살고 있다. 항상 기쁘다니까 가족을 비롯한 친구들도 "진짜로 기쁜 거냐? 항상 싱글벙글하면서 기쁘다고 말하는 걸 보면 거짓말 같지는 않은데, 그 비결이 도대체 뭐냐?"라고 묻기도 했다. 나는 그런 질문을 받을 때마다, 아무리 생각해봐도 이유가 떠오르지 않아서 그냥 "그냥 기뻐! 이유나 비법 같은 건 몰라!"라고 말해버렸다. 하지만 〈생명의학특강〉을 집필하다보니 심령치료를 위해서라도 한번쯤은 정리해볼 필요가 있겠다 싶어 이렇게 머리를 쥐어짜면서 그 이유를 생각해보게 된 것이다.

첫째로는, 나에게 벌어지는 모든 일들을 오로지 긍정적으로만 받아들이기 때문이다. 나는 비록 진리를 깨우치지는 못했지만, 워낙 종교경전이나 성현들의 말씀을 좋아하다보니까, 믿을만한 성현들의 말씀이라면 바로 즉시 몸과 마음에 체화(體化)되어 버린다. 나의 축복이다. 이유 같은 것은 따지지도 않는다. 이유를 따져본다고 하더라도, 어리석은 인간의 두뇌로는 그 이유라는 것이 설득력을 가질 수도 없다. 성현들의 말씀은 대개 눈에 보이지 않고 귀에 들리지 않는 것들이 대부분이기 때문이다. 그런데 그 위대한 성현들의 말씀을 종합해보면, '세상에 벌어지는 모든 일들은 반드시 벌어져야 할 일들만 반드시 벌어지는 법이다. 그러므로 아무리 마음에 들지 않는 일이 벌어졌더라도 오로지 기쁨 속에서 받아들이라!' 라는 것이다. 모든 것이 하나님께서 벌이는 일이므로, 머리로 판단하지 말고 긍정적으로 수용하라는 것이다. 그러면 얼마나 마음이 편해지는지 모른다. 하지만 사람들은 한치 앞도 내다볼 줄 모르면서도, 과거를 곱씹어 가면서 괴로워하고, 잔뜩 기대감에 부푼 채 미래를 기다린다. 하등의 가치도 없는 과거와 미래를 들락거릴 뿐, 지금 여기의 현재에 살지 못하는 것이다. 과거는 이미 사라져서 존재하지 않고, 미래는 아직 오지도 않았는데 말이다. 현재를 즐길 줄 모르는 것이다.

둘째로는, 세상에 내 것이라고는 아무 것도 없다는 것을 알기 때문이다.

세상에 태어날 때도 빈손으로 나왔고, 세상을 떠날 때도 빈손으로 갈 수밖에 없는 것인데, 도대체 자기 것이라는 것이 존재할 수가 있는 것일까? 10여 년 전 한때 10억 전 재산을 사기당해서 집안이 풍비박산 난 때가 있었지만, 나는 왼쪽 눈 하나 깜짝한 일이 없다. 사기꾼에게도 싫은 소리 한마디 해본 일이 없다. 1원한 장 회수하지 못했지만 죽지 않고 살아서 지금 이 글을 쓰고 있지 않은가? 이렇게 말하면 어떤 사람은 이런 의문을 제기한다. "적어도 살아있는 동안에는 먹고 살아야 하는데, 그러려면 돈이 있어야 하지 않겠느냐?"라고 말이다. 하지만 성현들은 또 이렇게 말했다. "극소수의 사람들을 제외한 대부분의 사람들은 생존을 위해서 필요한 것보다 훨씬 더 많은 것을 가지고 있음에도 불구하고, 항상 부족하다면서 허둥거리다가 한 많은 짧은 삶을 마감해 버린다."라고 말이다. 세상이 각박하게 돌아가다 보니 요즘은 전 세계적으로 살인, 강도, 사기꾼들이 득실거린다. 그 사람들이 먹을 것이 없어서 죽게 될까봐 그런 범죄를 저지르는 경우는 거의 없다. 먹고 살기에 충분한데도 남보다 더 잘 살기 위해 그런 범죄를 저지르는 것이다. 범죄를 저지르면서 행복하지 못할 바에는 차라리, 좀 더 행복하게 살 수 있는 방법을 찾는 것이 훨씬 현명할 것이다.

남보다 가난하면 불행해서 도저히 견딜 수 없다는 사람도 있을 것이다. 상대적인 박탈감(剝奪感)이다. 그런 마음이 바로 탐욕의 마음이다. 낮에 땀 흘려 일하다가, 직접 재배해서 담근 김치를 안주로 새참 시간에 막걸리 한잔 들이키는 농부가, 한 끼에 100만원이 넘는 호화찬란한 음식점에서 식사하는 재벌회장보다 불행하다는 증거는 이 세상 어느 곳에도 없다. 오히려 돈이 많으면 뭐 재미있는 일이 없을까를 찾아서 두리번거리게 되고, 맛있다는 음식점을 찾아서 여기저기 기웃거리게 되고, 돈 많다는 것을 과시하기 위해서 이 모임 저모임 찾아다니게 된다. 그 영혼이 쉴 틈이 없다. 천수를 다하지 못하게 될지도 모른다. 필자는 벌써 십 수 년 동안 1일1식 하지만, 그래서 어떤 음식이든 가리지 않고 황홀할 정도로 맛나게 먹는다. 필자보다 더 맛있게 음식 먹는 사람은 세상에서 결코 흔치 않을 것이다. 배고플 때 먹는 자장면 한 그릇이 그 어떤 음식보다 맛나고 피가 되고 살이 될 것이다.

사람들이 불행할 수밖에 없는 이유가 있다면 그것은 탐욕과 자존심 때문이다. 탐욕을 부리면 그 탐욕이 실현될 때는 잠시 기쁘기도 하겠지만, 그 탐욕이라는 것은 본질적으로 실현되기 어려운 것이다. 더구나 탐욕이 실현되었다고 하더라도, 사람의 마음은 참으로 간사해서 그 다음에는 더 큰 탐욕을 부리게 되어 있다. 그래서 수시로 불행하고 허무하게 되는 것이다. 성악을 공부해본 일이 전혀 없는 공중의 새들도 짹짹거리면서 잘만 놀고 있는데, 광합성에 대해 들어본 일도 없는 산속의 나무들도 태양을 받아서 초록빛으로 물들면서, 바람 불면 산들산들 춤추면서 씩씩하게 잘만 살고 있는데, 왜 만물의 영장이라는 사람들은 그렇게 불행과 허무의 늪에서 허우적거리며 살아야만 할까? 왜 놓아버리지 못할까?

탐욕이 강한 사람일수록 불행의 정도도 강하다. 그런 사람들은 자식까지도 자신의 뜻대로 만들려고 한다. 그래서 이래라 저래라 하면서 자기 마음대로 자식을 조종한다. 물론 자식의 장래를 위한다는 명분을 걸고 그렇게 한다. 자식까지도 행복할 수 없게 만들어 버리는 것이다. 내가 아들이나 주변 사람들한테 "창녀든 입술이 찢어진 언청이든 우리 아들이 사랑하기만 한다면, 나는 그 결혼을 반대할 생각이 전혀 없다. 오히려 우리 아들을 자랑스럽게 생각할 것이다"라고 말한 일이 있었지만, 아무도 믿는 사람이 없었다. 세상이 모두 그런가 보다. 딱 한사람 믿는 사람이 있기는 있었다. 아들이다. 아마도 아비와 함께 살면서 아비의 성품을 알아버렸기 때문일 것이다.

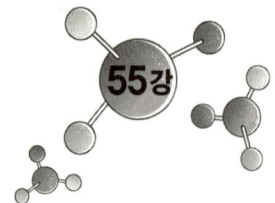

사랑과 봉사

여러분은 심령치료를 위한 사랑에 대한 설명이 남녀 간의 애정을 의미하는 사랑이 아니라는 것을 아실 것으로 믿는다. 남녀 간의 애정으로서의 사랑이라면 필자도 장편소설이라도 쓸 수 있겠다 싶지만, 여기서의 사랑에 대해서 글을 쓰려니 매우 막막하다는 생각이 앞선다. 사랑은 아무나 할 수 있는 것이 아닌, 엄청나게 위대한 단어이기 때문이다. 사랑의 마음 없이 봉사할 수 있는 것은 아니므로, 봉사 역시 사랑이다. 지나가는 할머니가 무거운 짐을 지고 걸어가실 때, "할머니! 어디까지 가세요? 제가 짐을 들어 드릴게요!"라고 말하는 사람은 사랑의 마음으로 봉사하는 것이다. 사랑이다.

세상에서 이론(異論)없이 사랑이라고 확실히 인정하는 것으로서는 예수님이나 부처님의 인류에 대한 사랑일 것이다. 알 수 없는 것이 없었고, 할 수 없는 일이 없었던 어마어마한 능력을 갖고 계셨던 그분들은 평생 거지생활을 하면서 어리석고 불쌍한 인류를 구원하기 위해서 한 평생을 바쳤다. 아무나 흉내 낼 수 없는, 진실로 위대한 사랑이다. 그래서 그 분들이 육체의 질병에 걸릴 수는 없는 일이다. 그 다음으로 사랑이라고 할 만한 것이 있다면, 평생 모은 전 재산을 익명으로 사회에 기부하는 사람들의 사랑이나, 우리나라 가수 김장훈 처럼 열심히 노력해서 힘들게 번 돈을 몽땅 주변의 헐벗은 사람들에게 나눠주는 사랑이다. 그들이 얼마나 행복할지 나는 잘 안다. 그들의 홍복(洪福=커다란 축복)이다. 그들도 상대적으로 건강할 것이고, 그들의 후손들도 길이길이 번창할 것이다.

그렇다면 심령치료에서의 사랑이란 어떤 것일까? 3가지가 없어야 한다. 사랑은 의무와 보수와 공명심(功名心=공을 세워 이름을 떨치려는 마음)이 없이 남을 도와줘야 사랑이다. 세상에서는 부모의 자식에 대한 사랑도 무조건적이라는 이유로 사랑이라고 하지만, 〈생명의학〉에서는 사랑이라고 말하지 않는다. 무조건적이기는 하지만 거기에는 의무가 따르기 때문이다. 또한 세상에서는 스승의 제자에 대한 사랑도, 스승은 제자가 잘 되기를 바란다는 이유로 나름대로 사랑이라고 하지만 여기서는 제외한다. 거기에는 보수가 따르기 때문이다. 또한 불우이웃에게 봉사하고 헌금한다는 것을 다른 사람들에게 알리려는 공명심에서 남을 돕는 것도 사랑이 아니다. 남에게 자랑하면서 불우이웃을 도왔던 어떤 사람이 예수님께 "주여! 나는 남을 많이 도왔으니 복을 많이 받겠죠?"라고 물으니, 예수가 "이미 너는 복을 받았으므로 더 받을 복은 없느니라."라고 했다. 그 사람이 공명심을 원했으므로 이미 그 공명심을 받은 것이 아니냐는 질책이다. 공명심을 원하는 사람들은 동네방네 선전하고 사진을 찍는다. 사랑의 상대방이 감사하기는커녕 오히려 피로를 느낄지도 모를 일이다. 그래서 예수는 오른손이 하는 일을 왼손이 모르게 하라고 하지 않았을까? 하지만 세상에는 불우이웃들이 너무 많으므로 공명심에서라도 그들을 돕는 사람들은 필요할 것으로 생각한다. 비록 여기서의 사랑은 아니라고 해도, 사회에는 그런 도움이라도 필요하다.

세상에 나와 있는 모든 종교 가르침의 가장 궁극적인 것은 역시 사랑이다. '네 이웃을 네 몸과 같이 사랑하라!' 가 그 핵심이다. 그런데 그 사랑이라는 것이 정말로 아무나 할 수 있는 것이 절대로 아니다. 의무나 보수나 공명심

없이 남을 도우려면, 우선 탐욕의 마음이 없어야 한다. 그런데 탐욕 없는 사람이 70억 인류 중에 몇 명이나 되겠는가? 남을 사랑한다는 것은 탐욕이 없다는 뜻이고, 탐욕이 없게 되면 남을 사랑하게 된다. 남을 사랑하지 않으면 탐욕이 있는 것이고, 탐욕이 있으면 남을 사랑할 수 없다. 그래서 사랑은 결코 쉬운 것이 아니다. 그래서 사랑은 아무나 하는 것이 아닌가 보다. 진리를 대각(大覺)함으로써 탐욕이 완전히 사라진 성현들은, 그래서 남을 사랑하는 일 이외에 달리 할 일이 아무 것도 없는 것이다.

탐욕의 마음으로는 사랑할 수 없다고 말했지만, 탐욕이 사라지면 사랑도 봉사도 할 수 있게 되고, 사랑과 봉사가 이뤄지면 진리도 깨우칠 수 있게 된다. 진리를 깨우친 사람들이 육체의 병에 걸린다는 것은 상상도 할 수 없는 일이다. 그래서 사랑과 봉사가 심령의 병, 나아가서 육체의 병을 치료하는 수단이기도 한 것이다. 문제는 탐욕을 갖지 않은 사람이 거의 없다는 점이다. 하지만 참으로 다행스러운 것은, 처음에는 힘들지 모르겠지만, 의무나 보수나 공명심 없이 남을 돕는 작은 사랑이라도 먼저 시작하게 되면, 점차 탐욕의 마음이 사라지게 된다는 점이다. 사랑이 습관이 되어버리면, 사랑하지 않고는 견딜 수 없는 상태까지 되어버릴 것이다. 그러면 탐욕은 거의 사라져 버린다.

모든 질병은 생활습관의 병이라는 말이 있다. 그렇다면 생활습관을 바꿈으로써 모든 질병을 치료할 수도 있다는 얘기가 된다 1일1식 하는 것이 습관화 되어버리면, 이제는 1일2식 하는 것조차도 오히려 불쾌한 일이 되어버린다. 필자가 하고 있는 일이라 잘 알고 있다. 하지만 1일3식 하는 것이 습관이 되어버린 대부분 사람들의 입장에서는, 느닷없이 1일1식 하다가는 적어도 며칠간은 정신이 몽롱하고 현기증이 나기도 할 것이다. 필자도 처음에는 그런 증상으로 고생을 했다. 담배를 피우는 것이 습관이 되어버린 사람들은 어느 날부터 담배를 끊으면 분노가 치밀거나 몸이 뒤틀리는 등 부적응증이 나타난다. 그렇게 습관이라는 것은 무섭다. 사랑이 습관화되어 버리면 사랑하지 않고는 도저히 살아갈 수도 없을 것이다.

여담의 하나로, 의료업계의 현실을 보면 돌팔이 의사들은 턱없이 비싼 치료비를 받고, 대가(大家)나 신의(神醫)들은 치료비가 턱없이 저렴하다는 것을 알 수 있다. 인산 김일훈 선생과 같은 극소수의 신의들은 치료비를 전혀 받지 않기도 했다. 자신감의 표현일 것이다. 그런데 필자는 이런 생각을 해봤다. 돌팔이라서 치료비가 비싸고 대가나 신의라서 치료비가 저렴한 것이 아니라, 남을 사랑하는 마음이 있었기 때문에 대가나 신의가 된 것이고, 남을 사랑하는 마음 없이 턱없이 비싼 치료비나 받고 있는 사람들은 돌팔이 의사가 될 수밖에 없었던 것은 아닐까 하는 생각이다. 그런 사람들이 천수(天壽)를 누리는 것도 결코 쉽지 않을 것이다.

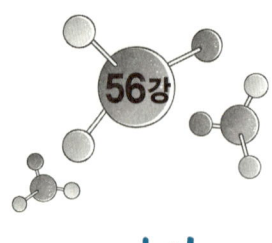

명상

심령치료를 위해서는 명상이 가장 좋다. 하지만 명상에 대해서 제대로 이해하는 사람은 그다지 많지 않은 것 같다. 필자 역시 동서고금의 명상서적을 수백 권은 족히 읽어본 것 같은데, 이제는 명상이 어떤 것인지 알겠다 싶기도 하지만, 혹시라도 아직 제대로 모르는 것은 아닐까 하는 의구심이 전혀 없는 것도 아니다. 원래 명상을 지도할 수 있는 교사는 진리를 확연히 크게 깨우친 성현들만이 가능한 일이다. 자신이 어디서 왔다가 어디로 가는 누구인지에 대해서 확실히 아는 사람만이 다른 사람들에게 명상을 지도하는 교사가 될 수 있는 것이다. 하지만 현재 세계 도처에서 수많은 사람들이 명상교사로 활동하고 있는 것으로 알고 있는데, 참으로 어처구니없는 일이다. 자기가 누군지도 모르면서, 어떻게 남에게 "당신이 누군지를 알기 위하여 명상하라"고 지도할 수 있겠는가?

필자 역시 참나를 깨우치지 못했다. 내가 누군지에 대해서 스스로도 전혀 알지 못한다. 내 이름이나 육체나 마음이나 감정이 나의 참나가 아니라는 것 정도만 알고 있을 뿐이다. 따라서 나는 명상에 대해서 지도할 만한 능력이나, 자질, 품성을 갖추고 있다고 생각하지 않는다. 오늘 여기서는 다만, 명상이 어떤 것인지, 그리고 필자는 어떤 방법으로 명상하고 있는지에 대해서만 얘기하고자 한다.

필자는 이미, 마음의 본질작용은 생각하는 것이고, 생각이 많아지면 에너지가 많이 소모될 뿐만 아니라, 영혼이 작동하지 않아서 온갖 질병에 시달리게 된다고 말씀드린 바 있다. 그것을 싯다르타 부처님은 "뱀 꼬리가 뱀 머리를 끌고 다니는 격이니, 어찌 그 뱀이 다치고 병들거나 죽지 않을 수 있겠는가?"라고 질타했던 것이다. 다른 성현들도 "노예가 쿠데타를 일으켜서 황제를 몰아내고, 마치 자기들이 황제인 척 하는구나!"라고도 표현한 바 있다. 따라서 마음의 작용인 생각이 사라져야 영혼이 작동하여 생명력이 강화되고 모든 질병이 치료되는 것이다.

그런데 명상이라는 것은 마음의 작용인 생각, 망상을 제거하는 작업이다. 즉 명상(瞑想)이라는 것은 망상(妄想)을 제거함으로써 마음의 병을 치료하고, 망상이 제거되어 드디어 잠자고 있던 영혼의 작동이 시작되는 것이므로 영혼의 병을 치료하는 것이며, 영혼이 작동하므로 황제가 복권(復權)하는 것이 되어 생명력이 강화됨으로써 육체의 병도 치료되는 것이다. 그래서 심령치료의 최선의 방법이 바로 명상이다. 그런데 심령이 치료되어 영혼이 작동하게 되면 대각을 이루기도 한다. 따라서 명상은 깨달음의 방법이기도 하고, 참나를 찾는 방법이기도 한 것이다. 진리를 깨달았는데도 참나가 누구인지를 모른다는 것은 말도 되지 않는 일이기 때문이다. 따라서 이름만 달랐을 뿐이지 기독교의 묵상(默想)이나 불교에서의 간화선(看話禪), 묵조선(默照禪), 기타 수도단체에서의 일심법(一心法), 무심법(無心法) 등도 모두 명상이다. 고대 그리스의 성현 소크라테스도 '너 자신을 알라!' 고 했는데, 자신을 알고 나서도 세상 돌아가는 진리를 깨우치지 못했을 리는 전혀 없을 것이다.

결국 명상은 망상을 제거하고 진리를 깨우치며 자신의 참나가 누군지를 알아내는 방법이지만, 그 구체적인 방법에 관해서는 수없이 많은 방법이 있다. 진리를 깨우쳤다는 모든 성현들이 제각기 각각의 명상법이 있다고 말해도 과언이 아닐 정도이다. 그래서 일반인의 입장에서 제대로 된 명상법을 찾아낸다는 것은 결코 쉽지 않다. 더구나 세상에서는 자기 자신의 참나가 누군지도 모르는 수많은 사람들이 명상교사로서 활동하고 있기 때문에, 일반인들의 혼란은 더더욱 가중될 수밖에 없다. 필자 역시 자신이 누군지도 모르는 상태이기 때문에, 여러분에게 명상을 지도한답시고 또 하나의 혼란만을 가중시킬 수는 없는 일이므로, 필자 나름대로 명상에 관한 좋은 교과서를 소개하는 것으로 만족하고, 필자 자신의 명상법에 대해서만 간단히 얘기하고자 한다.

필자가 추천하고 싶은 명상에 관한 교과서는, 오쇼 라즈니쉬의 『탄트라비전』 1·2·3·4권이다. 거기에는 명상에 관한 총 112개의 방법이 소개되어 있는데, 그 중에서 자신에게 가장 잘 맞는 한 가지 방법을 찾아서 명상하면 된다고 한다. 아주 재미있고 자세하며, 명상뿐만 아니라 세상 돌아가는 이치에 대해서도 충실히 해설되어 있으므로 좋은 참고가 될 것으로 확신한다. 그 112가지 방법 말고는 어떤 명상법도 존재할 수가 없다는 것이므로, 꼭 읽어보기 바란다.

필자의 명상법은 참나의 빛과 소리를 보고 듣는 명상법을 채택하고 있다. 두 눈을 꼭 감은 상태에서 양손의 손가락으로 눈을 꼬옥 눌러 보라! 눈을 감았는데도 불구하고 별빛이 반짝반짝 보일 것이다. 그것이 바로 참나의 빛이다. 눈감고 항문도 힘줘서 꼭 닫아걸고 손가락으로 양쪽 귀를 꼭 틀어막아 보라! 귀를 막았는데도 불구하고 '오오오오옴' 하는 소리 같기도 하고 '쉬쉬쉬쉬이잇' 하는 소리 같기도 한 것이 들릴 것이다. 그것이 바로 영혼의 소리이다. 그렇게 영혼의 빛과 소리를 듣다보면 불과 얼마 가지 않아서는, 그렇게 눈을 꼬옥 누르지 않거나 귀 막지 않아도 그런 빛과 소리를 보고 들을 수 있다. 다만 주의해야 하는 점은 빛과 소리를 보고 들으면서 의식적으로 지켜본다는 것이 중요하다는 점이다. 그것에 대해서 생각하거나 평가해서는 안 된다. 그저 깨어서 지켜보는 것이다. 예수님이 항상 "깨어있으라!"라고 말씀한 것을 상기할 필요가 있다.

그렇게 하다가 때로는 생각이 들어오기도 한다. 그런 때는 다시 정신을 똑바로 차리고 지켜본다. 싯다르타 부처가 "고양이가 쥐 잡듯이 하라!"고 말씀한 것도 바로 그런 취지이다. 필자는 시골에서 자랐기 때문에 고양이가 쥐 잡을 때 어떻게 하는가에 대해서 잘 안다. 그 때 고양이는 숨도 쉬지 않고 두 눈을 부릅뜨고 지켜보다가, 최상의 기회가 오면 전광석화(電光石火)처럼 순식간에 쥐에게 달려들어 발톱으로 낚아챈다. 명상을 그렇게 하라는 것이다. 그러면 생각이 발붙일 틈이 없어진다. 시도 때도 없이 시간이 나는 대로 그렇게 하다보면 어느 날인가 반드시 대각을 이루게 된다고 한다. 고양이도 쥐 잡을 때, '저놈을 잡아서 어디서부터 어떻게 뜯어먹을까?' 등의 헛생각을 하는 것이 절대로 아니다. 오로지 정신을 집중해서 쥐의 동태만을 지켜보다가 때가 무르익으면 빛보다도 빠른 속력으로 쥐를 낚아채는 것이다.

그렇게 깨어있는 상태에서 의식적으로 지켜보는 것이 영혼의 작용이기도 하다. 자기가 자기를 지켜보는 것이다. 언젠가는 서로 만나지 않겠는가? 여러분도 필자가 추천한 위의 교재를 읽어보고 자신에게 가장 잘 맞는 명상법을 찾아 수행해서, 건강도 되찾고 참나도 발견하시기 바란다.

인산 김일훈 선생도 '인간은 눈감고 명상에 잠겨 있으면 년구세심(年久歲深=세월이 많이 지남)하여 자연의 힘을 알게 된다. 맹수들은 참선법을 가르친 바 없으나 자연의 힘을 알게 되어, 사자나 맹호도 눈감고 명상 속에 잠기면 자연영력(自然靈力)을 흡기(吸氣)할 때 정기신(精氣神)을 누적하여 영물된다(김일훈, 신약본초 후편, 인산가, 2009, 793p).' 고 말한 바 있다.

다만 여기서의 명상법과 〈31강의 단전호흡법〉은 구별할 필요가 있을 것이다. 목적과 결과가 서로 반대이다. 단전호흡법은 육체의 건강을 도모하는 가운데 참선(參禪=명상을 불교에서는 참선이라고 함)도 되는 것이고, 여기서의 명상법은 참선하는 가운데 육체의 건강도 회복하는 것이다. 즉 단전호흡은 앉아서 하는 명상인 좌선(坐禪)이다. 그런데 인산 김일훈 선생이 재미있는 말을 했다. 즉 단전에 왕뜸 뜨는 단전구법(丹田灸法)은 자동으로 단전호흡도 된다는 것이다. 요컨대 단전구법은 누워서 하는 명상인 와선(臥禪)인 것이다. 결국 명상법과 단전호흡법과 단전구법은 그렇게 서로 만난다.

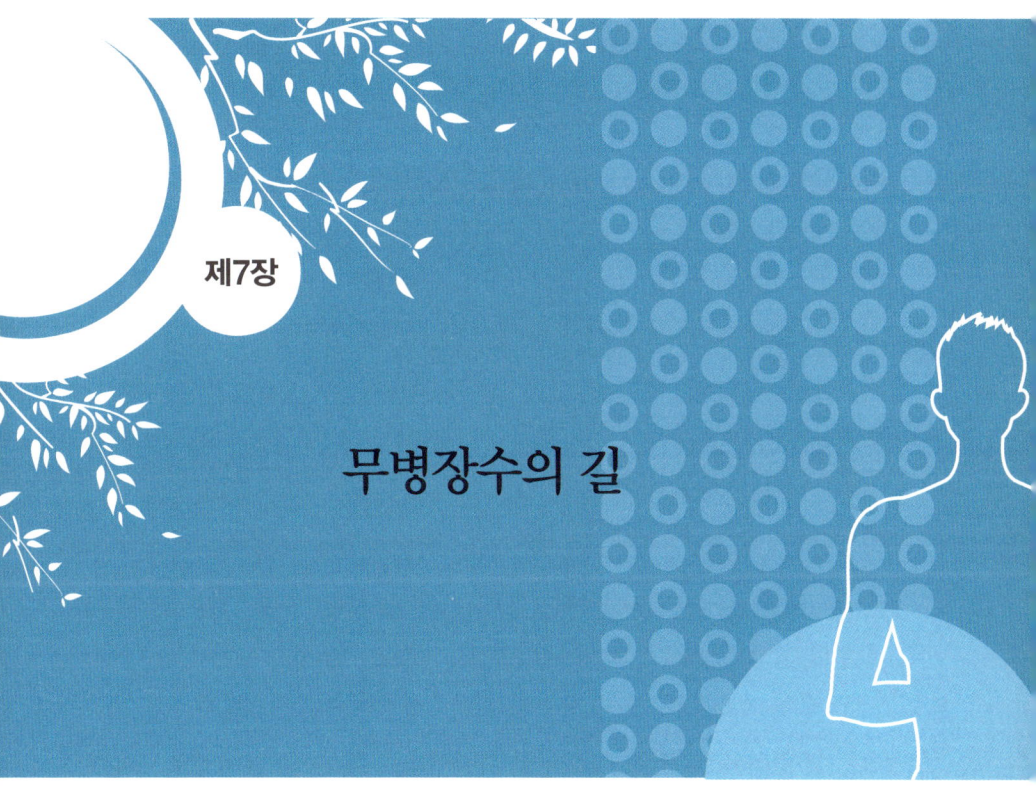

제7장

무병장수의 길

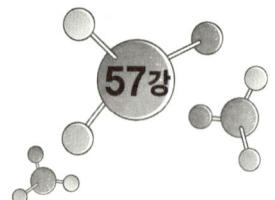

생명의학에서의 건강장수의 길

　　건강에 관한 가장 중요한 원리가 있다면, 체액의 산·알칼리의 평형과 자율신경의 조화와 알코올·설탕의 균형 등 3가지를 들 수 있을 것이다. 무병장수의 비결이라는 산·알칼리의 평형은 잡곡밥과 생채식을 하면서 풍욕·냉온욕·등배운동을 하면 된다. 자율신경(교감·부교감신경)이 조화를 이루기 위해서는 생수를 많이 마시면서 냉온욕과 등배운동을 하면 되고, 또한 노쇠(老衰)를 막아준다는 알코올·설탕의 균형을 이루기 위해서는, 생수와 죽염을 많이 먹고, 생채식하면서 풍욕·냉온욕과 평상, 경침, 붕어운동, 모관운동, 합장합척운동, 등배운동 등 보건요양 6대 법칙을 실행하면 된다. 가끔씩 금식하면 더 좋다. 그렇다면 이런 결론이 될 것이다. 체액의 산·알칼리를 평형 시키고, 자율신경을 조화시키며, 알코올·설탕의 균형을 유지시키는 등 건강 원리 3가지를 동시에 달성시키기 위해서는 생수와 죽염을 많이 먹고, 잡곡밥과 생채식하면서 풍욕·냉온욕과 평상, 경침, 붕어운동, 모관운동, 합장합척운동, 등배운동 등 보건요양 6대 법칙을 실행하면 된다. 가끔씩 금식하면 더 좋다는 것이다.

　　그 다음에는 질병의 원인 중에서 가장 대표적이라고 할 수 있는 글로뮤의 소실·위축과 혈액순환장애 및 숙변, 독극물 4가지에 대해서 그 원인을 제거하는 방법을 알아보겠다. 건강의 기본이고 회춘법, 건강법, 노화방지법, 무병장수법의 요체라고 할 수 있는 글로뮤의 부활·재생·활성화 방법으로는, 우리가 이미 배운 것처럼 글로뮤를 파괴하는 알코올·설탕을 자제하고, 먹고 마시는 술, 과자의 4배 이상 생수를 마시고, 생채식과 감잎차를 먹고, 모관운동, 냉온욕, 풍욕하고 때때로 금식하는 것이다. 세포와 피부를 활성화하기 위해서는 혈액순환이 활성화되어야 하는데, 그 방법으로서는 생수를 많이 마시고 생채식하면서 풍욕·냉온욕·등배운동을 하는 것이다.

또한 노쇠, 중풍, 장폐색, 고혈압, 사지냉증, 치질, 눈병, 구내염, 치은염, 입냄새, 피부병(부스럼, 여드름, 기미, 검고 창백한 피부) 등 만병의 원인이라는 숙변을 제거하기 위해서는 1일2식 하면서 생수를 많이 마시고 생채식을 하며, 풍욕·냉온욕·보건요양 6대 법칙(평상·경침·붕어운동·모관운동·합장합척운동·등배운동)을 실행하고 복부 된장찜질과 관장을 하고 때때로 금식하면 된다. 또한 몸 안의 독극물을 제거하려면 보건요양 6대 법칙을 실행하면서 생강감초탕, 유황오리탕, 황태탕, 오이생즙, 토종돼지내장탕, 오이갈근탕, 향나무탕, 죽염, 황태생강무엿을 자주 먹고 중완, 관원, 족삼리에 왕쑥뜸을 뜨며, 대장, 간장, 신장, 혈관, 혈액을 청소하는 것이 좋을 것이다. 은행감초탕, 영신해독탕, 들기름찰밥, 계란고백반, 생강숭늉탕 등도 활용하면 좋다.

그렇다면 또다시 이런 결론이 된다. 만병의 원인이라는 글로뮤의 소실·위축과 혈액순환장애 그리고 숙변과 독극물 4가지 모두를 제거하려면 알코올·설탕을 자제하고, 1일2식 하면서 생수와 감잎차를 많이 마시고, 풍욕·냉온욕·보건요양 6대 법칙(평상·경침·붕어운동·모관운동·합장합척운동·등배운동)을 실행하고, 복부 된장찜질을 하고 때때로 금식하며 생강감초탕, 유황오리탕, 황태탕, 오이생즙, 토종돼지내장탕, 오이갈근탕, 향나무탕, 죽염, 황태생강무엿, 은행감초탕, 영신해독탕, 들기름찰밥, 계란고백반, 생강숭늉탕을 자주 먹고 중완, 관원, 족삼리에 왕쑥뜸을 뜨며 대장, 간장, 신장, 혈관, 혈액을 청소하는 것이 좋다는 것이다.

그 다음으로는 피부·발·영양·정신의 건강4대원칙에 대해서 정리해보 겠다. 건강의 거울이라는 피부의 건강을 위해서는, 대기환경이 깨끗한 곳에 서 거주하고, 얇은 옷을 입고 생활하는 것이 중요하며, 화장품이나 외용약을 사용할 때는 각별히 주의해야 한다. 풍욕과 냉온욕을 하면 굳이 몸에 좋지 않은 비누를 사용할 필요도 없다. 그 다음으로 모든 질병의 99%이상이 발고 장이 원인이라는 것인데, 그 발의 건강을 위해서는, 항상 하지유연법과 발끝 의 부채꼴운동, 상하운동 그리고 모관운동을 하고, 통증이 발생한 부위에는 토란찜질법과 겨자찜질법 등을 사용해서 고치면 된다. 또한 건강한 영양을 위해서는, 과식은 노쇠를 촉진하므로 1일2식주의를 실행하고, 칼슘도둑인 청량음료, 아이스크림 등 흰설탕을 먹지 말고, 잡곡밥, 생채식을 하면서 감 잎차를 많이 먹고, 풍욕·냉온욕·6대 법칙을 실행하며, 좋은 야채, 야초와 해초를 많이 먹는 것이다. 정신건강을 위해서는 탐욕과 자존심과 분노심을 버리고 이웃을 사랑하고 봉사면서 명상하면 된다. 그렇다면 또다시 이런 결 론이 될 것이다. 건강4대원칙을 모두 지키기 위해서는 탐욕과 자존심과 분 노심을 버리고 이웃을 사랑, 봉사하고 명상하면서, 대기환경이 깨끗한 곳에 서 거주하고, 얇은 옷을 입고 생활하는 것이 중요하며, 화장품이나 외용약을 사용할 때는 각별히 주의하고, 항상 하지유연법과 발끝의 부채꼴운동, 상하 운동을 하며, 발의 통증이 발생한 부위에는 토란찜질법과 겨자찜질법 등을 사용해서 고치고, 1일2식주의를 실행하고, 칼슘도둑인 청량음료, 아이스크 림 등 흰설탕을 먹지 말고, 잡곡밥, 생채식을 하면서 감잎차를 많이 먹고, 풍 욕·냉온욕·6대 법칙을 실행하며, 좋은 야채, 야초와 해초를 많이 먹으면 된다는 것이다.

그렇다면 체액의 산 · 알칼리를 평형 시키고, 자율신경을 조화시키며, 알코올 · 설탕의 균형을 유지시키는 등 건강 원리 3가지를 동시에 모두 달성시키고, 만병의 원인이라는 글로뮤의 소실 · 위축과 혈액순환장애 그리고 숙변과 독극물 4가지 모두를 제거하며, 나아가서 건강4대원칙을 모두 지키기 위해서는 다음과 같이 하면 된다는 결론이다.

❶ 탐욕과 자존심과 분노심을 버리고 이웃을 사랑.봉사하고 명상한다.

❷ 대기환경이 깨끗한 곳에서 거주하고, 얇은 옷을 입고 생활하는 것이 중요하며, 화장품이나 외용약의 사용을 자제한다.

❸ 항상 하지유연법과 발끝의 부채꼴운동과 상하운동을 하며, 발의 통증이 발생한 부위에는 토란찜질법과 겨자찜질법 등을 사용해서 고치고, 때때로 복부된장찜질을 한다.

❹ 때때로 금식하면서 1일2식주의를 실행하고, 칼슘도둑인 청량음료와 아이스크림 등 흰설탕을 먹지 말고, 알코올 · 설탕은 자제하며, 잡곡밥과 생채식을 하면서 생수, 감잎차, 죽염을 많이 먹고, 풍욕 · 냉온욕 · 6대 법칙을 실행하며, 좋은 야채, 야초, 해초와 생강감초탕, 유황오리탕, 황태탕, 오이생즙, 토종돼지내장탕, 오이갈근탕, 향나무탕, 황태생강무엿, 은행감초탕,영신해독탕, 들기름찰밥, 계란고백반, 생강숭늉탕을 자주 먹고 중완, 관원, 족삼리에 왕쑥뜸을 뜨며, 대장, 간장, 신장, 혈관, 혈액을 청소하는 것이 좋다는 것이다.

거기에 더하여 〈생명의학〉에서의 이상적인 식단, 즉 잡곡밥40%(백미+검정콩, 팥, 조, 수수, 율무)+계절야채30%(5종이상)+해초15%(김, 미역, 다시마, 톳나물, 파래)+어육류10%+계절과일5%(1-2개)를 채용하고, 침 · 뜸 · 부항을 활용하고 손발끝을 따주며, 통증에 대한 대책을 세우고, 난치병 최후의 수단인 왕뜸법을 활용하고, 죽염김치를 상용하고, 기타 당뇨병의 쥐눈이콩, 골병의 홍화씨, 폐기관지병의 토종무 등을 적절히 활용한다면, 설령 누군가가 우리를 병에 걸리게 해달라고 주문을 외우거나 굿을 한다고 하더라도 질병과는 아무런 인연 없이 무병장수하게 될 것이다.

다만 습관이 될 수 있도록 하루의 시간계획까지 철저하게 세워서 실천하는 것이 중요하다. 하루 1시간 전후의 걷기운동은 금상첨화(錦上添花=비단 위에 꽃을 얹음)이다. 자기 생명을 자기가 버리는 사람을 구할 사람은 세상에 아무도 없다는 것을 알아야 할 것이다. 인산 김일훈 선생도 '너의 병은 너의 힘으로 고쳐라! 네 생명은 너에게 소중하다. 네 생명을 내가 소중하다고 할 수 있겠느냐? 그래서 자기 일은 자기가 하도록 아주 손쉽게 일러줘서 후세에는 영원히 그 법을 써야 한다(김일훈, 신약본초 전편, 인산가, 1999, 789p).'고 했다.

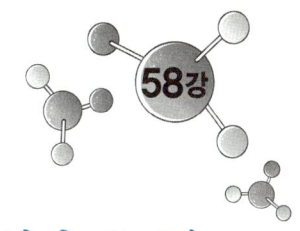

인간의 행복추구권

이번에는 두 가지 문제를 제기하고 함께 생각해보는 시간을 갖고자 한다. 첫 번째 문제는 독자 여러분께서 대통령이라고 가정하고, 만일 여러분이 대통령직을 수행하다가 뜻하지 않게 큰 병에 걸려 생명이 위독하게 되었는데, 기존의 의료인들에게 치료를 받게 되면 살 수 있다는 보장이 별로 없는 상태지만, 수소문해 본 결과 이름도 거의 알려지지 않은 자격증도 없는 어떤 무면허의사라면 고칠 수도 있겠다는 판단이 내려졌을 때, 국정을 책임지는 대통령으로서 국법을 준수해야 하므로 죽을 각오를 하고 기존 의사에게 치료를 받겠는가? 아니면 살 수 있을 가능성이 훨씬 크다고 판단되는 무면허의사에게 치료를 받겠는가? 만일 무면허의사에게 치료를 받았다면 치료받은 후 그 무면허의사를 의료법위반으로 고소하겠는가?라는 문제이다.

정답은 너무도 뻔하다. 대통령이든 거지든 생명은 하나밖에 없는 귀한 것인데, 어떻게 살 수 있는 가능성이 적은 의사에게 치료를 받을 수 있겠는가? 우리나라 헌법 제10조에는 모든 국민은 인간으로서의 존엄과 가치를 가지며, 행복을 추구할 권리를 가진다고 규정하고 있다. 행복추구권은 사회적 신분이나 법률 이전의 문제이다. 인간은 누구나 자신의 생명을 존속시킬 수 있는 권리가 있고, 또한 자신의 건강을 지켜나갈 권리가 있다. 그 모든 것들이 행복추구권의 내용이기도 할 것이다. 아무리 국법을 준수하면서 국정을 책임져야 할 대통령이라고 하더라도, 자신의 생명을 보존하기 위해서 면허자든 무면허자든 가장 적절한 의사를 선택해서 치료받을 권리가 있다는 것이다. 무면허의사에게 치료받은 후, 무면허 의료행위를 했다는 이유로 그 무면허의사를 고소한다면, 동네 양아치보다도 못한 대통령이라는 평가를 면하기는 어려울 것이다.

이 문제를 다른 각도로 비춰 보면 이런 의문도 가능할 것이다. 병들어서 고통스러워하는 환자들의 생명과 건강을 회복시키는 무면허의사를 자격증이 없다는 이유로 처벌한다는 것이 과연 합리적인가 하는 의문이다. 이에 대해서는 의대나 한의대에 들어가서 6년간 공부한 후 의사시험에 합격하면 될 것이 아니냐? 그렇지 않으면 돌팔이 의사들이 난립해서 오히려 많은 사람들의 생명과 건강을 해치게 될 것이다' 라고 주장하는 사람들도 있을 것이다. 충분히 일리가 있는 주장이다. 필자로서는 적당한 중용의 길이 있지 않을까 하는 생각을 해본다. 극단적인 케이스기는 하지만 인산 선생 같은 사람은 태어날 때부터 이미 대각을 이루고 세상에 나오신 분이라 고치지 못하는 병이 없었다. 인류역사상 과거에도 없었고 미래에도 아마도 없을 그런 인물이다. 그런데도 일반인이나 공무원들로부터도 수많은 핍박을 받은 것으로 알고 있다. 그 외에도 꽤는 실력가로 알려진 분들도 몇 분 있는데, 감옥에서 고생하거나 아니면 한국을 떠나 외국으로 나가서 의료행위를 하는 분들도 있는 것으로 알고 있다. 완전 돌팔이에 대한 대책은 조금만 생각해보면 나올 수 있지 않을까 하는 생각이다. 한국인들은 워낙에 머리가 비상하기 때문이다.

한국에는 공인중개사라는 시험제도가 있다. 사회에 필요한 공인중개사보다 훨씬 많게 매년 2만 명 정도를 합격시키는 것으로 알고 있다. 열심히 노력하고 연구하는 일부 공인중개사들만 개업해서 밥벌어 먹고 살고 있고, 나머지 수많은 공인중개사들이 그 자격증을 밤낮으로 장롱 속에 넣어 잠을 재우고 있다. 그것이 매우 정당한 처사이다. 정의사회로 가는 지름길이다. 만일 공인중개사를 1년에 10여명만 합격시킨다면 미국의 하버드법대를 수석으로 졸업한 사람이라도 한국 공인중개사 시험에 합격하기가 결코 쉽지 않을 것이다. 물론 그런 시험에 합격한 사람은 살아가면서 더 이상 노력하지 않고도 국내 최대의 부를 축적할 수 있을 것이다. 일반인들은 공인중개사의 얼굴보기도 힘들게 되고, 그들은 일반인들에게 반말이나 찍찍 해대면서 목에 힘주고 거드름을 피울 것이다. 더 이상 노력하지 않을 것이므로, 세계 공인중개사들의 실력 중에서 최하위로 떨어질 것이다.

과거 우리나라 사법시험을 수십 명 합격시키던 시절에 독자 여러분들도 모두 경험한 일 아니던가? 국가의 보호를 과도하게 받을 때 나타나는 병리현상이다. 요즘은 2천 명 정도 합격시키다보니 상황이 많이 달라졌다. 아마 변호사들도 이제는 공부하고 연구하지 않으면 먹고 살기 힘들 것이다. 그렇게 공부하고 연구해야 먹고 살 수 있는 사회가 바람직한 사회이다. 과거 우리나라 한의학 실력이 세계 최고 수준이었는데, 한의사제도가 도입된 이후 요즘은 세계 최하위로 떨어졌다는 얘기가 심심찮게 들리는 것도 결코 우연이 아니다. 그래서 의사든 변호사든, 공인중개사처럼 매년 2만 명 정도 합격시키면 어떨까 하는 생각을 해봤다. 열심히 경쟁적으로 노력하고 봉사하는 사람만 살아갈 수 있게 하면, 의사든 변호사든 공인중개사든 그들의 실력이 세계 최고 수준으로 올라가는 것은 오로지 시간문제일 것이다. 한국 사람들의 머리가 워낙 비상하기 때문이다. 하지만 연구하지 않고 놀아도 먹고 살 수 있는 법제도에서는 상황은 전혀 다를 것이다.

두 번째 문제로 이번에는 여러분이 의사라고 가정한다. 면허의사이든 무면허의사이든 그것은 상관없다. 만일 여러분들이 전철을 타고 가다가 전철

안에서 우연히 심장마비 발작을 일으키는 사람을 만나게 되었다. 긴급조치를 하지 않고는 짧은 시간이 지나도 환자는 생명이 위험할 것이다. 동양의학적으로는 침 한두 방이면 발작이 진정될 텐데, 여러분은 침을 놓아줄 것인가? 아니면 혹시라도 사망한다면 뒤집어쓸 위험 때문에 그냥 내버려 두겠는가? 이 문제는 법제도의 문제점과 갈수록 각박해져가는 인심 때문에 발생되는 아주 어려운 문제이다.

히포크라테스는 〈히포크라테스 선서〉라는 것을 만들었다. 내용은 이렇다.

- 의업에 종사할 허락을 받음에 나의 생애를 인류봉사에 바칠 것을 엄숙히 서약하노라.
- 나의 은사에게 대하여 존경과 감사를 드리겠노라.
- 나의 양심과 품위를 가지고 의술을 베풀겠노라.
- 나는 환자의 건강과 생명을 첫째로 생각하겠노라.
- 나는 환자가 나에게 알려준 모든 것에 대하여 비밀을 지키겠노라.
- 나는 의업의 고귀한 전통과 명예를 유지하겠노라.
- 나는 동업자를 형제처럼 여기겠노라.
- 나는 인종·종교·국적·정당관계 또는 사회적 지위 여하를 초월하여 오직 환자에 대한 나의 의무를 지키겠노라.
- 나는 인간의 생명을 그 수태된 때로부터 더 없이 존중하겠노라.
- 나는 비록 위협을 당할지라도 나의 지식을 인도에 어긋나게 쓰지 않겠노라.
- 나는 자유의사로서 나의 명예를 걸고 위의 서약을 하노라.

그 중에서도 위의 두 번째 문제와 관련해서는, 환자의 건강과 생명을 첫째로 생각하겠다는 것과, 인종·종교·국적·정당관계 또는 사회적 지위 여하를 초월하여 오직 환자에 대한 의무를 지킨다는 것과, 인간의 생명을 그 수태된 때로부터 더 없이 존중하겠다는 것과, 비록 위협을 당할지라도 자신의 지식을 인도에 어긋나게 쓰지 않겠다는 것이 중요하다. 의사는 모름지기 그래야 한다. 보수나 명예나 위험성 등과 무관하게 의사는 환자의 생명과 건강을 지켜내기 위해서 혼신의 노력을 다해야 한다. 심장마비 환자를 그냥 놔두면 병원에 가다가 사망할 확률이 90% 이상은 될 것이다. 하지만 침이라도 한방 놓아주면 약 90% 이상은 생명을 건질 것이다. 그러면 고맙다는 인사를 받거나 아니면 감사표시의 돈 몇 푼 쥐어주는 것을 받게 될지도 모른다. 하지만 침을 놓기도 전에 이미 죽어있을 지도 모르는, 어차피 죽을 운명의 10% 정도는 어떻게 될 것이냐 하는 것이 문제이다.

세상에 양심 있는 사람들만 살고 있다면 별론이지만, 그렇지 않은 사람들이 훨씬 더 많은 것 같다. 아마도 당장 '당신의 침 때문에 우리 가족이 죽었어.' 라면서 민·형사책임을 물어올 것이다. 면허의사라도 패가망신하기 십상일 텐데, 만일 무면허의사였다면 그 피해는 상상하기도 어려울 것이다. 도대체 답이 나오지 않는다. 그런 모든 위험성을 무릅쓰고라도 응급조치를 취해야 한다는 것이 히포크라테스 선서의 내용인데, 독자 여러분들은 과연 자신있게 그렇게 하겠는가? 운전 중에 접촉사고를 일으켜서 차량에 눈에 보이지도 않을 정도의 상처만 났어도, 상대방은 병원에 들어 누워서 수많은 보험금과 보상금을 요구하는 것이 현실인데도 응급조치를 취하겠는가? 오죽하면 인산 김일훈 선생은 '물에 빠진 사람 살리는 것은 고생할 팔자라고, 딱 달라붙어서 기어코 보따리를 찾아내라고 졸라대니, 그 사람 죽었으면 그런 말 듣지 않았을 것 아닌가? 그래서 한국 사람은 죽는 걸 보면 피하라는 거야!' 라고 했겠는가?(김일훈, 신약본초 전편, 인산가, 1999, 332p,) 또한 '한국 사람은 죽는 걸 가만 두면 걱정할 것이 없는데, 그걸 살려놓으면 후환이 따르게 돼 있느니라.' 라고 했고(김일훈, 신약본초 전편, 인산가, 1999, 474p), 인산 선생에게 암치료비법을 가르쳐달라는 양의학 박사에게 '너 죽으려고 환장한 놈이구나! 대한민국에서 암을 잘 고쳐? 그럼 너 하나만 살고 다른 의사들은 다 죽어야 되겠니? 그럼 너는 누군가가 어느 시간에 죽이든지 죽일 거다. 그런데 왜 죽을 짓을 하려느냐?' 라고 했다(김일훈, 신약본초 전편, 인산가, 1999, 476p).

언젠가 필자에게 이런 일이 있었다. 친구 한명이 나에게 "얌마! 내 친구 하나가 위암에 걸려서 자리에 누웠어! 네가 가서 한번 진맥이라도 봐줘라!" 라는 것이었다. 나는 "안돼! 함부로 손댔다가는 나는 깜빵행이야!"라고 점잖게 거절했다. 그랬더니 "너라면 고칠 수도 있을 거야! 제발 나를 봐서 한번만이라도 가봐줘라!"라는 것이었다. 마지못해 할 수 없이 가봤다. 맥으로 보나 관형찰색(觀形察色=모양을 보고 색을 관찰함)으로 보나 나의 치료 속도보다는 사망하는 속도가 더 빠르겠다는 판단이 들어서 몇 가지 방법론만 가르쳐 주고 나와 버렸다. 더구나 그 가족들이 그 환자의 생명에 대해서 그다지 애착이 없는 것 같아서 더욱 그랬다. 그 후 1주일 지나서 사망했다는 얘기를 들었지만, 의사로서 가슴이 그렇게 아플 수가 없었다. 그 환자가 죽든 살든 최선을 다해서 살리려는 노력을 해야 하는 것이 의사로서의 진정한 자질이 아닐까 하면서 자책하기도 했다. 환자가 만일 필자 자신이었거나 아니면 필자의 가족이었다면 즉시로 치료에 착수했을 것이다.

끝으로 건강보험제도를 폐지하는 것이 좋지 않을까 하는 생각을 말하고 싶다. 나는 지난 십 수 년간 병원과 약국에 들러본 일이 없다. 그런데도 건강 보험료는 꼬박꼬박 바치고 있다. 모든 사람들이 병원과 약국에 들르지 않고 스스로 자기병을 자기가 고치라는 것이 필자의 〈생명의학〉의 목표이기도 하다. 그런데 보험료를 떠나서, 건강보험제도가 시행되다 보니 사람들이 너무나 자주 병원에 들락거린다. 보험료가 아까워서인지, 아니면 저절로 낫게 되는 증상이라는 것을 알지 못해서인지 시도 때도 없이 병원을 찾아간다. 인간의 생명력이 한없이 약화될 수밖에 없다. 폐지가 어려우면 자유선택으로 맡기는 것도 하나의 방법이 될 수 있을 것이다. 국민의 생명력이 강화되어 절약되는 재정이면, 사회적 약자를 보호하는 데 하등의 장애도 초래하지 않을 것이다. 법원과 검찰청 주변에 자주 들르면 결국 감옥에 간다지 않는가? 방귀를 자주 뀌다 보면 똥 싸지 않는가? 병원과 약국에 자주 들르면 결국 무슨 일이 벌어지겠는가?

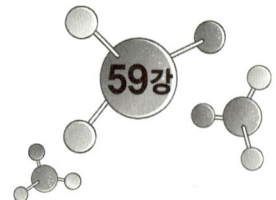

세계 속의 대한민국

    세포가 행복하면 사람이 편안하고, 국민이 행복하면 국가가 편안하며, 국가가 행복하면 세계가 평화롭다. 거꾸로도 가능할 것이다. 세계가 평화로우면 국가가 행복하고, 국가가 편안하면 국민이 행복할 것이고, 사람이 편안하면 세포도 행복할 것이다. 결국은 개개인 한 사람 한 사람이 편안하고 행복해야 한다. 그런데 유감스럽게도 사회제도나 학교나 가정에서조차도 잘못된 교육으로 인해서 사람들을 불행하고 불편하게 만든다. 남보다 앞서라는 교육이 바로 그것이다. 남보다 훨씬 더 이웃을 사랑하고 봉사하라는 교육이나, 남보다 더 행복할 계획을 세우라는 교육은 거의 찾아볼 수 없다. 인간은 누구나 행복하고 싶은데, 남보다 앞서라는 교육만 받다 보니, 그런 교육에 상대적으로 잘 따라 줬던 학생이나 자식들은 그래도 좀 나은 편이지만, 행복대신에 남보다 앞서라는 교육에 진력나버린 학생이나 자식들은 사회에 안저인 존재로 전락되기도 한다. 어차피 행복하지 못할 바에는 아무렇게나 살아버리자는 자포자기가 앞서기 때문이다. 현대의 수많은 폭력범, 살인범이나 정신병자들이 바로 그런 잘못된 교육의 피해자들이다.

    라즈니쉬 선생에게 이런 일이 있었다고 한다. 선생이 어렸을 때, 공부하라는 엄마의 말을 깜빡 잊어버리고 강가에 나가서 실컷 놀다가 돌아왔더니 엄마가 "너 도대체 지금까지 뭐한 거냐?"라며 꾸중을 하시더라는 것이다. 그래서 선생이 "엄마! 나 아무 것도 한 일이 없어요!"라고 대답했더니, "너 그게 무슨 말이냐? 몇 시부터 몇 시까지 공부하라고 했는데, 너는 지금까지 공부하지 않고 다른 일한 거 아니냐?"라고 되물었다. 그래서 "공부한 것은 아니지만 다른 일을 한 것도 아니어요!"라며 대답했다고 한다. 훗날 그때를 술회하시면서 "나는 그때 정말 아무 일도 하지 않았다. 강가에 나가서 놀던 기억은 나지만 그것은 순간이었고, 집에 돌아와 보니 벌써 밤이었다. 그렇게 시간이 빨리 갈 줄은 미처 몰랐다. 자기가 기쁨 속에서 하고 싶은 일을 하는 것은, 아무 것도 하지 않는 것과도 같은 것이다. 먹고 살 수만 있다면 자신의 행복을 위해서 하고 싶은 일을 하면서 살라!"라고 말한 바 있다.

어떤 사람은 대통령이나 재벌회장이 되고 싶은 사람도 있겠지만, 또 어떤 사람은 누가 대통령이나 재벌회장이 되든 말든 아무런 상관도 없이 오로지 행복하게 살 수 있는 사람도 있다. 그런데도 부모들은 자기 자식만큼은 서울대 나오고, 대통령되고, 장관되고, 재벌회장이 되기를 바라면서 자식을 불행으로 내모는 경우가 허다하다. 모두가 부모의 탐욕이다. 그렇게 자식을 마치 자기의 소유물인 것처럼 강압하다보니, 자식이 비뚤어 나가지 않으면 그것이 오히려 이상한 일처럼 되어버렸다.

세상의 의사들에게 부탁이 있다. 부디 의사 자신이 병들어 일찍 죽는 일은 없어야겠다는 것이다. 예를 들어서 암전문의 자신이 암 걸려 죽어버린다면, 그때까지 자신에게 암 치료받았던 사람들의 입장은 또 뭐가 되겠는가? 치료받아서는 안 될 의사한테서 치료받은 것 아닌가? 의사(醫師)는 다른 판검사(判檢事)나 전기기사(電氣技士) 등과는 달라서 스승 사(師)자를 쓴다. 즉, 의사는 의술의 스승이라는 뜻이다. 의술의 스승이라는 사람들이 남보다 일찍 병들어 죽는다면 의사로서 모양이 나오지 않는다. 마치 인수분해도 못하는 사람이 고등학교 수학선생을 하고 있는 것과 마찬가지이다. 일종의 코미디이다. 얼마 전에 의사들의 평균수명이 일반인들의 평균수명보다 훨씬 짧다는 얘기를 들은 일이 있지만, 매우 슬픈 일이다.

또 한 가지의 부탁이 있다면, 환자를 확실히 낫게 하지 못할 바에는 차라리 손대지 않는 것이 좋지 않겠나 하는 것이다. 고혈압을 낫게 할 자신이 없으면 그냥 손을 떼든지, 아니면 다른 의학을 찾아보라고 충언을 해줄 일이지, '현대의학에서 고혈압을 고칠 수는 없다. 다만 최근에 개발된 혈압강하제는 부작용이 적고 효력은 강력해서 환자의 생명을 연장해줄 수는 있을 것'이라는 식의 얘기는 하지 않는 것이 좋겠다는 것이다. 그렇게 수십 년을 약 먹이고도 혈압이 정상으로 돌아가지 않는다면, 그것은 치료가 아니다. 환자는 고혈압으로 죽지 않을지는 모르지만, 다른 병으로 사망할 확률은 매우 높아질 것이다. 또한 암수술을 하고나서 5년 동안 재발이 없으면 완치된 것이라고 말해서도 안 된다. 천수를 누려야지 왜 5년인가? 암을 수술하면 고치기 힘들다는 신의(神醫) 인산 김일훈 선생의 말을 귀담아 들을 필요가 있다. 수술 칼의 화력(火力)이 암에 합류되어 확산되므로, 수술 칼은 살인비수(殺人匕首)라는 것이다(김일훈, 신약본초 후편, 인산가, 2009, 333p). 환자의 생명과 건강을 자신의 생명과 건강처럼 소중히 여겨야 할 것이다.

이제 본론으로 들어가자면, 국가에게도 바랄 것이 있다는 것이다. 인산 김일훈 선생의 말에 따르면, 우리나라 한반도는 산삼 등 영약과 영초 그리고 신비한 과실이 많이 나오는 곳으로서, 각종 암을 비롯한 제반 난치병을 치료할 수 있는 약재들이 무궁무진하게 간직되어 있다는 사실을 확인했다고 한다(김일훈, 신약, 인산가, 2000, 119p). '나라가 부강해질 수 있는 방법은, 간척사업을 벌이고 주택건설을 촉진하고 무역을 늘리는 등 여러 가지 방법이 있을 것이지만, 천연적으로 주어진 한반도의 조건을 최대한으로 이용해서 가장 빠른 기간 안에 부강해질 수 있는 길은 암약재를 개발하여 생산하고 수출하는 것이다. 다른 나라에서 이를 알았다고 해도 지역적 또는 기후 등 여러 조건상 도저히 손을 대거나 경쟁할 수 없기 때문에, 이를 국가사업으로 펴 나갈 경우 세계의 암약시장을 완전히 독점할 수 있게 될 것이다. 나라의 부강을 위해서 국가 당국은 더 이상 우리 한반도가 지닌 무궁무진한 보물들을 우리의 것으로 만들지 않고 소멸되도록 방치해서는 안 된다(김일훈, 신약, 인산가, 2000, 123p).'고 했다.

또한 '동양 전래의 음양설에 따르면, 서양은 만물을 죽이고 없애는 것을 맡은 숙살지방(肅殺之方)의 장소이고, 동방은 만물을 소생시키는 기운을 주재하는 생기지방(生氣之方)의 장소인 것으로 나타나 있다. 서방 종족이 인류의 생명을 파괴하는 살인핵(殺人核)을 만드는 것이 당연한 것처럼, 동방생기의 발생처이며 귀결처인 한국인이 활인핵(活人核)을 만드는 것도 당연하다.'라고 했으며, 지구 머릿속의 뇌가 한국이라고 했다(김일훈, 신약본초 전편, 인산가, 1999, 123·73p).

그러면서 인산 선생은 또한 암약 오핵단을 비롯해서 현대의 모든 난치병을 치료할 수 있는 수많은 약물을 개발했다. 화공약독이 상고(上古)에는 없었기 때문에 복희씨, 신농씨가 오늘의 병을 처방할 수 없었던 것처럼, 동의보감은 현대병을 고칠 수 없다고도 했다(김일훈, 신약본초 후편, 인산가, 2009, 330p). 그래서 신약(神藥)을 개발하신 것이다. 예컨대 인산 선생은 5가지 동물(토종의 개, 돼지, 흑염소, 닭, 오리)의 생명활동을 이용해서 인삼 분자조직의 합성방법을 개발했다. 즉, 약 3-10년 동안 동물의 체내에 인삼 분자를 합성시켜 그 결정(結晶)으로 새알크기의 알약을 빚으면, 그거 하나로 한사람의 각종 암과 제반 난치병을 충분히 치료할 수 있는 영묘한 효능을 지니게 되는데, 그것이 바로 오핵단(五核丹)이다. 즉 토종개에게는 인삼을, 돼지에게는 부자를, 닭에게는 독사구더기를, 오리는 참옻껍질과 초오를 먹여 길러서 그들의 간을 합쳐서 만든 알약 오핵단은 인간 생명의 근원이랄 수 있는 에너지의 집합체로서, 거대한 에너지를 조그만 물체 속에 간직하게 되는 것이다. 만일 이를 거국적인 차원에서 개발한다면 국민의 건강보전은 물론, 나아가 전 세계의 암과 난치병 환자를 치유시키거나 그들에 대한 공급을 통해 나라살림을 크게 살찌울 수 있을 것이라는 말도 덧붙였다.

또한 곰이나 사향노루, 녹용사슴 등을 가정이나 혹은 기업단위로 무분별하게 사육한다면 별로 좋은 효과를 기대하기는 어렵다. 우리 안에서 인공사료를 먹고 키워진다면 그들의 웅담, 사향, 녹용은 그 효능이 크게 떨어져 다른 가축들과 별로 다르지 않게 될 것이기 때문이다. 그러한 폐단을 막기 위해서는 국가가 특정한 심산유곡에 거대한 울타리를 두르고 그 안에서 곰, 사향노루, 사슴 등을 사육하는 것도 한 방법이 될 것이다. 집오리도 대대적인 사육을 벌여 이를 약재로 가공하여 국내는 물론 전 세계에 공급한다면 나라살림에 크게 일조할 것이라는 말도 했지만(김일훈, 신약, 인산가, 2000, 122p), 이는 의약산업을 제대로 일으키려면, 그 규모가 개인이나 소규모 기업이 운영하기에는 너무 자본금 규모가 클 것이라는 우려 때문일 것이다.

또한 염소 한 마리에 인삼 분말을 열 근씩 먹여 키워서, 염소의 생간과 피는 생으로 먹고, 살은 고아서 먹고, 뼈는 시루에 쪄서 밀린 뒤 분말하여 밀환(蜜丸)하여 오자대(梧子大)로 만들어서, 大人은 1회 50알씩, 아이들은 1회 20-30알을 식후에 복용하면, 이는 보제(補劑)로서 난치 당뇨병의 신약이고 결핵, 폐암, 위암, 신장염을 비롯한 만병통치약이라고 했다. 그리고 야산에 특정지역을 선정, 다량의 옻나무와 홍화, 오이, 개똥참외, 노나무 등을 재배하고, 심산에 너른 울타리를 치고 곰, 사향노루, 사슴을 사육하며, 인삼밭의 땅 밑에 시설을 갖춘 뒤 땅강아지와 두더지를 기르라고 했고(김일훈, 신약,

인산가, 2000, 63p), '이제라도 국력(國力)과 민력(民力)을 동원하여 심산유곡(深山幽谷)에 적당한 곳을 설정하여 사슴, 곰, 사향노루, 흑염소를 기르되, 산에 음양곽과 옻나무를 많이 재배하라. 겨울 사료는 음양곽과 옻나무 껍질을 말려두고 잘게 썰어서 여물을 끓여두고 겨우내 먹이라. 산삼과 녹용과 사향과 웅담을 사육하고 옻나무를 재배하여 자손까지 영화(榮華)하면 국가도 부강하여 만대영화(萬代榮華)하리라(김일훈, 신약본초 후편, 인산가, 2009, 500·501p).'라는 말도 했고, '국가사업으로 암약재를 개발하고 생산하여 수출하면 세계의 암약시장을 완전히 독점할 수 있게 될 것이다(김일훈, 신약, 인산가, 2000, 123p).'라고 했다. 하루 빨리 그런 날이 오기를 가슴 깊이 소망해 본다.

주 예수그리스도가 나온 이후 구약(舊約)이 신약(新約)으로 바뀌었다. 인산 김일훈 선생이 나온 이후 동의보감(東醫寶鑑)은 신약(神藥)으로 바뀌어야 한다. 바뀌는 2가지 모두가 공교롭게도 한글로는 신약이다.

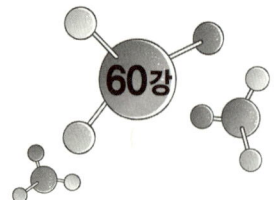

필자의 소망

 인산 김일훈 선생의 말에 따르면, 인간이 하늘로부터 부여받은 정명(正命)은 180세라고 한다. 2012년 말 현재 인류의 평균수명은 채 80세도 안 된다. 정명(正命)의 반도 살지 못하고 세상을 떠나버리는 것이다. 오래 산다는 것이 반드시 좋은 것도 아니라고는 하지만, 문제는 저 세상으로 떠날 때, 인간의 소망처럼 잠자듯이 떠나는 사람은 오히려 소수에 불과하다는 사실이다. 온갖 질병과 고통 속에서 떠나는 사람들이 대부분이다. 저세상보다는 그래도 이세상이 낫다는 것인데, 불가피하게 저세상으로 떠나면서도 질병과 고통까지 따른다는 것은 인류의 커다란 비극이다. 무병장수(無病長壽)의 꿈은 오히려 한낮의 헛된 망상에 불과하다. 필자도 벌써 50대 후반이지만, 지나온 세월이 너무도 짧다. 그런데 평균수명으로 따진다면 앞으로 2-30년이면 세상을 떠나야 한다. 살아온 세월의 반 정도밖에 남지 않았다. 지나온 세월도 순간 같은데, 그것의 반이라면 또 얼마나 빨리 지나가버리겠는가? 많은 사람들은 나이는 숫자에 불과하다면서 마치 자기 자신은 영원히 죽지 않을 듯이 살아가기도 하지만, 똑같이 과거에 그렇게 생각했던 사람들도 오히려 평균수명도 살지 못하고 떠났던 사람들이 많은 것을 보면, 죽음을 이기는 사람은 정녕 없는 것 같다. 세상에서 가장 확실한 것이 바로 죽음이라고 하지 않는가? 살아있다는 것과 죽었다는 것이 별로 차이도 없어 보인다. 전혀 예기치 못하다가 죽음이 찾아오는 경우도 허다하기 때문이다. 오히려 죽음을 예비 하는 것이 바람직할 것이다. 그러면 죽음의 고통이 가벼워질 수도 있다. 세 상에 미련이 많이 남을수록 세상을 떠나는 고통도 더 커질 것이기 때문이다.

이 책의 곳곳에서 이미 설명했듯이 인산 김일훈 선생의 소망이라면 인류 의 무병장수를 들 수 있을 것이다. 그리고 대한민국과 대한민국 국민이 그런 일을 담당하기에 적합하고, 또한 그럼으로써 국민이 행복하고 국가가 부국 강병하게 되는 소망도 내비쳤다. 그러한 소망은 그대로 필자의 소망이기도 하다.

하지만 문제가 있다. 사람들이 탐욕이 많다보니 눈멀고 귀먹어서, 선생께 서 가르치신 무병장수의 길을 알아듣지 못하고, 또 알았다고 하더라도 믿지 못해서 실천하지 않기 때문에, 선생과 필자의 소망이 이뤄지기에는 상당히 많은 세월이 필요할지도 모르겠다는 생각이 든다. 그나마 다행인 것은, 인산 선생의 가르침이 과거보다는 많이 확산되는 듯한 느낌을 받는다. 미력이나 마 그 가르침의 확산에 필자의 힘을 보태고 싶어서 이 책을 집필하고 있는 것이다. 필자 역시 인산 김일훈 선생이 살아계실 때처럼 가진 돈이 없다보 니, 심산유곡(深山幽谷)에 좋은 곳을 잡아서 가축을 방목하고 신초(神草)를 키워낼 능력이 없다. 그래서 암과 같은 난치병을 치료할 약품을 만들어내지 못하는 것이다. 인산 선생은 국가정책으로 시행하는 것이 바람직하다고 말 했지만, 국가정책을 결정하는 사람들이 인산 선생의 신약(神藥)을 이해하고 협력하기에는 한없는 세월이 필요할지도 모른다. 국가가 정책적으로 인산 선생의 신약의 내용에 따른 정책을 시행하기 위해서는 우리나라 국민들의 의학적인 인식수준이나 의식수준이 지금보다 훨씬 높아져야 한다. 그래야만 정책결정자들의 의식수준도 바뀌게 될 것이기 때문이다. 하지만 의학은 결코 쉽지 않은 학문이고, 더구나 학자나 대가들마다 서로 상반되는 얘기를 하는 경우도 많아서 일반인들이 올바른 의학지식 갖기를 기대하기도 매우 힘든 상황이다. 그래서 현대의학에 세뇌(洗腦)되다 보니 눈부실 정도로 번쩍번쩍하는 큰 병원의 소위 대가들을 찾아다니다가 일찍 비운(悲運)을 맞이하기도 하는 것이다. 비록 의사자격증은 없지만 고치지 못할 병이 없었던 인산 선생 같은 분들을 믿지 못하고, 그저 큰 병원의 세칭 대가들만 쫓아다니는 것이다.

누누이 반복하는 얘기지만, 필자는 하루빨리 인산 김일훈 선생의 의술이 세상에 널리 알려지게 하기 위해서 이 글을 썼다. 어느 정도 세월이 지나면 결국에는 그렇게 될 일이지만, 그렇게 되기 전까지 세상을 등질 수많은 환자들이 걱정이다. 지금도 암환자만 계산해도 매년 10만 명 이상이 떠나지 않아도 될 길을 떠난다고 들었다. 권력, 학력, 재산 등과 아무런 상관없이 수도 없이 그렇게 세상을 등지고 있다. 올바르지 못한 잘못된 의학지식이 세상에 판을 치다보니 어쩔 수 없는 현상이기도 하다. 한국의 의학수준이 세계 최고 수준이라고 선전하면서 어째서 그렇게 수많은 사람들이 삶을 마감해버릴까? 나는 언론에서 새로운 암치료법이 개발되었다고 발표되면 겁부터 난다. 저것 때문에 또 수많은 사람들이 세상을 떠나겠구나하는 생각이 들어서 소름이 확 끼친다. 인산 선생의 신약이론이 지구상에 널리 퍼지게 되면 필자 같은 사람은 더 이상 존재할 필요도 없겠지만, 그 이전까지는 잠정적으로라도 올바른 의학을 세상에 전파하는 교육에 전념하고 싶다.

필자가 만일 수천억 내지 수십조의 자본금이 있다면, 물 맑고 산세(山勢) 좋은 심산유곡(深山幽谷)에 가축을 방목하고 신초(神草)를 가꾸며, 그곳에 〈생명의학〉 연수원 건물을 지어서 필자의 〈생명의학〉, 곧 인산 선생의 신약 이론을 4박5일 정도의 일정으로 강의하고 실습하고 훈련하는 교육을 하고 싶다. 최선의 음식과 운동 그리고 단전호흡과 명상 기타 등으로 4박5일 간의 교육만으로도 웬만한 증상은 뚝 떨어져 나가고, 설령 암과 같은 중병이라도 쾌차하고 있다는 느낌을 갖게 되고, 몸과 마음이 확연히 달라지는 것을 알고 느낄 수 있게 하고 싶다. 자본금이 없어도 먼저 〈생명의학〉 연수원을 운영할 수도 있겠지만, 그렇게 되면 다른 사람의 시설을 사용해야 하므로 연수비가 상당히 고가가 될 것이다. 만일 국가에서 필자에게 소요 경비를 지원한다면, 필자도 좋고 국가도 좋고 국민도 좋을 것이다.

그렇다고 해서 필자가 국가에서 필자에게 그런 지원을 해 줬으면 하는 강렬한 욕망을 갖는 것은 결코 아니다. 필자는 그저 묵묵히 필자의 상황에 알맞는 일을 할 뿐이다. 국가에서 지원해준다면 좀 더 규모가 큰일을 할 수도 있을 것이고, 그렇지 않다면 큰일을 할 수는 없겠지만, 필자가 큰일을 한다고 해서 특별히 더 기쁘지도 않고, 작은 일을 한다고 해서 특별히 더 슬프지도 않다. 이미 다른 사람이 만족스럽게 잘하고 있다면 그 일에 동참할 수도 있고, 여건이 성숙하지 않아서 〈생명의학〉을 세상에 알리는 것이 어려운 상황이라면, 깊은 산골에 쳐들어 박혀 보리밭이나 일구면서 이웃주민들 침놔주며 살 수도 있다. 이미 시판되고 있는 식품 중에서 필자 나름대로 최고의 건강식품을 선별해서 팔거나, 아니면 스스로 건강식품을 개발해 팔면서 생계를 유지할 수도 있다. 모든 것이 하나님이 하시는 일이므로 필자로서는 털끝만큼도 불만이 없다.

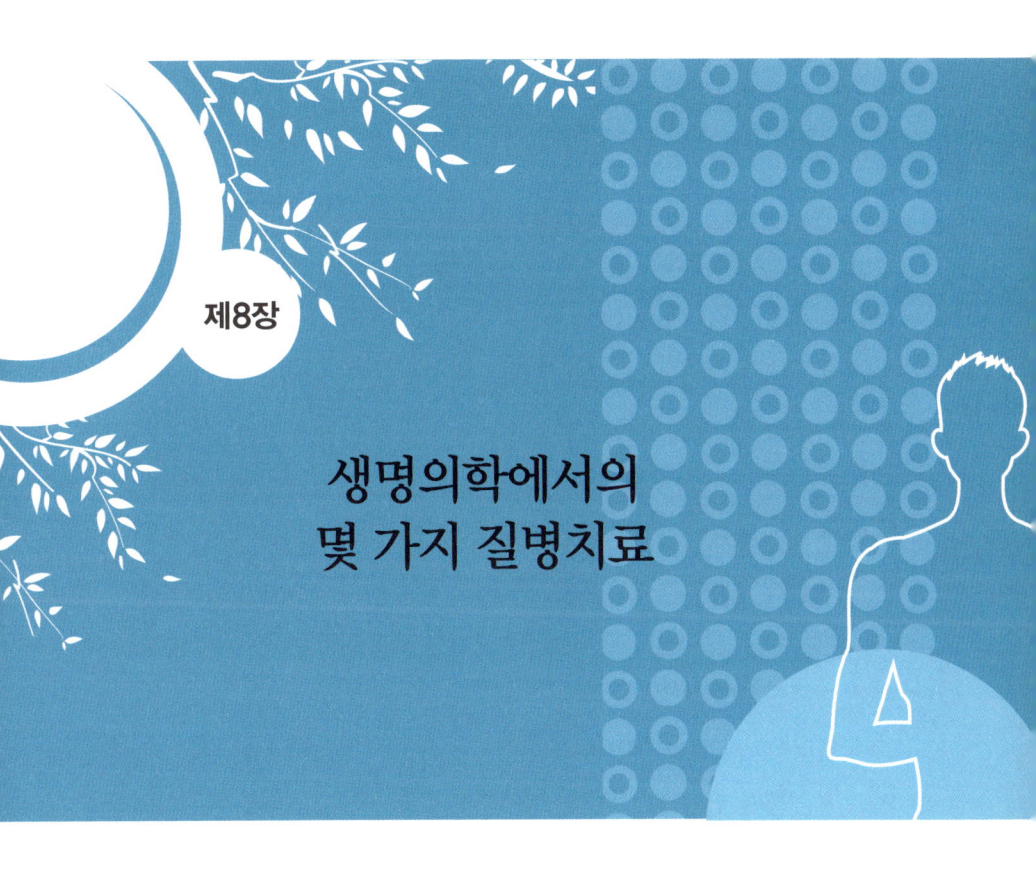

제8장

생명의학에서의
몇 가지 질병치료

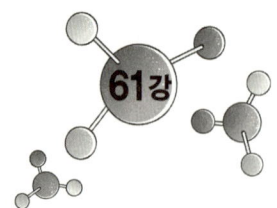

감기·해수·천식

1. 감기

　감기는 만병의 근원이라고도 하지만, 현대의학에서는 감기의 원인에 관해서도 정설이 없고 예방법도 치료법도 없는 실정이다. 생명력이 약화된 사람에게는 매년 매철 마다 시도 때도 없이 찾아오는 매우 성가신 질병이겠지만, 필자는 50여년을 살면서 평생 10번도 감기를 앓아본 일이 없다. 특히 의학을 연구하기 시작한 최근 10년 동안은 한 번도 감기에 걸려본 일이 없다. 거기에 절대적으로 공헌한 것은 풍욕과 냉온욕이다. 따라서 건강한 사람이든 감기환자든 풍욕과 냉온욕은 매일 실천하는 것이 중요하다. 그 외에도 금식, 생수, 감잎차, 죽염, 현수요법, 겨자요법, 소주에 고추장 풀어 마시고 땀내는 것 등을 추천할 수 있다.

　목구멍이 아프거나 입안에 염증이 있을 때는 3종류 이상의 생야채 녹즙을 물로 희석해서 입안을 가신 후 먹는 것도 좋고, 잠자기 전에 후두부를 냉각시키는 것도 좋다. 기침이 나면 풍욕을 하고 가슴에 냉수찜질을 하거나 겨자찜질을 하는 것이 좋고, 유황오리탕, 유황오리알, 생강감초탕, 돼지내장탕도 좋다. 열이 오를 때는 가슴에 겨자찜질을 하는 것이 좋고, 관장을 하거나 복부된장찜질도 좋다. 더하여 생강감초탕에 죽염타서 복용하고 땀내거나, 솔잎땀을 내거나, 유황오리탕요법, 군마늘요법, 돼지내장탕요법, 쥐눈이콩요법 등도 감기의 예방·치료에 매우 좋은 방법이다.

독감에는 영신해독탕 3첩 먹고 땀내거나(육류, 주류, 설탕 엄금), 원감초 2냥을 푹 달인 물에 죽염환 50알씩 복용하고 땀내면 좋다. 황태탕이나 생강감초탕도 매우 좋다.

♠ 현수요법

발목을 매서 거꾸로 매달리는 것이 거꾸리요법인데, 현수요법은 턱을 매서 매달리는 요법이다. 교수형에 처하는 모습을 연상하면 된다. 거꾸리는 발목에 가장 많은 체중이 실릴 것이고, 현수요법에서는 목에 체중이 가장 많이 실릴 것이다. 현수요법은 다리병, 요통, 좌골신경통, 요추염좌, 척추카리에스, 척주타박상, 경부임파선종양, 편도선비대증, 기침, 위경련 등 만병통치법이라고 할 만하다. 거꾸리 기구가 저렴하게 공급된 것과 마찬가지로 현수요법 기구도 하루빨리 저렴하게 공급될 수 있기를 기대해 본다. 현수요법 전후에 붕어운동과 모관운동을 하면 더욱 좋다.

2. 해수·천식

매일 기침하고 그르렁거리며 숨쉬기 힘들어서 헐떡거리게 되면, 주변 사람들에게도 가슴 아픈 일이지만, 환자 본인으로서는 살아있다는 것이 너무 힘들어서 죽고 싶어질 수도 있다. 하루빨리 완쾌하셔서 광명을 찾기 바란다. 해수·천식에는 특히 감잎차, 생수, 생채식, 죽염, 풍욕, 냉온욕, 경침, 등배운동, 완력법, 겨자요법, 복부된장찜을 추천할 수 있고, 만성천식은 가슴 전체에 토란고약을 3주 동안 붙인다. 겨자찜질도 좋다. 기타 유황오리탕요법, 쥐눈이콩요법, 호두기름도 해수·천식에 좋고, 은행잎 1냥에 원감초 5돈 달인 차를 마시고 은행알을 그냥 먹는 것도 좋다. 생강감초탕요법, 무절임식, 무엿, 죽염무배추오이김치, 들기름찰밥, 죽염간장, 군마늘도 해수·천식에 매우 효과적이다. 유황배의 속을 파 던지고 그 속에 백개자, 행인, 산조인 볶아서 분말한 것 넣어 숯불에 구워서 먹으면 해수·천식에 신비하다(김일훈, 신약본초 전편, 인산가, 1999, 946p). 가끔 금식해도 매우 좋다.

♠완력법

천장에서 무거운 물건을 늘어뜨리고, 그 밑에서 경침을 베고 반듯이 누워 두 손으로 그 물건을 떠받치고 1분에 60회 속도로 팔목으로 굽혔다 폈다 하는 운동이다. 자기 체중의 1/2까지가 좋으며, 1일2회 정도가 좋다. 하루에 생야채를 240g이상 충분히 섭취하는 것이 좋다. 근육운동 후 생야채를 충분히 섭취하지 않으면 노쇠해진다. 완력법은 호흡기 건강법으로서, 심폐병, 신장병, 정력강화법, 온몸건강법이다. 각력법과 병용하면 훨씬 더 좋다.

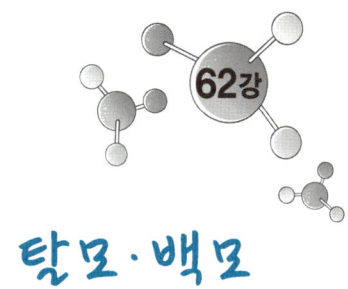

탈모·백모

　머리가 벗겨져 햇빛에 머리가 번쩍번쩍하거나 젊은 나이에 머리가 백발이 되면 모양이 나오지 않는다. 특히 원형탈모현상은 머리를 쥐가 파먹은 것 같아서 참으로 모양이 흉하다. 마치 맹구 같기도 하다. 남들은 그저 위로 차원에서 "요즘 고민이 많은가보지?"라고 말하면서 넘어가기도 하지만, 정작 당사자 본인으로서는 수치심이 매우 크다. 그래서 가발을 쓰거나 염색을 하기도 하고 큰 돈 들여서 머리를 심기도 하지만 아래의 방법을 잘 실천해서 더 이상 "이봐! 빛나리!"라거나, "어이! 할방구!"라는 놀림을 받지 않게 되기를 소망한다.

　생채식을 생활화하면서 밭마늘을 구워 죽염을 푹 찍어 먹고, 풍욕·냉온욕·모관운동을 행한다. 또한 생지황 중 천황을 껍질 벗겨 말리고, 돼지고기 5근을 얇게 썰어서 시루바닥에 깐다. 그 위에 천황 10근을 펴고 시루 뚜껑을 덮어서 솥 위에 얹고 김새지 않게 밀가루반죽으로 솥과 시루사이의 굽을 두껍게 바른다. 24시간동안 김을 올리면 이 천황이 돼지기름으로 제조된 숙지황이 된다. 생지황은 파혈제(破血劑)이고 돼지고기는 동풍제(動風劑)이므로, 파혈제와 동풍제가 합성되면 명문화를 회복시키고, 명문화(命門火)가 회복되면 신·방광의 수기(水氣)가 회생하여 보양(補陽)되고, 백발(白髮)은 흑발

(黑髮)되고, 낙발(落髮)은 생발(生髮)된다.(김일훈, 신약, 인산가, 2000, 235p).

백모(白毛)에는 숙지황 넣고 지은 가미육미지황탕 2제를 다 먹게 한 다음 시루에 찐 돼지고기도 함께 먹는다. 죽염을 물에 진하게 타서 머리에 늘 발라두는 것도 탈모(脫毛)나 머리비듬에는 매우 좋다. 노송근(老松根)의 송지주(松脂酒)를 식전에 한잔씩 마시는 것도 탈모백모의 특효방이다.

필자도 원형탈모 증상이 있었는데, 매일 사봉침으로 탈모부위를 몇 번 콕콕 찔러서 약간의 피를 냈더니, 필자도 모르는 사이에 1-2개월 후 저절로 머리가 나왔던 기억이 난다. 참고하기 바란다.

♠ 가미육미지황탕

숙지황(돼지기름에 졸인 것) 5돈, 산약 3돈, 산수유 2돈, 백복령·목단피(끓는 물에 5시간 담갔다가 건져말린 것)·택사 각 1돈 반, 당귀·천궁·적하수오·백하수오 각 5돈(적·백하수오는 술뿜어서 시루에 쪄서 말리기를 9번한 것)을 달여 마신다.

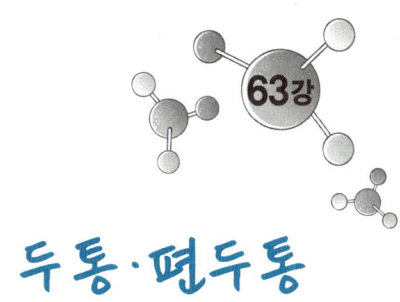

두통·편두통

현대인들 중에서 두통·편두통으로 고생하는 분들이 의외로 많다. 물론 산업화되면서 독극물 오염도 점점 많아지고, 생활이 분업화·전문화되면서 망상도 더불어 늘어났기 때문일 것이다. 두통이 발생했다는 것은 그 부위에서 실핏줄이 터진 결과라는 주장도 있고 보면, 두통을 결코 가볍게 여길 일이 아니다. 두통이 발생했을 때 쉽게 구할 수 있는 두통약을 사서 복용하는 분들이 아직도 매우 많은 것이 현실이지만, 필자는 결코 그런 것에 찬성할 수 없다. 약독이 심할 뿐만 아니라 세월이 흘러갈수록 두통이 좀 더 자주 발생할 것이기 때문이다. 필자의 가족들도 필자가 의학을 연구한 이후에는 두통약을 전혀 복용하지 않는다. 두통약을 복용하느니 차라리 그냥 참는 것이 더 낫다는 필자의 충고 때문일 것이다. 필자도 과거에 과음한 다음 날은 심하게 두통을 앓았었지만, 지금은 설령 과음한 경우에도 두통이 전혀 일어나지 않는다. 10년 넘게 두통을 앓아 본 일이 없다. 아마도 생명력이 강화된 때문일 것이다.

동양의학에서는 두통의 원인과 부위에 따라 치료법이 다소 다르기도 하지만, 필자의 〈생명의학〉에서는 일반두통이든 편두통이든 전두통이든 후두통이든 구별하지 않는다. 과음했을 때만 나타나는 두통이든, 생리 때만 나타나는 두통이든, 복잡한 일을 생각할 때만 나타나는 두통이든 구별하지 않는다. 1일2식 하면서 자주 금식하고, 생채식, 냉온욕, 경침, 등배운동, 후두부 냉각법으로 치료한다. 특히 필자의 경험으로는, 두통이 일어나는 부위를 4봉침으로 사혈하거나, 피내침을 삽입해놓거나, 아니면 실뜸으로 뜸을 몇 장 뜨면 바로 나았다. 머리에 실뜸을 떠도 흔적은 거의 남지 않는다. 뜸뜰 때의 통증도 다른 부위에 뜸뜰 때보다 훨씬 덜 하다. 또한 경침을 오래 베고 있어도 두통에는 매우 강력한 효력이 있었다. 잠잘 때 경침을 사용했다는 사람이 두통을 앓았다는 경우는 아직 들어보지 못했다. 또한 두통에는 유황오리탕 요법, 군마늘요법, 토종무요법 기타 돼지 피를 마시는 것 등도 매우 유효하고, 배꼽아래 관원에 왕쑥뜸을 몇장 떠도 두통은 사라질 것이다. 이들 모든 요법들은 사람의 생명력을 강화할 뿐인 치료법이므로, 설령 두통이 없어도 자주 활용할 필요가 있을 것이다.

두통·편두통에는 또한 가미청상순기탕을 복용하고 차도를 보아가며 천마탕을 복용한다. 깨끗이 낫지 않으면 가미청상순기탕을 3첩 지어 하루 1첩씩 달여 먹으면 완치된다. 편두통에는 청상견통탕(淸上鵑痛湯)을 그대로 써도 되고, 오리 2마리 푹 달여 기름 걷고 큰마늘, 작은마늘 각 1접, 대파 2뿌리, 민물고둥 큰 5되, 동행송근(東行松根=동쪽으로 뻗은 소나무뿌리), 유근피·원방풍·강활·천마·원지·당귀·천궁(거유) 각 3.5근, 세신 1.5근, 형개 0.5근, 박하 0.5근, 생강 1.5근을 푹 달여서 복용한다.

이런 치료법도 있다. 머리를 전후좌우로 사정없이 5-6분간 흔들어 댄다. 처음에는 머리가 깨질 정도로 아프지만 이내 곧 낫는다. 머리의 혈액순환이 잘 되기 때문일 것이다.

♠후두부냉각법

반듯이 누워서 베개 없이 후두부(後頭部=뒷머리)가 들어갈 정도의 깊이 즉, 깊이 6-9센티 정도의 대야 같은 곳에 후두부를 넣고, 섭씨 15도 정도의 냉수를 천천히 부어 3-5센티 깊이까지 채운 후 약 3분 정도 가만히 기다린다. 끝나면 마른 수건으로 잘 닦는다. 조석으로 2회 하거나 또는 취침 전에 한다(와따나베쇼, 의약에 의존하지 않는 서의학건강법, 홍익재, 1976, 247p). 후두부냉각법은 목 위의 모든 질환에 효과가 있는 치료법으로써, 특히 두통, 코막힘, 콧물나는 데 아주 좋고, 여러 가지 입안의 병에도 효과가 좋다.

♠가미청상순기탕 재료

마황 · 진피 · 오약 · 황금 각 1돈 반, 천궁(거유=쌀뜨물에 하룻저녁 담가 기름빼고 말려씀) · 백지 · 백강잠(생강법제) · 지곡 · 길경 · 반하(생강법제) · 창출 · 강활 · 독활 · 원방풍 · 맥문동 각 1돈, 만형자 · 건강(볶은 것) · 남성(반하처럼 법제) · 감국화 · 세신 · 원감초 각 5푼

♠천마탕 재료

❶ 상백피 4돈, 천마 2돈, 향부자 · 계피 · 산조인(검게볶은것).하고초 · 연육 각 1돈 반, 소엽 · 갈근 · 소회향(약간볶은것) · 우슬 · 적복령 · 오약 각 1돈, 현호색.홍화 각 8푼을 달인물(=천마탕)에 대경명5푼을 타서(가미천마탕) 복용

❷ A형과 AB형은 상녹용에 3돈 · 애엽 1돈을 가미하고, B형은 인삼5-7돈을 가미하며, O형은 석고3돈, 익모초 1돈을 가미해서 복용한다.

❸ 혼수, 식물인간, 소아뇌염, 급성뇌막염, 소아 열간(熱癎=열나면서 간질하는 것), 풍간, 뇌진탕, 뇌출혈, 노인건망증 등을 다스린다.

황금 1돈 반, 창출 · 강활 각 2돈 반, 독활 · 방풍 · 천궁 · 당귀 · 백지 · 맥문동 각 1돈, 만형자 · 감국화 각 5푼, 세신 · 원감초 각 3푼, 생강 3쪽, 대추 2개

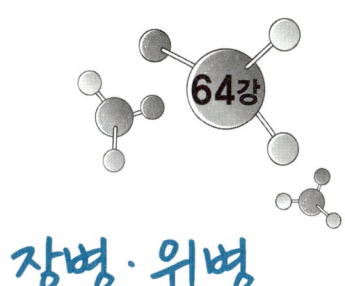

장병·위병

〈생명의학〉에서는 장병과 위병도 그다지 구별하지 않는다. 이렇게 말하면 돌팔이 의학이 아니냐고 반문할지도 모르지만, 결코 그렇지 않다. 장병과 위병이 명확히 구별되는 것도 아니지만, 질병의 원인은 결국 독극물이요, 질병의 치료는 결국 생명력이기 때문이다. 생명력이 강화되면 질병은 자동으로 물러난다는 것이다. 수영장에서 수영을 할 때 수영장 물이 귓속으로 들어가는 것은 어쩔 도리 없는 일이지만, 똑같은 수영장에서 수영을 하더라도 귀에 염증이 생기는 사람도 있고, 전혀 아무런 이상이 없는 사람도 있는 까닭은 바로 생명력의 차이일 뿐이다. 윗물이 맑으면 아랫물도 맑듯이, 원인이 제거되면 결과도 사라지는 것이다. 장병과 위병을 수백수천으로 나눠서 연구한다는 것이 장병과 위병을 제대로 치료한다는 증거가 될 수는 없다. 부분이나 세포에 집착해서 장이나 위를 찢고, 째고, 떼어 내는 것보다는 전체를 보는 시각이 훨씬 더 중요하다는 것은 충분히 이해했을 것이다. 만일 필자가 위암에 걸린다고 해도, 아래와 같은 방법으로 치료할 뿐이지, 털끝만큼도 두렵지 않을 뿐만 아니라, 필자의 귀한 생명을 다른 사람에게 맡기지도 않을 것이다. 필자의 병은 필자 자신이 고칠 것이다.

결국 장병이든 위병이든 1일2식 하면서 틈틈이 금식하고, 생수(특효), 생채식, 해초식, 죽염, 감잎차, 양배추를 많이 먹으며, 풍욕과 냉온욕을 하면서 경침 베고 평상에서 자면서 모관운동, 붕어운동, 슬립붕어운동, 복와붕어운동, 합장합척운동, 등배운동, 고전운동(股展運動), 하지유연운동(下肢柔軟運動), 발목펌프운동, 겨자찜질법, 복부된장찜질법, 토란찜질법, 관장요법, 숫톤요법 등을 실행하면 된다. 또한 밭마늘을 구워서 죽염 찍어 먹고, 죽염간장을 수시로 떠먹으며, 죽염마늘환, 죽염무배추오이김치, 신종산(神宗散=죽염, 계란고백반, 식소다를 같은 분량으로 섞은 가루약), 토종무요법, 무절임식, 무엿, 자정수로 데친 열무, 보리약차, 돼지위장, 생강감초탕, 쥐눈이콩요법, 들기름찰밥, 건칠피, 유근피, 유피밤떡, 유피국수,유황오리탕 등을 활용하면서, 질병의 수준이 다소 심하다 싶으면 중완, 관원, 식두에 왕쑥뜸을 수백 장 정도 떠주면 족할 것이다.

특히 신종산은 위궤양, 십이지장궤양, 대장궤양, 소장궤양, 소화불량 등 각종 위장병에 신효한 약이고, 묵은 암탉에 밭마늘 1접을 까서 흠씬 달여서 짜게 죽염으로 간해서 마늘, 닭까지 장복하면 뱃속병은 다 낫는다. 구운 밭마늘을 죽염 찍어서 복용해도 동일하다. 또한 수영(=시금초=괴시양)은 비·위·장병의 신약으로서, 수영을 삶아서 식전에 양껏 마시거나 수영풀을 솥에 푹 삶은 뒤 엿기름으로 삭힌 후 찌꺼기를 짜서 버리고 감주 만들어 복용한다.

다만 장병에는 붕어운동이나 복부된장찜질이 좀 더 강력하고, 위병에는 금식과 양배추요법이 좀 더 강력하다.

♠고전운동

무릎이나 넓적다리를 굽히지 않고 다리를 옆으로 쭉 벌리는 운동으로써, 허리에 힘을 넣어서 두 다리 위에 체중을 지탱한다. 차츰 연습하되 넓적다리가 수평이 되도록 노력한다. 고전운동은 정력강화법이며, 노쇠방지, 피로회복, 비만, 과식증, 뇌졸중, 위장병 등에도 유효하다. 운동 중에는 생채식을 많이 해야 하며, 운동 후에는 모관운동으로 보완하면 더욱 좋다.

♠발목펌프운동

맥주병이나 경침 또는 발목펌프운동기로 시판되는 원형의 목재 등을 발목 아래에 깔고, 무릎을 굽히지 않은 상태에서 다리를 20-30센티 위로 올렸다가 힘 빼고 그대로 내린다. 양쪽 모두 각각 100회 정도, 하루에 2-3회 정도 실시한다. 만병통치법으로 알려져 있다. 다만 아파트 등에서 사시는 분들은 아랫집에 소음피해가 되지 않도록 운동 시간이나 방법 등에 신경을 많이 써야 할 것이다.

♠숫톤요법

숫톤요법은 이완법(弛緩法)이라고도 하는 방법으로써, 두 다리를 30도 들어서 30초 후에 그냥 바닥에 떨어뜨리는 것이다. 골반을 교정하고, 복근을 강화하며, 위하수, 내장하수 등에도 유효하다.

♠계란고백반 제조법

백반이나 녹반 1근을 안팎으로 24시간 깨끗이 구워서 빻아 가지고 오골계란 흰자위 13개에 낮에 햇빛에 놓고 반죽하면 고열이 난다. 이것이 계란고백반(=난반)이다. 죽염 1숟갈에 적은 양을 타서 복용한다. 녹반으로 만든 계란고백반을 청색난반(=녹색난반)이라고 한다.

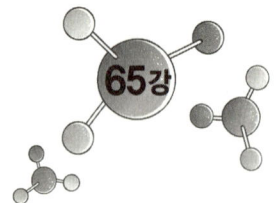

경추병·어깨병·척추병·흉부통증·허리병·무릎병·발목병·팔목병·손목병

병명은 다수지만, 이들 질병도 〈생명의학〉에서는 1일2식 하면서 생수, 생채식, 죽염, 감잎차 많이 먹고 풍욕과 냉온욕하면서 보건요양 6대 법칙을 실행하면 거의 문제될 것이 없다. 또한 유피밤떡, 유피국수, 자정수데친열무, 유황오리탕, 보리약차 등도 매주 좋다. 다만 경추병은 현수요법을 추가하면 좋고, 어깨병은 완력법과 겨자찜질과 토란찜질을 활용하면 좋으며, 척추병은 아치법(=拱法), 궁현법(弓弦法), 롤링법, 현수요법을 실행하면서 관원과 족삼리에 왕쑥뜸을 뜨면 참 좋다. 또한 흉부통증은 겨자요법을 추가하면 좋고, 허리병은 거꾸리요법과 현수요법을 실행하면서 열무를 많이 먹으면 좋다. 또한 무릎병은 각력법과 현수요법이 추가되면 좋고, 발목병은 발목운동과 각력법, 현수요법을 추가하면서 토란찜질을 활용하면 좋다. 팔목병과 손목병은 완력법을 추가하면 좋을 것이다. 참고로 요통이나 좌골신경통에는 오리 2마리에 마늘 2접을 넣고 우슬·강활·원방풍 각 3.5근과 솔뿌리 7.5근을 넣고 오래 달여서 복용하면 좋고, 척추뼈의 연골이 굳어지는 병에는 석룡자(石龍子=도마뱀), 오공법제한 것, 원방풍, 우슬, 속단, 강활, 솔뿌리, 녹용을 적당히 같은 양을 넣어 달여서 먹으면 좋다(김일훈, 신약본초 전편, 인산가, 1999, 624·625p).

약물에 대해서 몇 가지만 보충한다. 강활은 어깨와 팔에 좋고, 우슬은 무릎과 발목에 좋으며, 속단은 허리통증에 좋다. 경항강통(頸項强痛=뒷목뼈근하고 통증)에는 원방풍·강활·송근 각 3.5근을 큰 들통에 고아서 죽염과 함께 항상 먹는다. 견비통(肩臂痛=어깨팔통증)에는 할담탕(김일훈 신약본초 후편, 인산가, 2009, 408p)이 좋다. 허리가 아프면서 사지냉증이면 익모초, 생강, 감초 동량으로 달인 물에 쌍화탕 한제, 즉 당귀(4g), 천궁(4g), 작약(4g), 황기(4g), 대추(4g), 숙지황(3g), 진피(3g), 계피(3g), 감초(3g) 넣고 달여서 복용한다. 목디스크나 허리디스크는 화공약독의 병으로서, 뼈가 커져서 신경구멍을 막아버리는 증상이므로 해독이 치료법이다. 해독제(오리+금은화·포공영 각 1근+B형은 건칠피 1근 넣고 고아서 그 국물)에 죽염, 마늘, 난반을 환으로 만들어 복용한다. 왕뜸법을 잘 활용하면 속효(速效)할 것이다.

위의 내용을 잘 응용한다면 어떤 질병에 대해서도 두려움을 가질 필요가 없을 것이다. 다른 것들은 이미 설명했고, 여기서는 아치법과 궁현법 및 롤링법에 대해서 알아보자.

이 3가지 운동법을 한꺼번에 하면, 복근을 강화하고, 등근육을 강화하며, 척추카리에스(결핵균이 척추로 들어가 발생하는 병으로서, 몸이 쑤시며 척추에 염증이 생기고 굽는 등의 증세가 나타남)를 치료하고, 고관절부탈구, 반신불수, 다리가 서지 않는 병 등을 치료하는 운동법이므로 잘 활용하기 바란다.

어디까지나 들은 얘기이지만, 이 글을 쓰기 1년 전쯤 이웃 할머니가 허리가 너무 아파서 자식들 및 주변의 만류를 뿌리치고 병원에서 수술을 받은 후 사망했다는 얘기를 들었다. 필자는 속으로 생각했다. '허리를 수술하다가 죽을 수도 있는 것인가? 그리고 또 그렇게 죽게 만든 사람도 의사일 수 있는 것일까?' 라고 말이다.

　평상에 반드시 누워서 복부를 추켜올리고 후두부와 발뒤꿈치로 힘줘서 복부를 추켜올려 다리, 넓적다리, 배, 가슴 및 목이 궁형(弓形)을 그려 만곡 (彎曲)되게 한다. 머리를 지탱하려면 통증이 따를 것이므로, 머리 밑에 미리 방석을 깔아두고 1-2분 동안 운동한다.

　아치법과 반대로 복부를 지점으로 하여 양손을 뻗고 머리와 다리를 치켜 올려서 양손, 머리, 가슴, 배, 허리, 넓적다리 및 다리를 궁현 모양으로 그리는 운동으로써, 대체로 2분간 자세를 유지한다. 궁현법 중 복통을 느끼면 복부이상이므로 붕어운동과 토란찜질로 고치면서 운동하는 것이 좋고, 특히 척추 카리에스환자는 생채식을 하면서 운동하는 것이 좋다.

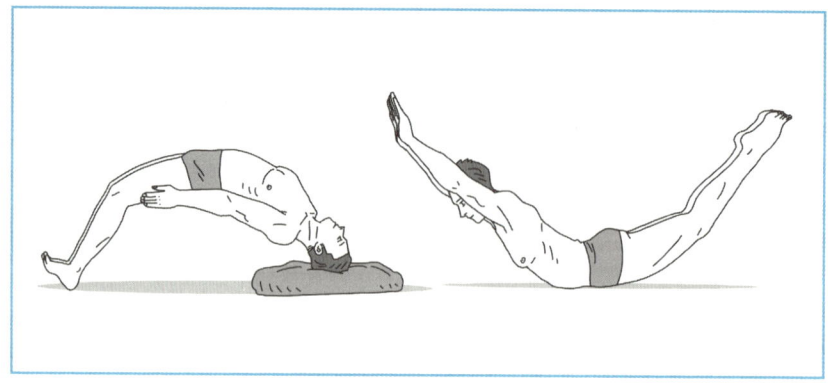

그림 ⑯ 아치법과 궁현법

　두꺼운 면직물을 몸에 둘둘 감아서 2-3분간 합판 위에서 뒹구는 운동이다. 우측으로 눕고, 다음에 반듯이 누운 위치를 거쳐서 좌측으로 눕고, 다음에 다시 우측으로 눕는 식으로 뒹구는 것이다.

♠각력법

천장에서 무거운 추를 밧줄 등으로 늘어뜨리고, 그 밑에서 경침을 베고 반듯이 누워 다리를 굽히고 발바닥 위에 그 추를 얹어 1분에 60회 속도로 무릎을 굽혔다 뻗었다 하는 운동이다. 자기 체중의 3/4까지가 좋으며, 1일 2회 정도가 좋다. 각력법은 대퇴근육강화 · 정력강화 · 불임증 · 다리튼튼 · 피로회복.통변.보행력증강에 좋다. 완력법과 병용하면 훨씬 더 좋다.

♠오공(지네) 법제법

생강 2근을 가늘게 썰어 프라이팬에 펴고 그 위에 지네 5냥(3백 마리)을 올려놓은 다음 뚜껑을 덮고 생강이 타서 연기가 나도록 푹 찐다. 생강이 약간 타서 연기 날 때쯤 지네만 골라서 쓰는데, 3번 반복해서 말려서 사용한다.

♠할담탕 재료

산치자(초) · 진피 · 해동피 · 합환피 · 화피 · 지곡 · 길경 각 8푼, 적작약 · 창출 · 향부자 각 7푼, 백복령 6푼, 천궁 · 강황 각 5푼, 원감초 2푼

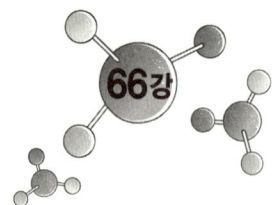

신경통·근육통·관절통·류머티즘

위의 증상들에 대해서 공통적으로 홍화씨, 유피밤떡, 유피국수, 토종무, 자정수 데친 열무, 자정수, 보리약차, 송지주, 군밤, 유황오리탕을 자주 먹고 장닭 1마리에 건칠피 1근, 나복자, 백개자볶은 것 각 1근, 볶은 살구씨 1근, 금은화 반근, 마늘 1접 넣고 달여서 1일 3회 복용하는 것도 매주 좋으며, 솔잎 땀을 내는 것도 매우 바람직하다. 아래에서는 세부적인 몇 가지를 보충한다.

1. 신경통

신경통은 순간적으로 지나가는 듯한 통증으로, 통증을 담당하는 말초신경이 자극을 받아 생긴다. 대개 통증은 한 개의 말초신경이 지배하는 영역과 일치하여 나타나며, 신경이 지나가는 어느 특정한 부위가 눌렸을 때 통증이 생기기도 한다. 또는 어떤 자세를 취하거나, 기침, 재채기처럼 갑작스러운 동작을 했을 때 신경통이 느껴질 수도 있다. 신경통의 느낌은 화끈거리거나, 찌릿한 통증, 전기가 오는 듯한 통증, 칼로 쑤시는 듯한 통증, 예리하고 격심한 통증 등 여러 가지 양상으로 나타날 수 있으며, 통증이 지속되는 시간은 보통 몇 초에서 몇 분으로 비교적 짧게 나타났다 사라지지만, 반복적으로 발생하며 만성으로 되기 쉬운 경향이 있다. 신경통 중 우리가 흔히 접하는 것은 삼차신경통, 좌골신경통, 늑간신경통 등이다.

신경통의 치료로는 금식, 생수, 생채식, 냉온욕, 겨자찜질, 토란찜질, 복부 된장찜질 등을 추천할 수 있으며, 열무를 많이 먹고 유황오리요법을 활용하면 좋다. 고추약엿을 복용하는 것도 좋고, 동쪽으로 뻗은 솔뿌리를 고아서 차처럼 마시거나, 오래된 소나무뿌리의 송지(松脂)로 술을 담가 마셔도 좋다.(김일훈, 신약본초 전편, 인산가, 1999, 572p). 소주 3잔에 참기름 3숟갈씩 타서 마시거나, 오래 묵은 무씨 1근을 볶아서 우슬 1근과 모과 반근을 닭 1마리에 함께 넣고 푹 달여서 복용해도 신경통에 매우 좋다.

2. 근육통

운동 중이나 운동 직후 느끼는 근육통의 원인은 지속적인 운동이나 지나친 스트레칭으로 결합조직에 손상을 주거나, 노폐물 등 근육 피로물질 등의 과도한 축적으로 근섬유 내부와 혈액 내에 생리적인 변화가 생겨 발생하는 것으로 알려져 있다. 또한 근육의 혈액흐름이 원활하지 않거나 혈류량이 감소했을 때, 갑자기 운동을 시작했을 때, 운동 습관을 급히 바꾸거나 강도가 늘어났을 때 등 신체가 이러한 변화에 적응하지 못했을 경우 근육통이 생기게 된다. 근육통은 운동을 하는 과정에서 각 부위에 자극이 주어졌음을 나타내는 것으로서, 유산소운동보다는 무산소운동에서 더 많이 나타난다고 한다. 운동 후에는 가벼운 정리운동과 스트레칭을 하는 것이 근육통을 좀 더빨리 제거하게 된다. 근육통의 치료로는 겨자찜질과 토란찜질 그리고 침·뜸·부항을 활용하면 좋을 것이다.

3. 관절통

뼈와 뼈 사이에 연골이 완충작용을 해주는데, 많이 쓰면 연골이 얇아져서 완충작용을 못 해주어 뼈와 뼈가 직접 닿아 통증을 유발시킨다. 운동을 할 때는 스트레칭을 한 다음에 운동해야 무릎 등에 통증이 생기지 않는다. 예를 들어 자동차를 운전할 때 시동을 건 후에 워밍업해서 오일이 엔진 각 부분으로 순환된 다음에 운행해야 각 부분에 무리가 안 가듯이, 사람도 준비운동을 한 후에 움직여 주어야 인체에 무리가지 않고 통증도 없다. 스트레칭은 관절 돌리기, 근육 각 부분 늘리기 등이 있다.

관절통 치료로는 토란찜질요법을 추천할 수 있으며, 유황오리요법과 신경통 치료에서의 송지주(松脂酒)요법을 활용하고, 상반신은 견우, 곡지, 하반신은 관원, 환도, 족삼리에 왕쑥뜸을 뜨면 좋다. 침 · 뜸 · 부항요법도 잘 듣는다. 군밤, 말린밤, 고추약엿, 보리약차 등도 관절통에 좋고, 동쪽으로 뻗은 솔뿌리를 고아서 차처럼 마시거나, 백개자 · 행인 · 신곡 · 강활 · 우슬 · 유근피 · 생강 · 감초 각 3전, 석고 2전을 달여 마시거나(김일훈, 신약본초 후편, 인산가, 2009, 125p), 집오리 1마리 달인 물에 끓는 물 더 넣어 건칠피 1근, 금은화 1근, 우슬 1근 넣고 달여서 건더기 버린 약물을 조석으로 공복에 복용하거나, 고춧가루 3되, 우슬 2근, 모과 1근, 백두옹 1근을 함께 가루 낸 뒤 청량미(=새파란 차좁쌀) 5되와 함께 술 만들어 조금씩 마시다가 점차 양을 늘리는 것도 관절통에 좋다.

4. 류머티즘

류머티즘의 대표 격인 류머티즘관절염의 증상은 손가락, 손목, 팔꿈치, 무릎, 발 같은 관절이 붓거나 쑤시고 아프며, 아침에 일어났을 때 특히 관절이 아프고 뻣뻣해서 잘 움직이지 못하거나, 양쪽이 같이 침범 되어 아픈 경우가 흔한 증상이다. 골관절염과는 달리 좌우 같은 부위에 대칭적으로 발생한다. 발병 초기에는 관절 주위의 연부 조직이 부어오르며, 특히 손가락의 근위지절 관절이 방추형으로 부어오르는 경우가 많다. 팔꿈치, 무릎, 발목, 손목의 바깥쪽, 후두부 등 외부의 힘을 받기 쉬운 부위의 피부 밑에 단단한 응어리가 생기는 수도 있다.

류머티즘은 증상이 관절에 국한되지 않고 폐, 신장, 심장 혹은 신경 같은 신체 내부 장기에도 침범해서 증상을 나타내는 경우도 종종 있다. 즉 체중이 감소하고 미열이 있으며 빈혈 등 전신 증상과 피하결절, 림프결절, 심낭염, 늑막염, 홍채염 등을 볼 수 있고, 사지말단은 혈관염이나 혈액순환장애로 수족냉증이 나타나기도 한다. 그리고 피부가 약해져 모세혈관이 쉽게 터져서 피멍이 잘 들고 거칠게 된다.

류머티즘의 원인은 아직까지도 확실히 알아내지 못한 상태이지만, 여러 가지 가설 중에 최근에는 우리 몸속의 면역성에 이상이 생겨서 오는 병으로 인식하는 견해도 있다. 즉 어떤 이유로 여러 가지 백혈구들이 세균 등 이물질이 아닌 자신의 몸을 스스로 공격하기 때문에 생기는 병이라는 것이다. 하지만 필자의 〈생명의학〉이나 〈니시의학〉에서는 체내의 독소인 무기수산이 혈액 속으로 흘러 근육과 관절에 고여서 붓고 통증이 생기는 것으로 이해한다. 즉 영양과잉으로 무기수산이 많이 생겨, 그것이 칼슘과 결합하여 수산석회가 되어서 관절과 근육 내에 고인 것이 류머티즘이라는 입장이다.

류머티즘의 치료로는 1일2식을 하면서 틈틈이 금식하고, 감잎차와 생채식을 많이 먹고, 풍욕과 냉온욕을 하며, 토란찜질을 하고, 모관운동을 하는 것이 좋으며, 상반신은 견우, 곡지, 하반신은 관원, 환도, 족삼리에 왕쑥뜸을 뜨는 것도 매우 좋다. 집오리 1마리 달인 물에 끓는 물 더 넣어 건칠피 1근, 금은화 1근, 우슬 1근 넣고 달여서 건더기 버린 약물을 조석으로 공복에 복용하거나, 가미대방풍탕 1제를 하루 2첩씩 아침저녁으로 1첩씩 달여 식전에 복용하면 좋다.

♠고추약엿 제조법

무우 20근, 마늘 10근, 법제한 고추 2근, 수수쌀(또는 논찹쌀) 한 되를 한데 넣고 오래 달인다. 엿기름을 두어 당화(糖化)시킨 다음 짜서 건더기를 버리고 다시 달여서 엿을 만든다. 고추는 진한 생강즙을 품어서 하룻밤을 지낸 뒤에 시루에 쪄서 말려 사용한다. 이 약엿을 아침저녁으로 식사 전에 복용하면 위·대장·소장의 궤양과 소화불량, 어혈, 신경통, 관절염 등 제질병을 다스리는 훌륭한 약이며 건강식품이다(김일훈, 신약, 인산가, 2000, 875p).

♠가미대방풍탕 재료

우슬(정종을 뿜어 시루에 찌어 말리는 것을 9번 반복함) 1냥, 목과(9증9포) 5돈, 백두옹(9증9포) 5돈, 숙지황(9증9포) 3돈, 백출·원방풍·당귀·백작약·원두충·황기 각 1돈 반, 경포부자·천궁·강활·인삼·원감초 각 5푼

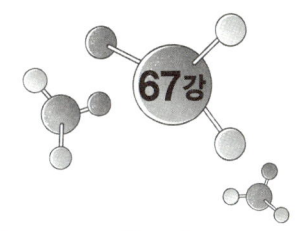

부인병·소아병

　부인은 자궁이라는 조직을 갖고 있다는 점이 특이하고, 유아·소아는 아직 생명력이 강화되지 못한 상태일 뿐만 아니라, 자신의 의사를 제대로 표현하지도 못하고, 부모나 의사의 말을 제대로 알아듣지도 못한다는 점에서 치료에 많은 애로가 따른다.

　먼저 소아병에 대해서 말하면, 유아의 경우에는 어머니의 불섭생(不攝生)으로 인한 젖이 질병의 주된 원인이다. 산모에게 변비가 있으면 아이에게도 변비가 있고, 산모가 설사하면 아기도 설사한다. 따라서 산모의 문제점을 해결하는 것이 매우 중요하다. 또한 태아는 태어나자마자 실내 온도를 18-20도로 하고, 통풍(通風)을 잘 되게 한 후, 평상(平床) 위에 타월을 한 장 깔고 생후 100분 동안 그 위에 나체로 뉘어 피부기능을 작용케 함으로써, 심장난원공(心臟卵圓孔=폐호흡과 폐순환이 없는 태아 때 심장의 좌우 심방 사이에 뚫려있는 구멍)의 정상적인 폐쇄를 기다려서 비로소 산탕(産湯)을 쓰는 것이 매우 중요하다(와따나베쇼, 의약에 의존하지 않는 서의학건강법, 홍익재, 1976, 176p). 선천성 심장병을 예방함으로써 평생 병약한 아이로 사는 것을 막아주고, 황달 또한 예방하기 때문이다. 유아가 스스로 걷게 되기 전까지는 절대로 부모가 억지로 일으켜 세우려고 노력하지 않는 것도 매우 중요하다.

발이 만병의 근원이기 때문이다. 소아로 넘어가면 소아병은 변비와 두꺼운 옷이 주된 원인이다. 부모의 각별한 주의가 필요할 것이다. 다만 소아의 경우에는 성인기준으로 설명된 〈57강 생명의학에서의 건강장수의 길〉을 다소 감경하여 응용할 필요가 있다.

참고로 임산부가 죽염을 조금씩 계속 먹으면 입덧도 없어지고 산모도 태아도 모두 건강하게 된다는 점을 밝혀 둔다(김일훈, 신약본초 후편, 인산가, 2009, 547p). 홍역, 멀미, 감기, 몹쓸병 등에 걸리지 않게 된다. 또한 애기 탯줄은 길게 잘라야 장수한다. 짧게 자르면 평생 오줌소태가 따르고 수명도 짧다. 또한 소아 간질 · 뇌염 · 뇌막염에는 천마탕을 먹이고, 소상혈에 침놓고, 신회혈(=숨구멍=이마 정중앙의 머리털난 부위에서 위쪽으로 약 5센티 부위)에 3분짜리 쑥뜸 15장을 떠주면 저능아, 소아마비 등의 후유증 없이 치료된다(김일훈, 신약본초 전편, 인산가, 1999, 572 · 573 · 685p).

한두 가지만 더 보충한다면, 신생아에게 세상에 태어난 처음에 상녹용 5푼을 진하게 달여서 먹이면 위암을 예방한다는 점과, 간질(癎疾)이나 전광(癲狂)에는 백회, 중완에 녹두알뜸 3장을 10일간 뜬 후부터 3분뜸 5장씩을 매일 떠주면서 가미천마탕을 복용케 한다. 소아마비는 팔을 못 놀리면 백회에 녹두알뜸3장씩 10일간 뜨고 견우, 곡지 3분뜸3장씩 10일간 뜬 후 각각 5장씩 계속 뜨면서 가미사물탕을 복용한다. 다리를 못 놀리는 소아마비는 관원, 환도, 족삼리에 3분뜸 3장을 10일간 뜬 후 각각 5장씩 계속 뜨면서 가미사물탕을 복용한다. 또한 홍역에는 3호원감초 2냥, 생강 5돈을 흠씬 달인 물에 죽염가루 5돈을 넣고서 1숟갈씩 2일간 자주 먹인다.

부인병은 산후조리의 잘못이나 냉증으로 오는 경우가 많다. 부인의 손끝이 저린 건 산후병인데, 간병(肝病)이다. 여성의 간과 신장이 냉하면 생리불순, 수족냉증, 전신냉증, 대하증이 온다. 적대하는 자궁염의 시초이고, 백대하는 자궁염의 중기이며, 황대하는 자궁염에서 오는 자궁암이다. 자궁이 허냉(虛冷)하면 낙태되거나 자궁외임신이 되기도 한다. 자궁이 냉하면 생리가 불순하고 이것이 오래되면 냉온(冷溫)이 마찰한다. 냉(冷)은 병균(病菌)이고 온(溫)은 저항균(抵抗菌)이다. 냉이 심하면 적대하가 시작되고 저항균의 약세로 백대하로 된다. 백대하는 심한 냉이다. 백대하는 다시 황대하로 되고, 황대하가 오래되면 누혈(漏血)과 혈붕(血崩)이 되니, 이것이 자궁암의 시초이다. 백대하와 황대하는 좋은 약의 효과로 절반은 완쾌되지만 절반은 자궁암으로 되어 고생하게 된다.(김일훈, 신약, 인산가, 2000, 248p).

변비 기타 좌우의 발이 고르지 못한 것도 부인병의 주요한 원인이다. 좌우의 발이 고르지 못하여 참된 좌우 대칭을 이루지 못하기 때문에, 골반의 위치와 형태가 이상하게 되어 자궁후굴이라든지 불임증, 기타의 병을 일으키는 것이다(와따나베쇼, 의약에 의존하지 않는 서의학건강법, 홍익재, 1976, 173p). 따라서 변비와 숙변을 제거하는 노력(13강 숙변 참고)과 발목운동(12강 발고장 참고)을 철저히 할 필요가 있다. 기타 생채식, 감잎차, 팥, 건칠피를 많이 먹고, 합장합척운동, 붕어운동, 슬립붕어운동, 복와붕어운동, 모관운동 등을 꾸준히 하며, 솔잎땀요법과 각력법을 활용하고, 중완, 중극에 왕쑥뜸을 뜨는 것도 매우 좋다. 특히 붕어운동과 합장합척운동은 매우 중요하며, 복부에 된장찜질을 하는 것도 매우 유용할 것이다.

여성의 대표적인 몇 가지 증상을 살펴보면, 생리불순에는 가미궁귀사물탕이 좋다. 적대하, 백대하, 황대하와 자궁암의 시초에는 오리 1마리를 솥에 넣고 푹 달인 다음 식혀서 기름을 걷어내고 건칠피 1근, 금은화 1근을 가미하여 더운 물 붓고 진하게 달여서, 찌꺼기는 짜버리고 국물이 한 되 되게 하여 이를 복용한다. 심하게 옻오르는 사람은 옻 빼고 금은화 1근, 포공영 반근을 넣고 달여 먹는다. 아리고 쑤셔서 잠도 못자는 산후풍에는 소풍활혈탕(당귀 · 천궁 · 위령산 · 백지 · 방기 · 황백 · 남성 · 창출 · 강활 · 계지 각 1전, 홍화 3푼, 생강 5편) 1첩에 6년근 개성인삼 7돈 넣어 20첩을 달여서 복용한다 (김일훈, 신약본초 전편, 인산가, 1999, 924p). 유방암에는 집오리 1마리에 포공영 2근, 금은화 반근 넣어서 푹 달인 국물에 죽염마늘환을 복용한다. 자궁암에는 집오리 1마리에 포공영 반근, 금은화 2근, 건칠피 1근을 푹 달인 물에 죽염마늘환을 복용한다. 왕뜸법을 활용하는 것도 잊어서는 안 될 것이다.

여성을 생각할 때마다 필자에게 가장 가슴 아픈 것이 하나 있다. 여성에게 외모가 아무리 중요하다고 하더라도 그것은 어디까지나 건강 이후에나 가치 있는 것임에도 불구하고, 여성들이 소위 굽이 매우 높은 구두 하이힐을 신고 다닌다는 점이다. 요즘에는 여성들의 키도 많이 커져서인지 과거보다는 다소 덜하다는 생각이 들지만, 한때는 하이힐이 크게 유행한 시절도 있었다. 하지만 하이힐은 발목을 병들게 함으로써 만병의 근인이 된다는 점을 항상 유념해야 한다. 세상에 나와 있는 모든 질병의 99%는 그 원인이 발고장이라는 주장도 있다.

♠가미천마탕 재료

상백피 4돈, 천마 2돈, 향부자 · 귤피 · 산조인(검게볶은것) · 하고초 · 연육 각 1돈 반, 소엽 · 갈근 · 소회향(약간볶은것) · 우슬 · 적복령 · 오약 각 1돈, 현호색 · 홍화 각 8푼, 생강 3쪽을 달인 물(=천마탕)에 대경명(大鏡明) 5푼을 타서 1첩씩 달여서 아침저녁으로 나눠서 식전에 복용한다. – A형과 AB형은 상녹용 3돈, 애엽 1돈을 가미하고 B형은 인삼 5-7돈을 가미하며 O형은 석고 3돈, 익모초 1돈을 가미해서 복용한다.

숙지황 · 백작약 · 천궁 · 당귀 각 1돈 2푼 반, 인삼 7돈

깊은 산에서 자생하는 측백나무 잎을 술 뿜어 쪄서 말리기 9번 반복한 측백엽 1냥, 당귀 · 천궁 각 5돈, 숙지황 · 작약 각 2돈 5푼을 달여서 아침저녁으로 식전에 복용한다.

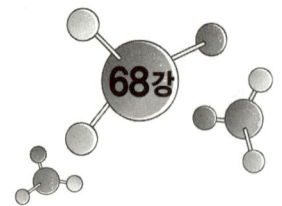

피부병·아토피·종창

피부가 건강의 4대원칙에 들어간다는 것을 기억할 것이다. 오장육부가 병들면 피부에 나타나고, 피부가 병들면 오장육부도 문제가 발생한다. 서로 상호작용을 하는 것이다. 피부는 건강의 거울인 것이다. 치료법 중 죽염이나 죽염간장 바르는 방법을 이용할 경우에는 가능한 많이 아플 정도로 세게 문지를수록 크게 효과적이었다는 점을 밝혀 둔다.

피부병이나 아토피에는 틈틈이 금식하면서 생수, 생채식, 해초식, 감잎차를 많이 먹고, 풍욕, 냉온욕, 평상, 경침을 활용하며, 모관운동, 등배운동, 합장합척운동, 붕어운동, 발목펌프운동을 하면서 환부에는 토란찜질, 된장찜질, 염록소올리브유, 참기름 등을 바른다. 서목태죽염간장을 수시로 먹고 바르고 주사하는 것도 좋고, 죽염을 먹고 바르고 주사하면 즉효이다. 또한 중완, 관원에 왕쑥뜸을 뜨는 것도 매우 좋으며, 군마늘을 죽염 찍어 먹거나 돼지내장탕, 들기름찰밥, 건칠피, 유근피, 보리약차, 토종무도 좋다. 피부암을 비롯한 각종 피부병에 모공주사법(=솔잎땀요법)이 탁효이다.

피부가 헐어서 가려우면 마그밀을 바르고, 피부가 거친 사람은 냉온욕 후 올리브유를 다리에 엷게 발라 둔다. 또한 무좀, 습진, 옴에는 죽염을 침으로 녹여 바르거나 유근피 달인 물에 죽염타서 바르면 좋다. 무좀에는 죽염수로 씻은 후 유죽액을 바르거나, 꿀에 죽염가루를 개어 바르거나, 대일밴드 가제 부위에 물 한 방울 뿌린 후 죽염가루를 뿌리고 환부에 반창고 붙여 두면 좋다. 죽염을 물에 아주 진하게 타서 발라도 금방 낫는다. 무좀의 환부에 고름이 빠지도록 뜸뜨고 고약을 붙여도 좋다. 손바닥이나 발바닥에 생기는 사마귀 비슷한 굳은 살, 티눈에는 환부에 녹두알뜸 15장 뜨면 낫는다. 족삼리에 뜸뜨면 피부소양증(皮膚瘙痒症=피부가려움증)이 낫는다.

아토피, 습진, 무좀, 피부암, 모든 피부괴질 등은 죽염과 난반을 적당히 배합해서 물에다 진하게 풀어 환부에 발라 두면 잠시 강한 통증이 따르지만 곧 낫는다. 나병(癩病=문둥병)의 경우에도 녹반을 캡슐에 담아 먹으면서 난반과 죽염을 섞어서 관장주사하면 좋다. 백납증(白蠟症=피부의 흰색 곰팡이병)은 가을에 호두알이 영글기 전에 따서 찌그러뜨려 가지고 껍데기까지 한꺼번에 기름 짜서 환부에 바른 후, 죽염으로 아플 정도로 문지르면 낫는다 (김일훈, 신약본초 전편, 인산가, 1999, 610·617·647p).

종기에는 생채식 하면서 풍욕을 활용하고 환부에 토란찜질을 한다. 군마늘요법을 활용하고 죽염을 먹고 바르는 것도 좋다. 모든 종창(腫脹)에 보리약차가 좋고, 모든 피부병에는 들기름찰밥이 좋다. 악창(惡瘡)에 유근피를 생것으로 절구에 잘 찧어서 환부에 붙인 후 얇은 비니루 등으로 그 위를 덮고 반창고를 붙여둔 후 유근피 가루를 무시로 복용하거나, 환부에 마늘15분 왕뜸을 15-20장 뜨면 낫는다. 악성 종창을 통증 없이 낫게 하는 약으로는 유근피(종창약, 진통제, 살균제)가 가장 좋다. 중독성이 없으므로 장복해도 무방하다.

이상의 내용들을 잘 숙지하고 응용한다면 어떤 피부병도 두렵지 않을 것이다.

♠유죽액(유죽연고) 제조법

유근피 1근 반(900g)을 20시간 달여서 건더기 버리고 이를 반 되쯤 되게 다시 달여서 여기에 죽염 250-300g을 탄다. 광목 2겹의 천으로 꼭 짜서 건더기 버리고 물을 사용한다(김일훈, 신약본초 전편, 인산가, 1999, 989p).

♠엽록소올리브유요법

엽록소에 올리브유를 한 방울씩 넣어서 충분히 휘젓는 것을 반복하여 1:8 비율로 섞어서(얼굴은 1:12) 취침 전에 붓으로 환부에 바른다. 모든 피부병, 치질, 남성 성기의 염증, 피부를 희게 함. 독물 빼내는 치료 등에도 모두 좋다.

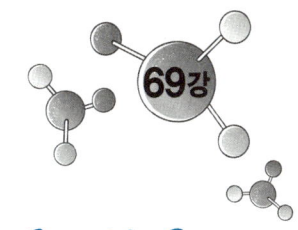

비만·수종·부종·부종

1. 비만

비만이 병인지 아닌지에 대해서는 논란이 있지만, 만병의 원인이라는 주장도 있고, 또한 모양이 나오지 않으며, 비만자로서 심장과 무릎관절이 성한 사람이 없는 것을 보면, 비만이 질병인가의 여부를 떠나서 해결해야 할 문제라는 것에는 다른 의견이 없을 것이다. 인산 김일훈 선생은 싱겁게 먹으면 비만 된다면서 '미친 소리 따라 싱겁게 먹고 비만이다 당뇨다 그러다가 죽는다. 식성대로 짜게 먹으면 뼈가 강해지니까 살이 빠진다. 살 빼는 약은 있을 수 없다(김일훈, 신약본초 후편, 인산가, 2009, 289p).' 라고 했다.

비만에는 생수, 생채식과 해초식 그리고 군밤, 말린밤, 들기름찰밥, 황태탕을 많이 먹는 것이 중요하다. 특히 들기름찰밥은 비만에 특효이다. 또한 고전운동, 등배운동도 비만해소에 많은 도움이 된다. 배꼽아래 관원을 주먹으로 아프지 않을 정도로 툭툭 치는 것도 비만에 좋고 일반 건강을 위해서도 매우 좋다. 중완, 관원에 뜸뜨거나 부항사혈하는 것도 좋다.

반대로 마른 사람이 살찌려면 마른 밥을 꼭꼭 씹어 먹고 고구마, 양파를 많이 먹는다. 중완과 관원에 왕쑥뜸을 뜨는 것도 좋다.

2. 부종 · 수종 · 부증

수종(水腫)은 혈액 중의 액체 성분이 혈관벽을 통과하여 신체조직 속이나 조직 사이에 고여 부어오르는 증상인데, 피하 조직에 괸 것을 부종(浮腫), 복강(腹腔) 내에 괸 것을 복수(腹水)라고 한다. 계속 부어있되 피부색이 흰 것은 수종이고, 누런 것은 부종이다. 부었다 내렸다를 반복하는 것은 부증(浮症)이고, 이 3가지 모두는 신장(=콩팥)에 염증이 있기 때문이다. 부종은 대부분 신장암으로 전변되므로 특별히 주의해야 한다. 부종이 누렇게 붓는 것은 콩팥이 상해 들어가는 징조이므로 신장암으로 발전하기 전에 치료해야 한다(김일훈, 신약, 인산가, 2000, 67p).

소식하면서 생수, 생채식, 해초식, 감잎차, 팥, 군밤, 군마늘, 유근피가루, 유피밤떡, 유피국수, 건칠피, 벌나무, 죽염무배추오이김치, 유황오리탕, 들기름찰밥, 쥐눈이콩을 많이 먹고, 평상에 경침 베고 자면서 풍욕, 냉온욕, 발목운동, 모관운동, 붕어운동을 하고, 각반요법, 복부된장찜도 좋으며, 야채죽요법, 오이요법(말린 오이로 차 끓여 마시거나 오이 생즙에 식초타서 마심)을 활용하는 것도 바람직하고, 중완에 왕쑥뜸을 뜨는 것도 유효하다. 특히 유근피 가루를 무시로 많이 먹으면 부종 · 수종 · 부증에 신효하다. 생강차에 유근피 가루를 1숟갈씩 무시로 식전에 복용하거나, 오리 1마리와 다슬기 · 대두 1되를 푹 달여서 오리기름은 걷어 버리고 국물을 수시로 복용하거나, 집오리 1마리, 소적두(이팥) 1되, 상백피 1근, 마늘 · 건칠피 · 금은화 각 1근을 함께 넣고 푹 삶아서 찌꺼기는 짜버리고 국물 1되가량 되게 졸여서 복용하면 좋다.

♠각반요법

미리 모관운동을 한 후, 붕대로 발끝에서 넓적다리 반까지 둘둘 감아올리

되, 발끝에서는 세게, 위로 갈수록 느슨하게 감는다. 피부가 보여서는 안 된
다. 30-45센티 정도의 받침대 위에 두 발을 올려놓은 채 40분-2시간 가만
히 있다가 붕대 풀고 모관운동을 한 후 잔다. 각반요법은 신염(腎炎), 하지
병, 목구멍염증, 치질(특효), 정맥류에도 신효하다. 만일 목구멍의 염증이 재
발하면 마그밀수로 목을 가시고 겨자찜질을 한다.

♠야채죽요법

백미로 죽을 끓이다가 무, 당근, 시금치, 상추, 배추, 순무, 토란, 고구마,
우엉 등에서 몇 종류를 죽이 다 될 때 죽의 양 만큼을 넣어서 먹는다. 간장,
조미료, 소금을 넣어서는 안 된다.

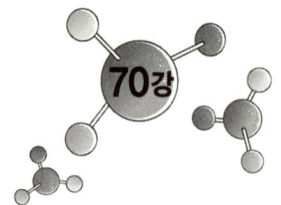

이목구비병

이목구비병(耳目口鼻病)이라고 해서 생명에는 지장이 없다고 가볍게 보는 사람도 있을지 모르겠지만, 생활의 불편이 심하고 나아가서 뇌와 연결되는 경우가 많기 때문에 결코 가볍게 볼 병이 아니다. 예컨대 중이염이 오래되어 두통이 심해지고 악취가 풍기면 뇌암인 것이다. 요컨대 외부에서 균이 침투하여 발생하는 축농증이나 중이염은 그나마 가벼운 증상으로서 모두 고름이 흐르지만, 귀암과 코암의 시초에 그 병균들이 코와 귀로 나와서 축농증이나 중이염을 일으키는 것은 난치이고, 뇌암이 시작했을 때 그 균들이 코와 귀로 나와서 일반적인 마른 중이염이나 축농증으로 나타나는 것은 치료가 매우 어렵다. 속골이 터지듯 쑤시고 아프고 눈이 잘 안보이고 귀가 잘 안 들리는 자각증세를 보일 때는 이미 뇌암 초기이다. 이때는 두통약이 무효하다. 아래 방법들을 잘 실천하여 하루빨리 병고에서 벗어나기 바란다.

참고로 이목구비병에는 죽염과 서목태죽염간장을 많이 먹고 죽염간장을 정제해서 주사하거나 자정수로 데친 열무가 좋다. 농아자는 중완왕뜸 3년, 맹인은 관원왕뜸을 오래 뜨면 완쾌되기도 한다. 태어나서 평생을 단 한 번도 눈 떠본 일이 없는 73세 노인이 관원왕뜸 하루 50여장씩 40일로 눈뜬 임상예가 있다(김일훈, 신약, 인산가, 2000, 3505p).

1. 귓병

중이염이든 이명증이든 귓병의 종류와 원인은 불문한다. 감잎차와 생채식, 열무를 많이 먹고, 경침 베고, 등배운동을 열심히 한다. 서목태죽염간장을 수시로 먹고 바르는 것도 매우 효과적이며, 죽염을 먹고 바르고 주사하면 즉효이다. 중완, 관원에 왕쑥뜸을 뜨는 것도 귓병에 매우 효과가 좋다. 특히 현대에 많이 발병하는 이명증에 대해서 인산 선생은 족삼리에 5분 이상의 왕뜸을 하루 5장씩 5일 정도 뜨면 수승화강(水昇火降)되어 낫는다고 했다(김일훈, 신약본초 전편, 인산가, 1999, 195·206p). 중이염에는 죽염가루를 솜에 찍어서 잘 때 귀 속에 넣어 두었다가 아침에 빼는 것을 반복하면서 구기천마탕을 복용하며, 중이염 원인의 뇌암에는 구기천마탕 달인 물에 진사향 반 푼씩 타서 복용한다. 귀구멍에 해충(害蟲)이 침입했을 때는 들기름이나 참기름을 따뜻하게 해서 귀에 한 방울씩 떨어뜨린다.

2. 눈병

눈병 역시 백내장이든 녹내장이든 시력약화든 다래끼든 눈병의 종류나 원인은 불문하다. 틈틈이 금식하면서 생수, 생채식, 감잎차, 마그밀, 열무를 먹고 풍욕과 냉온욕 하면서 평상에서 경침 베고 모관운동, 붕어운동, 합장합척운동, 등배운동, 하지유연법, 발목펌프운동 등을 활용한다. 군마늘, 죽염마늘환, 돼지간, 보리약차를 먹고 서목태죽염간장을 수시로 먹고 넣고 바르는 것도 매우 효과적이다. 죽염을 먹고 바르고 주사하면 즉효이기도 하다. 또한 유황오리요법도 좋으며, 중완과 관원에 왕쑥뜸을 뜨는 것도 매우 좋다. 호황련 1냥을 물 넣어 끓여서 죽염 1냥을 섞어서 안약 만들어서 눈병에 바르는 것도 좋은 방법이다. 필자의 임상경험으로는, 눈병의 경우에 눈썹부분 등 눈 주변이나 눈 외측 끝에서 약 1센티 외측 부분의 태양혈자리나 뒤통수의 가장 볼록한 부분과 그 좌우 5센티 정도를 사봉침으로 찔러서 약간의 피를 내는 것도 매우 좋았다.

눈이 충혈 되거나 백내장이나 다래끼가 났을 때, 기타 모든 눈병에는 죽염을 침으로 녹여 바르거나 유근피 달인 물에 죽염 타서 바르면 좋다. 시신경의 미열로 눈이 충혈 된 경우에는 속새풀, 목적, 결명자, 천황련 넣고 푹 달여서 먹으면서 죽염도 많이 먹고, 그 죽염침으로 눈에 바르면 낫는다(김일훈, 신약본초 전편, 인산가, 1999, 620 · 682p). 백내장에는 단전에 뜸떠도 낫는다. 단전뜸은 시력감퇴에도 특효이다.

3. 입술이 짓무르는 병

틈틈이 금식하면서 생채식하고 경침을 베고 잔다. 입안의 병은 죽염이나 죽염간장을 수시로 먹는 것이 중요하다. 사봉침으로 입술을 찔러서 피를 내는 것도 아주 좋다

4. 콧병

콧병 역시 축농증이든 비염이든 질병의 종류나 원인은 불문한다. 틈틈이 금식하면서 1일2식하고 감잎차를 많이 마신다. 경침을 사용하며, 냉온욕, 모관운동, 등배운동(특효)을 활용한다. 코 속에 엽록소올리브유나 죽염에 약간의 물 타서 솜막대로 바르는 것도 좋으며, 죽염을 입에 물고 침으로 녹였다가 먹는 것도 좋다. 죽염마늘환을 먹으면서 서목태죽염간장을 수시로 먹고 넣고 바르면 금방 낫는다. 토종무요법이나 생강감초탕요법도 매우 좋다. 유근피달인 물에 죽염을 반죽해서 코에 넣고 자면 축농증과 비염 등이 치료된다(김일훈, 신약본초 전편, 인산가, 1999, 682p). 딸기코에는 오이즙을 먹고 바르면 낫는다.

　구기자 4돈, 백복령 2돈, 원지 1돈 반, 천마 · 감국화 · 합환피 · 화피 · 패모 · 진피 · 신이 · 석창포 · 길경 · 천궁 · 천화분 · 별갑(초;불에 볶은 것) 각 1돈, 세신 5푼, 과대(말린 개똥참외 꼭지) 4돈

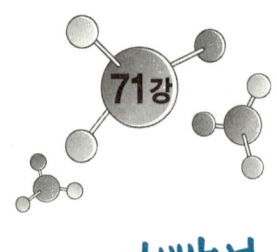

이빨병

　필자만큼 이빨 때문에 고생한 사람도 흔치는 않을 것이다. 필자에게 치통이 시작된 것은 아마도 벌써 2-30년은 된 것 같다. 쑤시고 아프고, 찬 음식을 먹으면 이빨이 시리는 등 매우 힘들었다. 그러다보니 10여 년 전에 이미 치아를 대여섯 개는 발치한 것 같다. 어떤 때는 모 대학병원에 이빨 치료하러 갔다가, 의사가 마취를 잘 못해서인지, 마취되지도 않은 상태에서 치료하는 바람에 외마디 비명소리를 지르며 즉사(卽死)하는 줄로만 알았던 일도 있었다.

　필자가 의학을 연구하기 시작하면서 부터는 마음을 다잡아 먹었다. '내가 명색이 의사인데, 어떻게 나의 이빨병 하나 제대로 치료하지 못한데서야 말이라도 되겠는가? 세상의 모든 수단을 동원해서라도 스스로 치료하고야 말겠다!' 라고 결심하고는 관련 자료를 수없이 독파해 봤다. 이미 10여 년 전부터 모든 치과병원에서 '이빨 3개를 더 빼야한다' 는 얘기를 들었기 때문에, 실로 지난 10여년은 필자와 이빨병과의 전쟁기간이었다. 벌침을 놓아보기도 했고, 세상에서 좋다는 모든 침법을 동원해서 침을 놓아보기도 했으며, 얼굴에서 침을 놓아 잇몸까지 들어가게 자침하기도 했었고, 삼릉침으로 아픈 부위를 찔러서 피를 내보기도 했으며, 40도가 넘는 배갈 술을 입에 물고 몇 분 있다가 뱉기도 했고, 치통부위 바로 위 얼굴 쪽에 피내침을 꽂아보기도 했다. 모두가 잠정적인 효과뿐이었다.

그러다가 2년 전부터 인산 김일훈 선생의 말씀대로 9회죽염으로 양치한 후 꼴깍 삼키기 시작했다. 처음에는 기분이 상하기도 했지만, 모든 것이 습관인지라 지금은 전혀 문제되지 않았다. 그런데 며칠 되기도 전에 치통도 사라지고 흔들리던 이빨도 점차 안정되기 시작하는 것이었다. 지금까지도 그렇게 하고 있다. 이빨병이 완쾌된 것은 아니지만 이빨 때문에 고민하는 일은 없어졌다. 워낙 이빨상태가 나쁜 상황이었기 때문에 이 정도면 얼마나 다행인지 모른다. 필자가 좀 더 빨리 죽염으로 양치한 후 삼켰더라면, 지금쯤은 아마도 강력한 이빨상태가 되었을 것으로 확신한다. 양치한 죽염을 뱉어내지 않고 그대로 먹어버리는 이유는, 죽염이 침과 결합할 때는 세상에서 가장 최고로 귀한 만병통치의 영약(靈藥)이 되기 때문이다. 죽염도 최고의 약물이고, 침도 최고의 감로수라는 것인데, 그 두 가지가 결합하는 것이므로 더 이상 좋은 약품이라는 것은 상상하기도 쉽지 않을 것이다.

필자의 느낌으로는 이빨병은 치약으로 양치하기 때문에 발생하는 것이 아닐까 하는 생각이다. 필자도 과거 어렸을 때는 가난한 농촌에서 살았기 때문에 굵은 천연소금으로 양치했었다. 칫솔도 없어서 둘째손가락을 칫솔 삼아서 양치했다. 그 때는 돌이라도 씹어 먹을 수 있을 만큼 이빨이 강했기 때문에 이빨 걱정은 해본 일이 없다. 하지만 어느 날부터인가 칫솔로 치약을 묻혀서 양치한 이후로는 이빨이 하나둘씩 흔들리고 빠지는 것이었다. 어제는 이유도 모르는 상태에서 앞 이빨 잇몸 부위가 약간 부어서 통증이 있었지만, 잠잘 때 그 부분에 9회죽염을 넣고 그냥 잠들었다. 오늘 아침은 붓기도 없어졌고, 통증도 사라졌다. 죽염의 위대성은 아무리 강조해도 지나치지 않을 것이다. 그 외에도 이빨병은 보리약차, 감잎차, 생채식을 많이 먹으면서 평상에서 경침베고 자는 것도 매우 중요하다.

결국 이빨병은 죽염으로 양치한 후 삼키고, 충치이든 풍치이든 이빨암이든 죽염을 이빨부위에 물고 있다가 침에 의해서 자동으로 녹아내리는 죽염침을 천천히 삼키면 안전하다. 금방 녹여서 먹는 것보다 맛도 좋다. 짠맛도 훨씬 덜 하다. 은근하게 단맛이 감돈다.

만일 필자가 양방의 치과의사라면, '어렸을 때부터 죽염으로 양치한다면 죽을 때까지 이빨병은 전혀 고민할 필요조차 없을 것이고, 나이 들어 이빨이 문제되더라도 죽염으로 거의 치료될 텐데, 만일 그런 얘기를 환자들한테 말한다면 환자는 치과병원에 오지 않을 것이고, 그러면 나는 장차 무얼 먹고 살아야 할까?' 라는 고민을 하게 될 것 같다. 진실과 양심과 생존의 문제가 삼각관계로 뒤얽히는 순간이다.

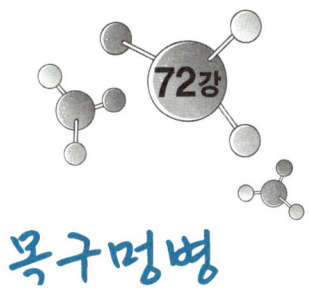

목구멍병

목뼈(경추)는 참으로 중요한 기능을 수행한다. 즉 목뼈는 머리 아래의 혈액과 체온과 신경이 뇌가 있는 머리로 들락거리게 하는데 있어서 중요한 받침목인 것이다. 그런데도 목뼈는 머리를 들고 다니느라고 과로에 시달린다. 그래서 목뼈는 질병에 노출되기 쉽고, 그 주변의 목구멍에도 많은 질병이 발생하는 것이다. 편도선병, 임파선병, 갑상선병, 목쉬는 병, 식도암 등 모든 병들이 결코 목뼈와 무관하지 않은 것이다. 결국 목뼈가 부탈구 되지 않도록 하기 위해서 총력을 기울여야 할 것이다. 따라서 모든 목구멍병은 경침을 베는 것과 턱 매달고 매달리는 현수요법이나 발목을 매달고 거꾸로 매달리는 거꾸리요법 등을 실행하는 것이 무엇보다도 중요하다.

목구멍병 중에서 편도선비대증에 대해서 한마디 한다. 아는 바와 같이 편도선병은, 생채식을 하지 않으면서 과식과 야식 그리고 설탕과자를 많이 먹어서 발목에 염증을 일으키고, 이것이 원인되어 감기에 걸리고 편도선염을 일으키고, 결국 간과 신장을 상하는 질병이다. 필자의 아들이 중학교 때부터 편도선비대증을 앓았는데, 많이 아프고 불편했던지 수술을 받아야겠다고 말했다. 의학을 연구하기 전부터도 수술에 대해서는 그리 썩 좋은 생각을 하고 있지 않던 필자가 많이 만류했지만, 아들의 고집이 워낙 센 편이라 필자는 할 수 없이 승낙하고 말았다. 모 대학병원에서 수술날짜까지 잡았었는데, 인터넷을 통해서 편도선수술의 통증이 매우 심하다는 정보를 입수한 아들은 수술 받기를 포기했다. 그 후 필자가 편도선병을 연구해보니 그 때 수술해서는 절대로 안 되는 것이었다. 목 아래의 열이 머리 위로 올라가면 중풍이 되는 것인데, 편도선은 그것을 막아주는 면역력의 핵심이었다. 그것을 수술로 떼어 낸다는 것은 언어도단(言語道斷)이다. 필자가 의학을 공부한 이후, 기다란 삼릉침으로 사혈하면서 목에 겨자찜질을 했더니 어느 날인가 완쾌되었다. 하마터면 큰 일 날 뻔한 아찔한 일이었다. 내가 알고 있는 분 중 수술로 편도선을 떼어 낸 사람이 몇 분계신데, 50세가 넘어서부터 너무 힘들어하는 것을 보면 가슴이 아프다.

결국 목구멍병은 틈틈이 금식하면서, 생수, 생채식, 잔고기를 많이 먹고, 생채소를 짓이겨서 10배의 올리브유 탄 것을 먹고 2시간 동안 물과 음식 금지한다. 또한 1주일에 한번 정도는 카레라이스를 먹는 것이 좋다. 평상에서 경침 베고 자는 것은 필수적이고, 모관운동, 발목운동, 현수요법, 거꾸리요법 등도 매우 중요하다. 또한 목에 겨자찜질하는 것도 필요하고, 환측 슬관절(=무릎관절) 앞면에서 대퇴하부에 걸쳐서 싸는 것처럼 토란찜질고약을 붙이는 것도 매우 좋다. 죽염무배추오이김치요법이나, 유황오리요법, 군마늘요법, 토종무요법 등도 목구멍병에는 아주 유효하다. 중완과 관원에 왕쑥뜸을 뜨는 것도 매우 효과적이다.

이 외에도 특히 편도선염이나 아데노이드(코 안쪽 인두의 편도비대증)에는 틈틈이 금식하면서 엽록소로 입을 가시고, 발목선형운동이 중요하며, 환부나 환측 무릎에 토란찜질이나 겨자찜질이 매우 유효하다. 흰설탕이나 계란은 금기이다. 기타 식도궤양이나 식도종양에는 들기름찰밥이 좋고, 식도암에는 군마늘 갈아 죽염과 청반을 30:1로 섞어서 복용한다. 식도암과 인후암에는 죽염을 쉬지 않고 먹되 생강차를 하루 2-3차례 마시는 것도 좋다(김일훈, 신약본초 후편, 인산가, 2009, 418p). 또한 임파선암에는 처음에는 150cc 포도당에 죽염간장 5cc 타서 혈관주사하고 상태를 봐 가면서 점차 가감한다. 주사 맞으면 몸에 열나는데, 이때 이불 쓰고 누워서 땀을 푹 내야 한다.

또한 갑상선병에는 생채식, 해초식과 풍욕, 붕어운동, 합장합척운동, 등배운동이 필요하고, 경부임파선종창에는 생수, 생채식, 감잎차를 많이 먹고, 냉온욕, 평상, 경침, 현수요법, 모관운동 등 보건요양 6대 법칙이 필요하다. 목구멍에 염증 있으면 환부에 죽염가루를 자주 뿌리고 각반요법을 실행하면 좋다.

특히 최근에는 여성들의 갑상선병이 급속히 증가하고 있다. 원기 왕성한 갑상선종대실증에는 연교 · 길경 각2돈, 형개 · 방풍 · 황금 · 박하 · 현삼 · 천궁 · 대황 각 1돈, 산치자 5푼, 죽엽(竹葉) 7편을 달여 복용하면서 백회에 침놓은 후 백회에 개의 쓸개를 쪼개서 1시간 정도 붙이면 좋다. 이는 편도선염이나 인후염에도 좋다. 원기 부족한 갑상선종대허증에는 하고초 5돈, 모려분 2돈, 육종용 · 당귀 · 원육 · 볶은산조인 · 원지 · 인삼 · 황기 · 백출 · 백복신 각 1돈, 당목향 · 원감초 각 5푼을 함께 달여 복용하되, B형은 부자 5푼을 가미하고, A형은 녹용 1돈씩 가미한다. AB형과 O형도 A형과 같이 녹용을 가미하되 O형은 몸에 맞지 않는 사람이 있으므로 확인 뒤 증상에 따라 1-2돈을 가미한다.

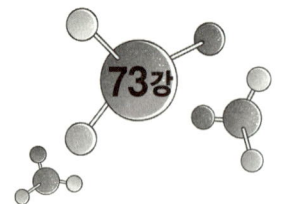

변비·항문병

1. 변비

변비는 만병의 근원이기도 하다. 당연히 치질의 원인이기도 할 것이다. 변이 제대로 나오지 않으면, 화장실 가는 것이 겁날 뿐만 아니라 식사량도 자연히 적어질 수밖에 없다. 그것이 자연의 이치라는 것 아니겠는가? 아래로는 막혀서 잘 나오지 않는데, 위로 자꾸만 집어넣을 수는 없는 것이기 때문이다. 잘 나오지 않으므로 변이 얇고 찔찔거리게 될 것이다. 그것은 당연히 대장에 이물질이 많아서 변이 나오기가 어려워서 그런 것이다. 따라서 당연히 대장이 깨끗하게 청소되어야 할 것이다.

대장이 깨끗해지려면 틈틈이 금식하면서 1일2식 하고, 생수, 감잎차, 생채식, 해초식, 마그밀, 팥, 들기름메밀국수, 들기름찰밥, 유피밤떡, 유피국수, 토종무 등을 많이 먹고, 매일 풍욕과 냉온욕을 하고, 평상에서 경침을 베고 잔다. 밭마늘을 구워서 죽염 찍어 먹어도 좋고, 죽염마늘환을 많이 먹어도 좋다. 또한 모관운동, 붕어운동, 합장합척운동, 등배운동, 발목운동, 발목펌프운동, 각력법, 복부된장찜, 관장법 등을 실행한다. 특히 복부된장찜질은 변비와 숙변에 특효하므로 반드시 실행하기 바란다. 필자는 쾌변이면서도 매주 1회는 역시 복부된장찜질을 하고 있다. 복부된장찜질은 열을 내려주고,

호흡을 촉진하며, 배에 물찬 것도 흡수해주고, 이뇨작용에도 좋아서 소변이 잘 나오지 않는 것도 치료하며, 기타 중풍, 복막염, 늑막염, 결핵, 심장병, 신장병, 복부팽만 등에도 매우 유효하다. 생명력강화작용이 매우 강력하다. 유황오리탕도 매우 좋다.

소주 반홉에 참기름 3숟갈씩 타서 마시는 것도 변비에 매우 유효하다.

2. 항문병

여기서의 항문병은 항문에 염증이 있거나 치질이 생기는 등의 병을 다루는 것이지만, 〈생명의학〉에서는 항문병 또한 그 원인이나 종류를 불문한다. 필자가 20대 초반 언젠가 친구와 대화하는 가운데, 그 친구가 "항문은 깨끗해야 하는 거라네! 나는 매일 한두 번씩은 항문을 비누로 닦는데, 너는 닦고 있냐?"라고 묻는 것이었다. 나는 대뜸 "하하하하! 너 치질 걸렸구나!"라고 대답했다. 그랬더니 "어! 너 그거 어떻게 알았어?"라고 물었다. 나는 "얌마! 병도 없으면서 똥구멍 닦는 미친 사람도 있더냐?"라고 놀려댄 일이 있었지만, 그로부터 몇 년 후 나도 치질에 걸리고 말았다. 집안이 가난한 필자는 할 수 없이 야매로 수술을 하게 되었다. 그 때 담당의사는 "이건 최근에 나온 레이저요법인데 수술할 때 통증도 없으려니와, 이번 한 번의 수술로 평생 치질로 고생할 일은 없을 거요!"라고 말하는 것이었다. 나는 일반 병원에서 수술하면 재발되는 경우가 많다고 듣고 있었으므로 좋아라고 수술했던 것이다. 수술할 때는 물론 아프지 않았지만, 하루 뒤쯤 항문 주변의 피부조직이 헐어서 떨어져 나가면서는 거의 한달 동안 매우 아프고 거추장스러웠다. 그런데 문제는 그 때의 의사 말과는 달리, 그로부터 10년도 안돼서 재발되고 말았다. 상태가 심하지는 않아서 그냥 지내다가 필자가 의학을 연구한 이후로는 여러 가지 임상실험을 해본 결과, 지금은 치질이 사라졌다. 얘기가 길어졌지만, 항문은 깨끗해야 한다. 과거에 친구를 놀리지 않고 그 친구 말을 그대로 들었더라면 필자가 치질에 걸리지 않았을지도 모르겠구나 하는 생각이 들었다. 아무튼 70억 인류가 크고 작은 치질이 없는 사람은 오히려 소수일 것이므로, 여러분은 아래의 방법을 잘 실천하기 바란다.

항문병은 항문을 잘 세척하고, 생채식 하면서 모관운동, 엽록소올리브유 요법, 하지유연운동을 하는 것이 매우 좋다. 치질과 치핵은 유근피 달인 물에 죽염타서 1cc를 1센티 정도 며칠 주사하거나 죽염을 발라도 좋고, 죽염수로 씻은 후 유죽연고를 바르거나, 꿀에 죽염가루를 개어 바르거나, 대일밴드 가제부위에 물 한 방울 뿌린 후 죽염가루뿌리고 환부에 붙인 후 반창고를 붙여도 좋다. 유근피 달인 물에 죽염 풀어 대장을 관장하는 것도 좋으며, 유황오리탕, 생채식, 발목펌프운동도 좋다. 환부에 유황오리쓸개를 바르는 것도 좋다.

이미 수술했다가 재발하는 치질에는, 녹반을 뜨끈한 물에 풀어서 죽염 섞어서 고운 광목 같은 것으로 물을 받아서 그 물을 5g정도 들어가는 작은 주사기에 넣어 환부의 뿌리부근 2-3곳에 1센티 깊이에 주사한다. 최고의 치료법이다. 신속하고도 신효(神效)하다. 수술하지 않은 치질은 죽염하고 난반만으로도 치료된다. 죽염과 청색 난반을 5:1 또는 15:1로 섞어서 안티프라민연고에 반죽해서 치질에 붙이고 반창고를 붙여 하루 한 번씩 갈아붙이면 낫는다(김일훈, 신약본초 전편, 인산가, 1999, 605 · 652p). 필자의 경험으로는, 치질부위를 사혈침으로 따서 사혈한 후 죽염가루를 집어넣는 것도 매우 좋다 치질치료 중에 주색(酒色)에 빠지면 병이 재발할 위험이 있다는 점도 주의하기 바란다.

치질에 관해서 몇 가지만 더 보충한다면, 유근피 가루를 당처에 붙이고 반창고를 붙여 두고 자주 갈아 붙여도 좋고(김일훈, 신약본초 후편, 인산가,

2009, 557p), 또한 항문에 구멍 뚫린 암치질에는 죽염 1돈에 고백반과 유황 각 5푼을 한데 섞어 가루내서 환부에 찍어 바르고 반창고로 봉한다. 대변시 피똥 싸는 직장치질에는 오리 1마리를 푹 끓여 식혀서 기름 걷고 더운 물 더 부어 금은화 1근, 건칠피 1근을 두고 달여서 죽염 5냥과 고백반 3냥을 된 찰밥 2홉과 절구에 찧어 만든 알약을 아침저녁으로 50알씩 식전에 복용한다 (김일훈, 신약, 인산가, 2000, 184p). 치질에 각반요법도 특효이다.

탈항(脫肛=항문으로 창자가 빠져나옴)이나 산모의 애기집이 빠지는 경우에는 화사(花蛇=꽃뱀=율모기) 2마리에 독사 1마리를 뱀탕하는 집에 부탁해서 끓여 달라고 해서 먹으면, 몇 번 이면 낫는다(김일훈, 신약본초 전편, 인산가, 1999, 605 · 606p).

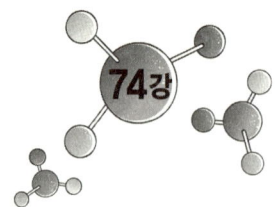

정신병·전염병

전염병은 〈57강. 생명의학에서의 건강장수의 길〉을 잘 실천하면 전염병에 걸리지도 않을 뿐만 아니라 전염병에 걸렸더라도 치료될 것이다. 전염병은 특히 생수와 감잎차 그리고 죽염을 많이 먹을 필요가 있다. 김일훈 선생은 느릅나무를 가루내서 강냉이가루하고 섞어서 떡을 해먹으면 전염병에 좋다고 말한 바 있다. 참고하기 바란다(김일훈, 신약본초 전편, 인산가, 1999, 347p). 여기서는 정신병에 대해서 알아보도록 하겠다.

정신병은 신경강박증이든 간질이든 정신분열증이든 정신과 관련된 모든 질병을 포함하는 개념이다. 하지만 육체라는 것도 정신과 연결되지 않은 것이 없으므로, 모든 육체병은 곧 정신병인 것과 같다. 따라서 70억 인류가 정신병 없는 사람이 없다고 봐도 과언이 아니다. 어제도 괴상망측한 뉴스를 보았는데, 이웃집 아저씨가 잠자던 7세 여자 어린이를 이불에 덮여 있는 채로 납치해서 성폭행했다는 뉴스이다. 정신병치료를 받은 경력이 있는 사람만 정신병자인 것은 아닌 것이다. 모두가 정신병자이다. 자기 자신은 정신병자가 아니라고 주장할 일이 아니다. 적어도 정신병적 기질은 누구나 다 가지고 있다. 현대를 살아가면서는 정신병자가 아니기도 오히려 힘든 일이다. 얘기가 나왔으니 말이지만, 국가에서는 사람의 영혼을 죽임으로써 정신병자를 양산하게 되는 인터넷게임을 더 이상 방치해서는 안 된다는 점을 강조하고 싶다.

요즘은 달라졌는지 모르지만, 양방의학에서는 정신병자에게 뇌를 마비시키는 약물을 처방한다고 듣고 있다. 그래서 환자가 나았다는 얘기는 아직 들어보지 못했다. 필자의 아들도 3년 정도 정신과 치료를 받았는데, 크게 나았다는 생각은 전혀 들지 않는다(정확한 병명은 신경강박증이라고 함). 입원하라는 담당의사의 말이 있었지만, 그러면 더욱 악화될까봐 입원시키지도 못했다. 요즘은 필자가 치료하고 있지만, 곧 완쾌될 것으로 확신한다.

정신병 치료에서 가장 중요한 것은 가정교육, 학교교육, 사회교육이 바뀌어야 한다는 점이다. 세상의 모든 교육은 경쟁교육이고 불행교육이며 이기적 교육이고 거짓을 진실로 꾸미는 탈바가지교육이다. 학교성적이 행복을 보장하는 것이 전혀 아닌데도 불구하고, 부모의 탐욕은 자기 자식만큼은 서울대를 졸업해야 한다고 밀어붙인다. 부모의 탐욕에 부응할 수 있는 몇몇 자식들은 그나마 낫지만, 그렇지 못한 대부분의 자식들은 강박관념에 시달릴 수밖에 없다. 행복이라는 것이 무엇인지조차 생각해볼 틈도 없이 자식들의 영혼은 잠자거나 병들거나 죽어버린다. 그것이 바로 정신병의 원인이다. 동네축구하면서 오로지 기쁨 속에서 살아가는 사람보다 올림픽 축구에서 1등하는 국가대표선수들이 더 행복하다는 증거가 도대체 어디에 있는가? 왜 자기 자식은 또는 자기 자신은 1등만 해야 할까?

정신병치료에서 두 번째로 중요한 것은 탐욕, 이기심, 분노심, 자존심 등을 버리고 이웃을 사랑하고 봉사하면서 명상해야 한다. 예수님이든 부처님이든 명상함으로써 자신이 누군지를 알았기 때문에, 평생 거지로 살면서도 오로지 행복했고 인류를 구원하기도 했던 것이다. 남보다 1등해야 하고 남보다 더 잘 살아야 한다면, 예수님이나 부처님은 그렇게 평생 거지로 살지는 않았을 것이다. 자기가 어디서 왔다가 어디로 가는 존재인지도 모르고, 오로지 남보다 앞서야 한다는 생각만으로 살면서 도대체 어떻게 정신병에 걸리지 않을 수가 있겠는가? 남보다 앞서야 한다는 교육을 받은 사람들은, 자기보다 성적이 좋거나 자기보다 돈이 많거나 자기보다 지위가 높은 사람을 만나면 부러워하거나 기죽어버릴 것이다. 사람에 따라서는 비정상적인 방법을 동원해서라도 남보다 앞서려는 노력을 하게 되지만, 때로는 그것이 바로 범죄행위로 나타나기도 하지 않는가? 그래서 남들보다 훨씬 더 잘 살고 있는 사람들조차도 남을 사기 치는 사람들이 인간 사회에 득실득실한 것이다. 그들은 오로지 범죄자일 뿐 정신병자는 아닌 것일까? 나는 나보다 더 잘 사는 대부분의 사람들을 부러워해본 일도 전혀 없지만, 남의 돈을 사기 치는 것이 필자 자신에게 수억 만 배 더 큰 손실이라는 것을 잘 알고 있다. 그래서 남의 돈을 탐낸다는 것은 꿈속에서 조차도 상상할 수 없다. 차라리 죽는 편이 훨씬 나을 것이다. 모르니까 남의 돈을 탐내는 것이다. 하루빨리 사랑교육, 봉사교육, 행복교육, 진리교육으로 들어가야 한다. 더 늦어지면 인간에 의한 인간의 살육이 불 보듯 뻔하다.

필자가 다소 흥분한 듯하지만, 정신병 역시 틈틈이 금식하여 몸 안의 숙변과 독극물을 빼버리고, 생수와 생채식을 많이 먹으면서 붕어운동과 합장합척 운동을 하는 것이 좋다. 특히 숙변은 반드시 제거해야 한다. 몸 안의 독극물이 많아지면 반드시 정신을 해치기 때문이다. 기타 죽염무배추오이김치의 유황오리탕, 자정수, 보리약차, 들기름찰밥, 토종무, 무절임식, 무엿도 매우 좋다. 그리고 백회에 콩알만 한 쑥뜸을 20일간 뜨고 중완과 관원에 쑥뜸을 매일 9장씩 뜨면, 어느 날인가 스스로 행복감을 느끼는 온전한 품성으로 돌아올 것이다. 자기 자신의 지금 여기의 모습 그 자체가 얼마나 감사하고 기쁘고 신비한 일인가를 깨닫게 되는 것이다. 그러면 정신병이 발붙일 틈은 사라져 버린다. 귀신들려서 정신병 걸린 사람은 돼지불알을 삶아 먹으면 낫는다.

참고로 신경쇠약으로 기혈(氣血)이 허(虛)하여 불면증이 되었으면 가미귀비탕이 좋고 발목펌프운동, 등배운동, 무절임식도 좋으며 돼지염통 속에 인삼과 당귀 넣고 삶아 염통만 복용하는 것도 좋다. 불안증에는 가미수첩산 1.5재에 오리 2마리, 민물고둥 5되, 마늘 2접, 대파 25뿌리 달여서 복용하며, 자폐증(自閉症)이나 정신분열증에는 죽염과 난반을 섞어서 생강차에 복용하는 것이 좋고(김일훈, 신약본초 전편, 인산가, 1999, 616p), 난반을 죽염에 섞어서 꿀이나 엿으로 환을 지어 먹어도 좋다. 자폐증, 저능아는 가미천마탕에 죽염 먹으면 몇 달 지나서 좋아지고, 몇 년 먹으면 완쾌된다. 전광(癲狂)은 죽염과 난반 비율이 5:3이 좋고, 증세 심하면 3:7까지 올린다.

간질(癎疾)에는 죽염 5스푼이면 난반 2스푼을 타가지고 캡슐에 넣어 한번에 2-3개씩 먹다가 다음에는 5-6개씩 하루 10번 이상 먹으면 낫는다(김일훈, 신약본초 전편, 인산가, 1999, 622p). 죽염과 난반 비율을 5:1에서 2:1까지 6개월 내지 3년 먹이면 완치된다. 백회에 뜸 7-9장도 좋다. 생채식 하면서 돼지피와 멧돼지쓸개의 황을 먹어도 좋고 솔잎땀을 내는 것도 매우 좋다. 또한 손시작 냉간(冷癎)에는 견우, 곡지, 중완에 왕뜸을 뜨면서 옻닭(닭1마리에 마른옻나무껍질 1근 반, 금은화 반근 넣고 오래 달인 물에 죽염 1돈 타서 하루2-3회 복용)을 몇 마리 복용한다. 발시작 냉간에는 중완, 관원, 족삼리에 왕뜸 뜨면서 옻닭을 몇 마리 복용한다. 모든 광증(狂症), 전광(癲狂), 냉간(冷癎)에 대해서 중완뜸 5000-10000장 뜨면서 생강차에 죽염 타서 장복하면 치료된다. 또한 모든 정신병에는 막걸리 한 사발에 고백반 난반 7숟갈 타서 3-4회 복용해서 죽도록 토하고 한숨 푹 자면 정신이 돌아온다. 뇌신경마비가 풀린다.

중완과 관원에 뜸뜨는 사람은 일체 정신병이 없다.

♠가미귀비탕 재료

당귀 · 용안육 · 원지 · 인삼 · 황기 · 백출 · 백복령 각 1돈, 당목향 5푼, 원감초 3푼, 산조인 · 초흑미(산조인을 검게 볶아 가루낸것) 3돈에 자초 7돈 가미

♠가미수첩산 재료

초과 · 현호색 · 오령지 · 몰약 · 연자 각 2돈, 황기 · 적복령 각 1돈, 황금 · 차전자 · 인삼 · 맥문동(去心) · 지골피 · 황련 · 원감초 각 7푼, 탕약으로 달여서 사용한다.

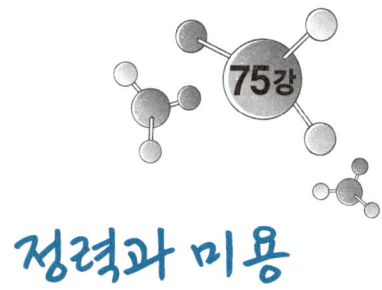

정력과 미용

　남자는 정력, 여자는 얼굴이라는 말이 있다. 수많은 사람들이 정력과 미용을 위해서라면 무슨 짓이든지 다 할 것이라는 의미이다. 사실 정력은 건강과 직결되어 있다. 건강하면 정력부터 살아나고 병약하면 정력부터 찌그러진다. 남성의 경우 이틀만 굶으면 여자생각이 없어진다. 먼저 밥을 먹고 싶어지는 것이다. 그래서 금강산도 식후경이라는 말이 나왔는지 모른다. 또한 정력은 삶의 의욕과도 연결된다. 정력이 떨어지면 왠지 기운도 없고 맥이 빠져버린다. 여성이 샤워라도 할라 치면 두려워서 벌벌 떤다. 정력이 좋은 남성들이 여성에게 '웬 샤워시간이 그리도 긴가?' 라면서 큰 소리 뻥뻥치는 것과는 매우 대조적이다. 그래서 비아그라가 그렇게 판을 치고, 해외에 나가서라도 몸에 좋다는 것을 그렇게 사다가 먹는 것이다.

　기허동풍(氣虛動風)이라는 말이 있다. 양기(陽氣)가 허약(虛弱)해지면 풍(風)이 동(動)한다는 의미이다. 양기(陽氣)가 쇠(衰)하면 중풍(中風)이 오는 것이다. 인산 김일훈 선생도 '양성적(陽性的)으로 활동하는 것으로 양기(陽氣)와 담력(膽力)이 있는데, 양기 중에 정력(精力)이 있다. 정력이 쇠(衰)하면 노화(老化)가 시작되고 온갖 질병이 발생한다. 노화가 심화되면 신수(腎水)의 수정궁으로 통하는 신경(神經)의 핵심인 명문화(命門火)가 허냉(虛冷)하여 정력이 부족해지고 뇌신경둔화(腦神經鈍化)를 초래한다. 뇌신경둔화로 소뇌폐문(小腦閉門)하면 기억력이 감퇴되고 자각능력이 쇠퇴한다. 생명의 불꽃이 사그러진다(김일훈, 신약, 인산가, 2000, 331 · 332p).' 라고 했다. 정력이 약화되면 노화가 시작되고 생명의 불꽃이 사그라진다는 것을 명심해야 한다. 결국 양기회복이 안되면 고혈압, 저혈압, 중풍, 신경통, 관절염 등 만병이 찾아오는 것이다. 인산 김일훈 선생도 '정력이 쇠퇴하면 노약자라 만병이 자생한다(김일훈, 신약본초 후편, 인산가, 2009, 510p).'고 했다.

여성들의 경우에도 사정은 마찬가지이다. 아무리 바쁘고 돈이 없다고 해도, 얼굴이 예뻐진다면 시간이 나고 돈도 나온다. 참으로 신비한 일이다. 그런데 이상한 일이 있다. 정력이 건강의 핵심이고, 건강하면 정력도 좋아지고 미용도 좋아지는 것인데, 특히 여성들은 의외로 정력에 대해서는 신경 쓰지 않는 것 같다. 그것은 필자가 보기에는 대단히 잘못된 일이다. 여성들도 정력에 많은 신경을 써야 한다. 정력이 세지면 건강하게 되고 미용에도 절대적인 영향을 미치기 때문이다. 정력이 약하게 되면 불임(不姙)이나 난산(難産) 등 기타 수많은 질병들이 고개를 들 것이다. 아마도 그것은 정력의 의미를 제대로 이해하는 여성이 적을 뿐만 아니라, 정력 센 남성들이 그다지 많지 않다보니, 정력이 세 봤자 그다지 이득 될 것도 없다고 판단하기 때문이 아닌가 생각된다. 하지만 필자의 〈생명의학특강〉으로 남성의 정력이 강화된다면 상황은 달라질 것이다. 아무리 얼굴이 예뻐도 정력이 야한 여성은 대집빈기 어려워질 것이기 때문이다.

하지만 염려할 필요는 없다. 이 책으로 여러분의 정력과 미용은 더할 나위 없이 강화될 것이기 때문이다. 필자도 한 때 40세에 접어들면서 정력이 약화된 일이 있었다. 세상이 그 이전과는 달리 그다지 재미가 없어지는 것이었다. 하지만 환갑이 다가오는 지금은 전혀 다르다. 의학을 연구해 보니 사람은 남성이든 여성이든 죽을 때까지 성능력을 갖는 것이 원칙이다. 여러분도 그렇게 원칙으로 돌아가게 될 것이다.

먼저 정력에 대해서 말하자면, 틈틈이 금식하면서 생수, 생채식, 감잎차, 유황오리탕을 많이 먹는다. 특히 죽염마늘환은 정력쇠퇴, 변비, 빈뇨, 오줌 싸게 환자에 매우 좋다. 풍욕, 냉온욕, 모관운동, 합장합척운동, 등배운동, 고전운동, 완력법, 각력법 등이 정력강화에 도움 되는 것은 말할 나위도 없다. 단전에 왕쑥뜸을 뜨면 정력과 장수에는 특효이다. 다음으로 회음부(항문과 고환의 중간부위)나 고환이나 음경에 냉수사법(冷水射法)이라는 것이 있다. 가능한 찬물로 그 부위를 샤워기로 쏘아주는 것이다. 하지유연법도 매우 효과적이다. 정력에 좋다는 양파, 참기름, 대두콩기름, 샐러드채, 밀기울, 소맥배아유, 면실유, 뱀장어, 어란(魚卵=물고기알) 등도 좋다. 한약으로는 육미지황탕을 추천한다. 만일 몸이 몹시 냉한 사람이라면 팔미지황탕이 좋다. 팔미지황탕을 환으로 만든 것을 팔미지황환 또는 신기환이라고도 하지만 만일 몸에 열이 많은 사람은 반드시 육미지황탕이나 육미지황환을 써야 한다. 육미지황탕 5제에 우슬 2근, 목과 1근을 털·똥·기름뺀 황구 1마리와 함께 달여 엿기름 두고 삭혀서 찌꺼기를 버리고 조청 만들어 무시로 복용하는 것도 좋다.

그 외에도 오리, 다슬기, 마늘, 파 넣고 푹 달여 먹는 것은 보음과 보양에 좋고, 생동쌀(=푸른좁쌀)로 밥 지어 먹거나 떡 해서 먹거나 독한 누룩으로 술 빚어(생동쌀 3큰되, 고춧가루 1되, 우슬·방풍·강활 각 반근에서 한근) 식전 30분전에 복용하는 것도 원기회복에 좋고, 냄비나 프라이팬에 생강을 가늘게 썰어 펴고 그 위에 도마뱀을 얹은 다음 생강이 반쯤 탈 정도로 푹 찌기를 3번 후 말려 분말해서 사용하거나 알약으로 빚어서 식전에 차츰 양을 늘려가며 반근–한근 복용하면 양기회복에 훌륭하다. 그 외에도 정력강화를 위해서라면 단전왕뜸법, 단전호흡법, 제니조청, 금단, 가미금액단, 군밤, 말린 밤, 들기름찰밥, 자정감로수, 천웅환, 삼황전 달여 복용하고 죽염, 죽염간장, 유근피, 자정수로데친열무, 유황오리알, 돼지위장, 송지주 등 참으로 다양하다. 외국에 나가서 비싼 동물의 간을 사 먹으면서 나라망신 시키거나, 값비싼 비아그라를 사먹으면서 건강을 해칠 일이 결코 아니다.

금식에 대해서 한마디 하면, 금식을 3일만이라도 해보라! 금식하는 동안에는 전혀 성욕이 일어나지 않는다. 성행위를 할 만한 에너지가 없기 때문일 것이다. 하지만 신비한 일이 있다. 3일 금식 후 죽이라도 단 한 끼 먹는다면 금방 불끈불끈하게 된다. 죽에 수많은 에너지가 있기 때문인 것은 결코 아니다. 3일 금식을 통해서 몸 안의 독극물이 빠져 나갔기 때문이다. 독극물은 남성의 정력에도 지극히 해롭다는 것과 독극물의 배출에는 금식이 매우 효과적이라는 것을 알게 해주는 대목이다. 몸 안에서 독극물이 빠져 나가면 죽을 먹어도 정력이 막강하게 되는 것이다.

더하여 필자의 경험으로는 하루 한번 정도 숨을 최대한 참는 것도 매우 좋았으며, 숨을 최대한 빨리 가장 많이 들이마시고 가장 많이 내쉬는 것을 1회에 4-50호흡, 하루 2-3회 정도 하는 것도 매우 효과적이다. 그런 호흡법은 사람의 생기(生氣)가 성센터인 회음부를 치기 때문이다. 또한 필자의 경험으로는 발뒤꿈치를 최대한 들어서 발끝으로만 걷는 연습을 하는 것도 매우 효과적이었다. 또한 성행위를 할 때 사정(射精)하지 않는 것도 정력강화에 매우 중요하다. 그러면 무슨 재미로 성행위를 하느냐고 반문할지 모르지만, 한번 해보면 스스로 깨우치게 될 것이다. 소위 비사정섹스는 불로장생(不老長生)하는 신선(神仙)되는 지름길이라고 중국이나 인도의 고전에 나와 있지 않은가? 사정섹스의 쾌감이 촛불이라면 비사정섹스의 쾌감은 태양과 같다고 하므로, 건강을 위해서라도 꼭 실천하기 바란다. 더구나 여성의 경우에는 본

게임 기준으로 최하 20분 동안은 함께 성행위를 해야 몸 안의 독극물이 몸 밖으로 빠져나오는 것이므로, 사랑하는 여성을 위해서라도 꼭 실천하자! 하루에 한번 정도 비사정 성행위를 하는 것이 건강에도 매우 유익할 것이다. 현대의학의 결론과 다르지 않느냐고 반론을 제기하지는 마시기 바란다. 필자의 〈생명의학〉이 현대의학과 다른 점이 어디 한두 가지뿐이겠는가?

여성의 정력강화법도 남성의 경우에 준하는 것이지만, 특히 붕어운동, 모관운동, 발목의 선형운동과 상하운동과, 합장합척운동, 아치법, 궁현법 등이 유용하다. 케겔운동이라고 알려져 있는 골반저운동 즉 항문을 한참동안 죄었다 풀어주는 운동도 매우 효과적이다.

다음으로 미용에 대해서 알아보자. 생채식과 감잎차를 많이 먹고, 냉온욕도 중요하고 등배운동도 중요하다. 여성들이 가장 신경 쓰는 부분이 기미, 주근깨, 주름살이지 않은가? 여름, 겨울 가리지 말고 매일 같이 비누 대지 말고 냉수로 세수를 하라! 어느 날인가 남들이 몰라보게 예뻐졌을 것이다. 밤에 잠잘 때 9회죽염으로 만든 서목태죽염간장을 얼굴에 바르는 것도 매우 효과적이다. 인산 김일훈 선생의 말씀에 의하면 '자기가 사랑하는 여인에게는 죽염간장을 바르게 하지 말라! 안 그러면 그 여인은 바람날 것이다!' 라고 웃으면서 말한 일이 있을 정도이다. 또한 토란찜질약을 얼굴에 1주 정도 붙이고 다녀도 다른 사람으로 변할 것이다. 많은 여성들이 얼굴에 오이마사지를 하는데, 그것도 당연히 매우 훌륭한 미용법이다. 또한 냉탕에는 양배추 등 3종류 야채잎 짓이긴 것 150g을 넣고, 온탕에는 오트밀 30g을 절구로 가루 만들고 젖산(=乳酸) 5g.붕사 2g 섞어서 미온수로 녹여서 넣은 후, 냉온욕을 하는 것은 제1의 피부미용법이기도 하다. 중완에 쑥뜸을 뜨는 것도 기미, 주근깨, 주름살을 없애주는 최고의 미용법으로 통한다. 사해유나 납저유에 죽염과 청색 난반을 섞어서 늘 조금씩 먹으면 기미, 주근깨, 검버섯, 여드름이 모두 사라지고 얼굴이 고와진다(김일훈, 신약본초 전편, 인산가, 1999, 653p).

기타 얼굴이 추하거나 소위 저승꽃으로 불리는 검버섯은 중완, 관원, 족삼리 5-7분뜸 40일간 뜨면 좋고, 피부가 윤택해지고 안색이 좋아지는 데는 보리약차, 멧돼지고기, 죽염마늘환 그리고 소나무나 잣나무의 관솔괭이나 뿌리가 좋다. 또한 경분 1푼, 유황가루 1돈에 분꽃씨에서 나오는 가루 1돈을 섞어서 잠들기 전에 얼굴에 바르고(눈에 들어가지 않게 주의), 다음날 물수건으로 얼굴을 먼저 닦고 세수한다.

이상 정력과 미용에 대해서 알아보았다. 가능한 모두 실천한다면 인생의 새로운 활력을 찾으실 것으로 확신한다. 그 중에서도 관원왕뜸은 정력강화의 제1특효방이자, 무병건강법이고 정신력, 시력강화법이며 불로장생법이다.

♠육미지황탕 재료

숙지황 5돈, 산약 3돈, 산수유 2돈반, 백복령 · 택사 · 목단피 각 1돈 반

♠팔미지황탕 재료

숙지황 5돈, 산약 3돈, 산수유 2돈반, 백복령 · 택사 · 목단피 각 1돈 반, 육계 · 부자 각 반돈

♠제니조청 제조법

제니(薺尼=잔대=게로기) 10근, 산약 5근, 백모근 2근을 오래 달여서 만든다. 비위약(脾胃藥)이고 당뇨약(糖尿藥)이지만 신방광(腎膀胱)에도 특히 좋은 보약이다. 강력한 보양제(補陽劑)이기도 하므로 노인의 빈뇨증, 유뇨증에도 좋다.

♠금단과 가미금액단

법제한 유황을 꿀이나 찰밥으로 알약 만든 것이 금단이고, 법제한 유황가루 1근과 죽염가루 1근을 함께 섞어서 알약 만든 것이 가미금액단이다. 금단은 남녀 최고의 보양제이다.

♠천웅환 제조법

대부자 15근을 냉수에 담가 하루가 지난 다음, 물을 갈아서 또 담그는 것을 7일 동안 한 뒤에 말린다. 생강 10근을 솥에 넣고 물 10되를 부은 후 그 위에 천웅을 넣은 시루를 얹고 찌되 물이 마르면 생강과 물을 다시 붓고 찌는 것을 9번 반복한 뒤 말린다. 말린 대부자천웅을 상녹용 적당량과 함께 분말해서 처방약 달인 물과 함께 반죽하여 알약을 만들어두고 까스활명수와 함께 복용한다.

♠삼황전 재료

❶ 인삼 · 원방풍 · 천마 · 숙지황 · 강활 · 대황 · 원지 · 독활 · 백하수오 · 적하수오 각 5돈, 세신 · 우슬 · 감국화 · 모과 · 원감초 각 3푼, 속단 · 초오 각 1돈

❷ 인삼 · 원방풍 · 천마 · 숙지황 · 강활 · 대황 · 원지 · 독활 · 백하수오 · 적하수오 · 우슬 · 모과 · 속단 · 초오는 9증9포(9번찌고 9번말림)해서 사용한다.

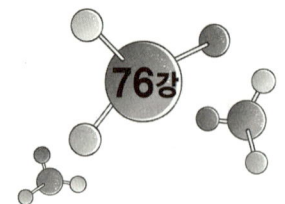

신장병·방광병

　신장(腎臟=콩팥)의 중요성은 아무리 강조해도 지나치지 않을 것이다. 일반인들도 이미 신장의 중요성이나 기능 등을 파악하고 계실 것이므로, 여기서 굳이 신장의 수많은 기능이나 질병 등을 나열하고 싶지는 않다. 신장이 물과 피를 관리하는 기관이고 배뇨(排尿)를 통해서 해독기관(解毒機關)이기도 하다는 것을 모르는 분은 없을 것이다. 동양의학원리 중에서 신장에는 실증(實症)은 없다는 말이 있다. 모두가 신장이 허(虛)하다는 뜻이다. 신장에 병들었다면 그것은 허증(虛症)이라는 의미이다. 정기(正氣)가 허(虛)하다는 의미이다. 이 말을 달리 표현한다면 모든 신장병은 그것이 신장염이든 신장암이든 요독증(尿毒症)이든 방광염이든 기타 어떤 증상이든 신장을 실(實)하게 강화시키면 된다는 의미이다. 그래야 혈압도 정상으로 유지된다.

　신장하면 생각나는 것이 하나 있다. 정력을 강화시키려면 간이 건강해야 하느냐 아니면 신장이 건강해야 하느냐에 대한 논쟁이다. 간이 건강해야 한다는 입장은, 아마도 간이 근(筋)을 관리하기 때문인 것 같은데, 필자의 입장에서는 어차피 콩팥이 허하면 뼈가 삭아 들어가고 신장 기운이 떨어지면 하반신이 부을 뿐만 아니라, 본질적으로 신장정(腎藏精=신장은 정을 간직한다)하는 것이므로, 정력강화의 본질은 신장의 건강에 있다고 생각한다. 수생목

(水生木)이라서 신장이 건강해야 간도 건강해지는 것이므로 논의의 실익이 많은 문제는 아니다. 〈69강의 수종·부종·부증〉에 대한 설명은 그대로 신장병에 대한 대책이기도 하다. 수종·부종·부증 자체가 신장염이기 때문이다.

그렇다면 어떻게 하면 신장을 실(實)하고 건강하게 할 수 있을까? 〈57강 생명의학에서의 건강장수의 길〉에 대한 설명이 여기서도 그대로 타당함은 물론이다. 기타 인산 김일훈 선생의 가르침에 따라 몇 가지만 더 추가한다면, 신부전증, 신장염, 신장암, 전립선염, 방광염, 방광암 등 신장 관련 모든 증상들에 대해서 뚝배기에 얇은 광목을 얹어 놓고 엿기름보리차 반 되쯤 넣고 오래 끓여서 그 물을 뚝배기에 담아 놓고 그 위에 계분백 소두 1되, 신곡(누룩), 맥아(엿기름) 3가지를 동량으로 볶아서 가루 낸 것을 담아서 하루쯤 지내면 우러난다. 광목을 들어내 찌꺼기 버리고 그 물을 완쾌될 때까지 하루 반 되쯤 계속 마신다. 소변불통과 빈뇨(頻尿)에는 메밀국수 한 그릇을 눌러 물기 빼고 들기름 5순갈 쳐서 공복에 먹거나 가미지황탕이 좋다.

또한 신적(腎積=콩팥덩어리=분돈)이라는 것이 있다. 아랫배에서 발작하여 명치 밑까지 치미는 것이 마치 돼지새끼가 무시로 오르내리는 것 같고 오랫동안 낫지 않고 숨찬 증상이다. 이에는 오리 1마리를 오래 달여 식힌 후 기름 걷고 더운 물을 더 붓고 건칠피 1근 반, 금은화 1근, 다슬기 1근되, 이근피(李根皮) 1근 반을 넣고 오래 달여서 건더기는 짜서 버리고 국물만 점차 다량으로 복용한다. 또는 이근피 1냥과 볶아서 가루 낸 익지인 3돈, 식초 뿌려 약간 볶은 삼릉·봉출 각 1.5돈을 함께 넣고 달인 물에 하루2-5번씩 아침저녁 식전에 죽염환 30알씩 복용해도 좋다. 신적은 습(濕)에서 오는 병으로서 신장암, 방광암의 원인이 되므로 주의해야 한다.

기타 신방광에 좋은 약으로는 쥐눈이콩, 다슬기의 살과 국물, 제니, 유근피, 유피밤떡, 유피국수, 건필피, 벌나무, 죽염무배추오이김치, 유황오리탕,

생수, 해초식, 생채식, 감잎차, 들기름찰밥, 군밤, 군마늘, 말린 오이로 차 끓여 마심, 오이생즙에 식초 타서 복용 등이 있으며, 복부된장찜질이나 모관운동도 좋다. 특히 제니조청은 노인빈뇨, 유뇨에 좋다. 또한 죽염마늘환 역시 빈뇨, 야간오줌싸게, 오줌흘림증, 전립선비대증에 좋고, 신부전증(腎不全症)에는 계분백이 좋다. 죽염마늘환을 복용하면서 관원에 뜸뜨면 전립선염이나 임질도 낫는다. 인산 김일훈 선생은 오이김치를 늘 먹으면 신장병 없고 노인의 이수도(利水道=물이 잘 통하게 함) 약으로 칡, 댓싸리, 옥수수수염은 모두 좋지 않고 자두과일이 좋다고 했다.

또한 신장, 방광의 모든 염증, 암증, 결석증에 집오리 1마리를 털과 똥을 버리고 달여서 기름 걷어 더운 물 더 붓고 차전자초 2근, 지부자 2근, 경포부자 1냥을 한데 넣어 흠씬 달여서 조금씩 먹는다. 완쾌될 때까지 2-3차례 쓰면 된다(김일훈, 신약본초 후편, 인산가, 2009, 418p). 또는 단전에 왕뜸 뜨면서 집오리에 금은화, 생강, 감초와 에이즈의 주장3약(석위초, 호장근, 통초)과 오미자, 유근피 가미해 달여서 국물을 먹어도 좋고 볶은결명자 1근, 속단 5냥을 다슬기 · 대두 2되와 함께 달여서 무시로 복용해도 좋다. 신 · 방광병이나 신장암, 신부전증의 주장약은 죽염, 사향과 유근피(柳根皮), 호장근(虎杖根), 석위초(石葦草)이다.

♠ 가미지황탕 재료

숙지황 1냥, 산약 5돈, 산수유 4돈, 백복령 · 목단피 각 1돈, 택사 2돈 반에 차전자 2돈, 육계 1돈, 소전라(다슬기) 1홉 가미

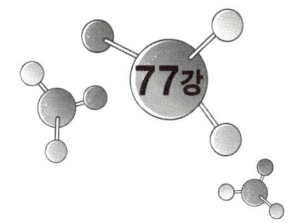

고혈압·동맥경화·심장병·빈혈· 부정맥·정맥류

심장은 자동차의 엔진에 해당한다. 우주의 재난을 주재하는 형혹성에 해당하므로 모든 질병의 원인은 심장에서 비롯된다. 즉 질병은 심장의 화기(火氣)와 신장의 수기(水氣)가 조화를 이루지 못해서 시작되는 것이다(김일훈, 신약, 인산가, 2000, 146p). 심장의 죽은피에서 심장의 염증이 화생하여 만병을 발생케 하는 것이다. 심부전증(현기증, 어지럼증), 협심증(판막이 타서 숨참), 판막증(입술파람, 잘놀람), 경계증(가슴두근) 등 병명도 많지만, 본 77 강에서 심장강화법을 확실하게 익혀두기 바란다.

고혈압과 관련해서는 필자에게 재미있는 기억이 한 가지 있다. 30년 전쯤이므로 매우 오래 전 일인데, 친구 따라 친구의 삼촌 집에 놀러간 일이 있었다. 고혈압환자라는 그 삼촌은 그날도 동네친구들하고 막걸리를 마시고 있었다. 내가 "삼촌! 고혈압에는 술이 무진장 안 좋데요!"라고 말했더니, 그 삼촌은 "그런 건 양방의사들이나 하는 얘기일 뿐 나는 아무 상관도 없다네!"라고 하면서, 전혀 개의치 않는 듯이 맛나게 술을 마시는 것이었다. 지금도 건강하게 장수하시는 것으로 알고 있다. 그 당시는 참으로 이상한 일이라고 생각했었는데, 알고 보니 지금은 이해할 수 있게 되었다.

혈압의 문제는 고혈압이냐 저혈압이냐가 문제가 아니라, 최고혈압(수축

기혈압)과 최저혈압(이완기혈압)과의 차이가 문제되는 것이다. 저혈압을 고혈압으로 나눈 값이 0.635이면 최고 정상인 것이고, 만일 0.73에 접근하면 중풍, 두중(頭重=머리무거움증), 경항강통(頸項强痛=목덜미가 뻐근하고 아픔), 코피, 눈충혈 등의 위험이 따르고, 만일 0.53에 접근하면 암, 위궤양, 폐렴, 폐결핵, 감기의 위험이 따르는 것이다. 혈압이 정상의 2배라고 해도 0.635를 유지하면 무방하지만, 현대의학에서의 혈압강하제 약물투여는 최대혈압만을 내리므로 중풍위험이 커질 것이다(와타나베 쇼, 서식건강법에 의한 현대병에 도전, 홍익재, 2010, 371p). 그래서 수십 년 고혈압 약을 먹었다는 사람들도, 약만 끊으면 고혈압증이 그대로거나 오히려 더 심해진 것을 알 수 있다. 약물로 고혈압이 치료되지 않는다는 결론이다. 약물투여는 매우 신중할 필요가 있을 것이다. 예컨대 혈압이 100에 63.5나, 200에 127이나, 300에 190.5나 모두 건강한 혈압이다.

고혈압 문제는 양기부족(陽氣不足)으로 오는 상반신(上半身)의 과혈증(過血症)이다. 동맥경화증세를 일으켜 심하면 반신불수, 전신불수, 언어장애, 시력장애현상이 나타나게 된다. 또한 고혈압은 양기부족으로 하반신이 허냉하면 혈액순환이 순조롭지 못해 상반신의 열이 상승함으로써 발생한다. 곧 과열증(過熱症)이기도 한 것이다. 그래서 심장에서 열풍(熱風)이 성하여 심하면 졸도하거나 혼수상태가 되는 무서운 증상이다(김일훈, 신약, 인산가, 2000, 167·229p).

고혈압이든 저혈압이든 비정상적인 혈압이라면, 10일 이상 금식하거나 1일2식 하면서 죽염, 죽염마늘환, 죽염간장, 생수, 감잎차, 생채식, 해초식, 쥐눈이콩, 팥, 유황오리탕, 생강감초탕, 군밤, 군마늘, 열무, 유피밤떡, 유피국수 등을 많이 먹고, 풍욕, 냉온욕, 합장40분, 모관운동, 하지유연법. 발목펌프운동 등을 실천하며 솔잎땀을 내거나 중완과 관원에 왕쑥뜸을 뜨는 것도 매우 좋다. 소주 반홉에 참기름 3숟갈씩 타서 마시는 것도 좋다. 또한 동맥경화증에는 틈틈이 금식하면서 생수, 감잎차, 생채식, 해초식, 팥, 군밤, 군마늘, 죽염마늘환, 쥐눈이콩, 열무, 유피밤떡, 유피국수 등을 많이 먹고 풍욕, 냉온욕, 모관운동을 열심히 하면 좋다. 솔잎땀을 내는 것도 매우 좋다.

심장판막증, 협심증, 심낭염, 심내막염 등 각종 심장병에는 틈틈이 금식하면서 생수, 감잎차, 생채식, 해초식, 죽염, 팥, 군밤, 군마늘, 죽염마늘환, 오이, 쥐눈이콩, 건칠피, 돼지피 등을 많이 먹고, 평상에서 경침 베고 자면서 풍욕, 냉온욕, 완력법, 모관운동, 복부된장찜질, 흉부겨자찜질, 발목운동, 발목펌프운동, 하지유연법 등을 실행하는 것이 좋다. 은행잎 1냥과 원감초 5돈 달인차를 자주 마시는 것도 좋으며, 생강감초탕도 심장병에 좋다. 전중과 중완, 관원에 왕쑥뜸을 뜨는 것도 매우 바람직하다(전중에는 1분 이하 뜸이어야 함).

피가 모자라는 빈혈의 경우에는 생채식을 하면서 냉온욕하고 밭마늘을 구워서 죽염 찍어 먹으면 아주 좋아진다. 육미지황탕 1첩당 홍화 4푼 넣어 달여서 복용하면 좋다. 돼지간이나 돼지피, 유황오리피도 좋다. 호흡곤란이나 심계항진의 경우에는 계단요법이라는 것이 있다. 계단을 오르다가 힘들면 40분 쉬고 나서 다시 계단을 오르고, 다시 40분 쉬었다가 오르는 식으로 계속 연습하는 것이다.

부정맥(不整脈)이라는 것이 있다. 맥이 불규칙적으로 뛰는 것이다. 생강, 대추를 조청처럼 폭 고아가지고 마시면서 죽염과 난반을 적당히 배합해서 나을 때까지 먹는다(김일훈, 신약본초 전편, 인산가, 1999, 621p). 정맥류(靜脈瘤)라는 것도 있다. 정맥이 압박이나 폐쇄에 의하여 혈액순환에 장애가 생겨 정맥의 일부가 혹처럼 이상하게 확장되어 피부 위로 울퉁불퉁 두드러지는 상태로서 식도, 직장, 종아리 등에 많이 생긴다. 특히 다리나 허벅지 쪽에

푸릇푸릇하게 많이 보인다. 보기에도 좋지 않다. 특히 여성의 미용에도 좋지 않다. 이런 때는 각반요법(신효)과 붕어운동, 발목펌프운동이 좋다.

모든 심장병에 통치방이 있다. 군마늘을 죽염 찍어 먹으면서 전중에 1분뜸을 350장(심부전증은 5000장) 뜨거나(중완뜸은 전신을 차게 하므로 뜨려거든 양기를 보하는 관원뜸), 옻을 반근∼한근반 넣고 닭 또는 토끼를 24시간 이상 달여서 수시로 복용하거나, 가미수첩산(=수첩산+청심연자음=초과·현호색·오령지·몰약 각 2돈 5푼, 연자 2돈, 인삼·황기·적복령 각 1돈, 황금·차전자·맥문동·지골피·원감초 각 7푼)을 하루 1첩 달여서 아침저녁 2회로 나눠서 식전에 복용(5첩으로 무효면 중단)하는 것이다. 옻은 많이 복용할수록 심장병에 좋다. 호두기름을 조석으로 1순갈씩 하루 2번 복용하는 것도 좋다. 또한 자정수(子正水)는 자정수(子精水)이다. 만능의 심장약이다. 단전호흡법을 겸하면 더욱 좋다.

기타 군밤, 말린밤이나 천마탕은 고혈압, 저혈압, 동맥경화 및 9종 심장병에 좋고, 족삼리5∼10분뜸을 매일 5장씩 뜨거나 생동쌀(푸른좁쌀)을 복용하는 것도 고혈압과 심장병에 좋다. 고혈압과 저혈압에 45도 배갈을 따끈하게 데워 아침저녁으로 식전 공복에 소주잔으로 한잔정도씩 마신다. 배갈 없으면 젖내기나 곡주라도 45도 정도면 무방하다. 고혈압과 동맥경화에는 가미청상순기탕을 하루 1첩씩 달여 아침저녁으로 나눠서 식전에 복용한다(완치 후에는 복용금지). A형(녹용 맞는 태음인)은 인삼을 2돈으로 하고 상녹용 2돈, 약쑥 3돈을 가미하고, O형(인삼안맞는 소양인)은 인삼 빼고 석고 2돈, 익모초 2돈, 녹용 2돈을 가미하며, B형(인삼 맞는 소음인)은 인삼을 5돈으로 하고, AB형(태양인)은 위의 체질과 유사한 것을 따른다.

또한 고혈압, 저혈압, 뇌진탕, 열궐두통(熱厥頭痛=머리 아프고 번열(煩熱) 나서 추운 겨울이라도 찬바람만 좋아하고 차게 하면 아픈 것이 잠깐 동안 멎었다가도 따뜻한 곳에 가거나 연기나 불만 보면 다시 아프다)에는 대경명주사말(大鏡明朱砂末) 5푼을 천마탕에 복용한다(김일훈, 신약본초 후편, 인산가, 2009, 406p). 솔잎땀요법도 고혈압과 동맥경화증에 매우 유효하다.

마지막으로 심장마비에 대한 대책으로 소상에 3방울이상 사혈(瀉血)해서 판막을 열어 혈액을 이동 시키면 눈을 뜬다. 이어서 인중에 침으로 강자극해서 뇌에 덮였던 피를 사라지게 하면 뇌가 맑아진다. 만일 심장마비로 사람이 절명했더라도 온기가 느껴지면 혼줄(靈路)은 끊기지 않은 것이니, 중완 9분 이상쯤 15장 후 천마탕 10첩 복용하면 안심이다(김일훈, 신약본초 후편, 인산가, 2009, 577p).

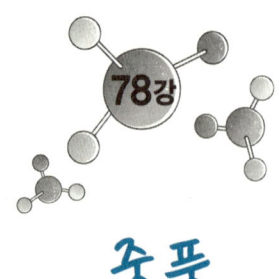

중풍

음주운전하고도 적발되지 않았다고 희희낙락하는 사람들도 있다. 하지만 언젠가는 반드시 단속에 걸려서 곤욕을 치르게 된다. 남몰래 성폭행을 하고도 붙잡히지 않았다는 이유로 또 다른 성폭행을 계획하는 어리석은 사람들도 있을 것이다. 하지만 꼬리가 길면 반드시 잡히고야 만다. 본질적으로 남을 이롭게 하는 못할망정 남에게 고통과 불행을 주겠다는 마인드 자체가 없어야 한다. 왜 초두에 이런 얘기를 했냐면, 사람들이 자신의 건강에 대해서 아무 생각 없이 살다보면 중풍에 걸리는 무서운 결과를 초래할지도 모른다는 점 때문이다. 특히 과음이나 흡연, 비만 등이 중풍의 원인으로 지적되는 것들이므로, 항상 주의해야 한다. 길가다가 가볍게 넘어져서도 예고 없이 중풍에 걸리기도 한다는 점을 기억해야 한다.

동맥의 혈관벽이 두꺼워지고 단단해지는 것을 동맥경화증(動脈硬化症)이라고 한다. 동맥경화가 소동맥이나 모세혈관, 글로뮤 등의 말초에서 일어나면 혈관은 자유로이 신축(伸縮)되지 않고 혈액이 충분히 흐르지 않게 된다. 거기에 점착도가 높은 혈액이 흘러오면 당연히 혈액의 통과가 느리고, 때에 따라서는 응혈(凝血=응고된 피) 때문에 혈관이 막혀서 혈액이 전혀 통하지 않게 되는데, 이것을 혈전증(血栓症)이라고 한다. 뇌의 동맥경화와 고혈압이 서로 작용하면, 정신이 희미해지거나 손발의 마비가 오거나 경화된 뇌동맥이 혈압을 이기지 못해서 터지면 뇌일혈(腦溢血)이 된다. 뇌일혈은 뇌혈관이 터져서 출혈한 것이고, 뇌혈관이 핏덩어리로 막힌 것을 뇌색전증(腦塞栓症)이라고 하며, 뇌혈관 내부가 좁아져 막힌 것을 뇌혈전증(腦血栓症)이라고 한다. 뇌색전증과 뇌혈전증을 뇌경색(腦梗塞)이라고 하고, 뇌일혈과 뇌경색을 뇌졸중(腦卒中)이라고 한다. 뇌일혈을 일으켰다가 다행히 소생된다 하더라도 뇌내(腦內)에 출혈된 혈액이 완전히 흡수되어 뇌기능에 지장이 없을 때까지는 운동신경의 장애로 반신불수 혹은 혀가 굳어 말을 잘 못하든가, 눈과 입이 삐뚤어지는 등의 여러 가지 후유증을 남기는데, 일반적으로 이러한 병을 중풍(中風=풍맞음)이라고 한다.

중풍은 풍을 맞는다는 뜻대로 대부분 갑자기 발병하므로 느끼지 못하는 경우가 많지만, 발작하기 전에는 머리가 무겁고 어지러우며 다리가 휘청거리거나, 잠이 잘 안 오고 숨이 차며 밤에 오줌이 자주 마렵다든가 하고, 심한 경우는 일시적으로 말이 어둔해지는 등의 증상이 나타나는 수가 있다. 이러한 증상은 중풍의 전조증상으로서, 이런 경우 정신은 흔히 긴장상태가 되는 일이 많다. 중풍이 되면 본인도 고통스럽겠지만, 집안의 경제생활도 힘들어지고 가족들 또한 매우 불행하게 되는 무서운 질병이므로, 중풍의 전조증상이 나타나면 더더욱 각별히 신경 써야 한다.

중풍(中風)은 풍독(風毒)이 몸에 범하여 몸의 전부나 일부가 마비되는 병으로서, 인체의 기력이 쇠약해지는 틈을 타서 발병한다. 중풍은 발생초기 즉 10일 안으로 약을 쓰면 아무 후유증 없이 빠른 시일 안에 완치가 가능하나, 그렇지 않고 치료시기를 놓치면 전신불수, 반신불수 또는 여러 후유증으로 오래 고생하게 된다. 중풍이 발병한지 오래되어 신열(身熱)이 완전히 식으면 신경둔화 되어 약기운을 제대로 흡수하지 못하므로 정상회복이 어렵게 되는 것이다. 회복돼도 재발되기 쉽다(김일훈, 신약, 인산가, 2000, 300p). 중풍은 발병부터 한 달까지가 초기, 1년까지가 중기, 그 후부터가 말기이다.

하지만 여러분은 전혀 걱정할 필요가 없다. 〈57강 생명의학에서의 건강장수의 길〉을 실천하기만 한다면, 중풍에 걸릴 염려가 절대로 없을 것이기 때문이다. 매일 손발 끝을 따주거나 머리 맨 위의 백회 혈자리를 따주기만 해도 중풍의 위험은 사라질 것이다. 중풍에는 특히 틈틈이 금식하면서 생수, 생채식, 감잎차, 죽염, 죽염마늘환, 서목태죽염간장, 유황오리탕, 유피밤떡, 유피국수, 쥐눈이콩 등을 많이 먹고, 고전운동, 등배운동, 복부된장찜, 관장 등을 실천하면 좋다. 또한 중완, 관원, 족삼리에 왕쑥뜸을 뜨는 것도 매우 좋다. 인산 김일훈 선생은 중풍초기에 말더듬고 정신이 희미할 때 죽염을 많이 먹으면서 보해탕을 복용하라고 했고, 후에 혼수(昏睡)로 넘어가서 식물인간이 될 때는 죽염을 많이 먹으면서 천마탕을 복용하면 신효(神效)하다고 했다(김일훈, 신약본초 전편, 인산가, 1999, 547p).

좀 더 구체적으로 살펴보면 중풍 초기에는 가미보해탕 달인 물에 생강법제한 전충가루 5푼씩 타서 하루 2번 식전 복용한다. 대개 5첩이면 효과나지만 3-40첩 복용해야 재발없이 완치된다. 중풍 중기에는 가미보해탕 달인 물에 생강법제한 두꺼비가루 5냥, 전충가루 2냥 반, 도마뱀가루·백강잠가루 각 12냥반, 지네가루 7냥 반을 하루 2번 아침저녁 식전에 차숟갈로 1숟갈씩 복용하고 소주 1홉에 웅담 1푼(외래웅담은 2푼)을 타서 마신 후 솔잎땀을 3회 낸다. 전충의 생강법제방법과 같은 방법으로 두꺼비 7번, 도마뱀·지네는 각 2번씩 쪄서 사용한다. 가미보해탕 달인 물과 원감초 2냥, 파뿌리 1개, 생강 5돈을 함께 달인 물에 죽염 2돈, 지렁이잿가루 1돈을 타서 하루 2번씩 식전에 복용하고 위의 소주와 웅담 마신 후 솔잎땀(특효)을 3회 낸다. 중풍 말기에는 생강법제하여 가루 낸 두꺼비·전충·도마뱀·백강잠·지네의 알약을 생강차에 하루 3번 매 식후마다 15알씩 복용하고 왕뜸을 뜬다. 위장이 안 좋으면 중완을, 양팔을 못 쓸 때는 견우와 곡지를, 양다리와 하반신을 못 쓸 때는 관원, 환도, 족삼리를, 위아래 모두 못쓸 때는 각 부위를 교대로 뜨되 위에서 아래로, 좌측에서 우측으로 매일 잠자기 전 5분왕뜸을 15-35장씩 뜬다.

중풍에는 또한 황토질에서 생장한 토종 소나무의 뿌리 중에서 해 뜨는 동쪽 방향으로 뻗은 것을 채취하여 흙 털고 이 송근(松根)15근을 오래 달여서 조청 만들어 가미보해탕 20첩 달인 물 각 1첩에 1숟갈씩 타서 식전에 복용하면서 유근피와 생강을 한데 두고 달인 물에 죽염을 복용한 뒤 가미보해탕 10첩정도 복용한 이후 솔잎땀을 2회 내는 것도 좋다(김일훈, 신약본초 전편, 인산가, 1999, 991p). 솔잎땀은 중풍뿐만 아니라 고혈압, 동맥경화, 피부병 등에도 매우 좋다.

체온부족으로 신경이 둔화되다가 체온이 완전히 부족한 곳은 마비된다. 체온이 피부로 퍼지면 체온이 상승하면서 혼수로 들어가는데, 이럴 때 장부의 온도를 증가시켜주고 피부의 열을 해열(解熱)시키면 치료되는 것이다. 이처럼 중풍 시초에 쓸 수 있는 신효한 처방이 가미보해탕이다. 가미보해탕의 주장약은 보혈작용(補血作用)하는 적하수오, 보기작용(補氣作用)하는 백하수오, 치풍작용(治風作用)하는 오가피, 파극, 뇌로 올라가 정신을 맑히는 작용하는 천마이다. 도마뱀과 지네는 보양작용(補陽作用)을 하고, 백강잠은 살충작용(殺蟲作用)을 하며, 두꺼비와 전충은 풍독(風毒)을 다스리는 치풍작용(治風作用)을 한다. 중풍치료 할 때 술, 성관계, 돼지고기, 닭고기는 금기사항이다.

그리고 구안와사(口眼渦斜=안면신경마비)와 허로풍(虛勞風)에는 생강 3돈, 황태 1냥을 한데 두고 달인 물에 가미견정산을 하루 3번씩 식전에 복용한다. 초기 병에는 5첩, 장기 만성증에는 20첩, 1년 이상 경과된 경우는 약물

복용과 함께 중완과 관원에 왕뜸을 뜬다(김일훈, 신약, 인산가, 2000, 175p).

군밤, 말린밤은 중풍예방에 좋은 식품이다.

♠보해탕 재료

1. 술에 쪄서 말리기를 9번 한 적하수오 3돈, 백하수오 7돈, 오가피 3돈, 천마 2돈 반, 원지 · 백복신 · 석창포 · 구기자 · 당귀 · 천궁 · 진범 · 대파극(거심) 각 1돈 반, 강활 · 백강잠 · 우담남성 · 위령산 · 원방풍 각 1돈

2. A형과 B형은 발병초기 신열이 심하면 석고 1냥을 가미하다 열 내리면 제외한다. O형은 열심하면 석고 1냥 반을 가미하다 열 내리면 1돈 반씩 가미한다. AB형은 열에 따라서 위에 준한다.

♠가미보해탕 재료

1. 술에 적셔 쪄서 말리기를 9번 한 적하수오 · 백하수오 각 5돈, 오가피 3돈, 천마 · 원방풍 각 2돈, 원지 · 백복신 · 석창포 · 구기자 · 당귀 · 천궁 · 진범 · 대파극 · 강활 · 생강법제한 백강잠 · 우담남성 · 위령선 각 1돈에 석고를 혈액형에 따라 가미

2. B형과 AB형은 열이 40도 이상 극심할 때 석고 1냥 가미하고 2-3일 경과하여 열이 다소 내리면 석고5돈으로 줄이고 열이 모두 해열되면 석고 뺀다(열없이 석고 계속 사용하면 복냉증 발병). O형은 열이 극심할 때 석고 1냥 반을 가미하고 점차 석고 양을 줄이다가 열이 모두 해열되면 석고 2돈씩만을 가미한다. A형은 초기 극열할 때 석고 1냥을 가미하고 열 내리면 석고 빼고 약쑥 · 익모초를 각 1돈씩 가미한다.

♠전충 · 강잠 · 도마뱀의 생강법제법

생강을 가늘게 썰어 냄비나 프라이팬에 약1치(3센티 정도)가량 깔고 그 위에 전충 등 1근을 골고루 얹은 후 양재기 뚜껑 덮고 불 위에 얹으면 조금 후 생강이 약간 타들어가고 연기가 나는데, 생강이 반쯤 타들어가고 전충 등이 잘 쪄지면 전충 등을 골라 내고 탄 생강을 긁어 버린다. 다시 생강을 깔고 같은 방법으로 1번 더 쪄낸 다음 잘 말려서 쓴다. 도마뱀은 2번, 백강잠은 3번 쪄 말린다.

♠가미견정산 재료

원방풍 · 생강법제한 백부자 각 1돈 반, 생강법제한 벡강잠 · 강활 각 1돈, 백하수오 · 오가피 각 1돈, 생강법제한 전충 5푼, 생강법제한 초오 1돈을 하루용량으로 하되, 진성O형은 석고 1돈을 가미한다. 이들을 모두 한데 두고 분말하여 생강, 명태 끓인 물에 하루 3번씩 식사 전에 복용

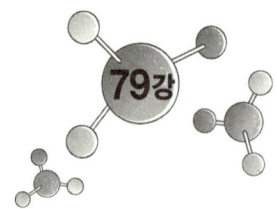

당뇨병

당뇨병 역사상 1926년은 매우 중대한 한해였다고 한다. 아벨이라는 사람이 순수결정체로서 췌장호르몬인 인슐린을 만들어낸 것이다. 이제 인류는 당뇨병의 고통에서 영원히 해방될 것이라고 기염을 토했다고 하지만 그 후 100년 가까이 지난 오늘날 당뇨병환자가 줄어들었는가? 오히려 인류의 3명 중 1명은 당뇨병환자라고 하지 않은가? 오늘날에도 당뇨병의 무슨 새로운 약을 발명했다는 얘기도 나오고, 인슐린을 자동으로 주입할 수 있는 도구가 우리나라에서 세계 최초로 발명되었다는 등의 얘기도 나오고 있지만, 역시 당뇨병환자는 나날이 늘어만 가고 있고, 당뇨병이 완쾌되었다는 얘기는 전혀 들어본 바가 없다. 인슐린이 당뇨병의 치료제가 아니라는 결론이다.

당뇨병의 원인을 인슐린부족이라고 보는 현대의학에서 부터가 잘못이다. 그것이 아니라 당뇨병의 원인은 영양과잉이다. 과거 못 살던 시대에는 당뇨병환자가 극히 드물었지만, 현대는 음식물이 넘쳐나다 보니 당뇨병환자가 점점 급격히 늘어만 가고 있다. 사람이 과식하게 되면 흡수된 과잉의 영양이 체내에 보유되어 여러 가지 장애가 생기기 때문에 당뇨로 배설해 버리는 것이다. 만일 췌장이 정상적으로 작동하여 인슐린을 분비하게 되면 당을 오줌으로 배설할 수가 없게 되므로, 췌장의 랑게르한스섬의 기능을 일시적으로 중지하여 백해무익한 영양을 오줌으로 배설하는 것이다. 당뇨는 병이 아니라 오히려 생명력의 작용인 것이다.

그런데 만일 인슐린을 인공적으로 주입하게 되면, 당뇨의 배설을 저지하므로 남아도는 영양의 당분이 지방으로 변하여 혈관과 심근(心筋)에 쌓이므로 동맥경화, 고혈압, 심근장애 등이 나타나게 된다. 당뇨병으로 인한 혼수사망은 줄어들지만, 동맥경화와 고혈압에 의한 뇌일혈 사망은 증가하는 것이다. 결국 인슐린주입은 당뇨병으로 인한 사망은 줄어들게 만들지만, 다른 병으로 인한 사망을 크게 증가시키게 된다. 당뇨병이나 고혈압의 원인이 영양과잉이므로 7일만 금식하면 당뇨병이든 고혈압이든 씻은 듯이 사라질 것이다.

당뇨병에 관한 인산 김일훈 선생의 설명을 들어보면, 당뇨병은 두부, 땅콩 등의 몇 가지 음식물을 오래 먹음으로써 생기는 경우가 많은데, 간수 속에는 비상, 수은, 양잿물원료 등 해로운 독 물질이 소량 함유되어 있어 이를 장복하면 혈관 내 독소가 쌓여 피를 만들어 간으로 보내주는 비선의 조직신경이 마비된다고 한다. 비선에서 피를 제대로 만들어 보낼 수 없게 되면 비장에서 당분을 흡수할 수 없어 소변 등을 통해 외부로 배설하게 되는데, 이렇게 되면 모든 독소는 심장화기(心臟火氣)와 결부되어, 독소를 함유한 이 심장화기가 폐(肺)를 범하면 조갈증(燥渴症)이 생기고 이를 오랫동안 방치하면 인후신경마비로 언어장애(言語障碍)가 발생한다. 이것이 상소이다(김일훈, 신약, 인산가, 2000, 176p). 심화(心火)가 비장(脾臟)을 범하면 원기가 쇠약해지는 허기증(虛氣症)이 생겨 늘 피로(疲勞)를 느끼는데 이를 중소라고 하며, 심화(心火)가 간(肝)을 범하면 시력감퇴(視力減退)되고, 신(腎)을 범하면 고혈압, 중풍, 결핵, 관절염, 신경통, 요통, 소경, 벙어리 등의 합병증을 일으키는데, 이를 하소라고 한다. 음식물주의를 잘하면 합병증은 20년 후에 나타나지만,

잘 못하면 10년 안에 합병증이 온다. 합병증으로는 고혈압, 저혈압이 가장 빨리 나타나는데, 당뇨병이 치료되지 않는 한 합병증은 결코 치료되지 않는 다고 한다(김일훈, 신약, 인산가, 2000, 177p).

결국 독소(毒素)가 폐를 침해하면 상소이고, 비장을 침해하면 중소이며, 간과 신을 침해하면 하소라는 것이다. 당뇨는 세월이 지나면서 먼저 폐에서 합병증이 생기고, 다음은 간에서 발생한다. 영양흡수를 맡은 비장은 폐의 어머니 격이므로, 비장의 탈은 반드시 폐의 손상을 부른다. 비장에서 당을 흡수하는데, 영양물을 과잉섭취하면 비장기능이 허약한 사람은 당을 완전히 흡수하지 못하므로 흡수 못한 나머지의 당은 대소변으로 배설된다. 이를 따라서 오장육부의 당도 모두 빠져나오므로 각종 합병증이 발생해서 생명을 잃는 것이다(김일훈, 신약, 인산가, 2000, 293 · 294p).

당뇨병 치료로는 음식을 가리지 않고 골고루 섭취하면서 적절한 운동을 하는 것이 당뇨병의 예방을 위해서나 치료를 위해서도 가장 좋다. 영양을 충분히 섭취하면서 운동력이 부족하면 유분(油分=기름)이 팽창하여 비신경의 둔화를 가져오므로 당뇨병이 되는 것이다. 운동선수 중에는 당뇨병환자가 적다(김일훈, 신약, 인산가, 2000, 177p).

또한 틈틈이 10일 이상 금식하면서 생채식과 죽염을 많이 먹는 것이 특효이다. 죽염을 많이 먹으면서 생진거소탕을 달여 먹으면 당뇨병에 신효(神效)하다. 그 외에도 1일2식 하면서 생수, 감잎차, 생채식, 해초식, 오트밀, 유황오리탕, 돼지내장탕, 쥐눈이콩, 죽염마늘환, 서목태죽염간장, 토종무, 생강감초탕 등을 많이 먹고, 운동으로 땀내면서 풍욕, 냉온욕, 모관운동,보건요양 6대 법칙, 하지유연법을 실행하고, 복부를 된장으로 찜질하고, 중완과 관원에 왕쑥뜸을 뜨는 것이 매우 좋다. 비만이 당뇨병의 원인으로 지적되기도 하므로 비만관리에도 신경 쓰는 것이 좋을 것이다. 비만을 줄인다는 의미가,

수술해서 몸 안의 지방덩어리를 강제로 뽑아내라는 것이 아니라는 것은 독자들도 잘 알 것이다. 특히 인산 선생은 옻이나 음양곽을 1년 정도 먹여 키운 염소나, 유황을 6개월 정도 먹여 키운 집오리도 당뇨병에 상당히 좋다고 했다(김일훈, 신약본초 전편, 인산가, 1999, 208p).

좀 더 구체적으로 살펴보면, 당뇨병의 통치방으로는 암탉 1마리에 인삼가루 1근을 다 먹인 뒤(닭 밥에 인삼가루를 섞어 먹인다) 말복 때 독사 20마리를 잡아 구더기내서 닭 1마리에 모두 먹인 후 잡아서 모두 달여 먹고 쓸개도 따로 떼서 먹는다. 총 5마리를 복용한다. 하소도 근치된다. 조갈당뇨인 상소는 생진거소탕을 복용하고, 허기당뇨인 중소는 백단향 1냥, 자단향 5돈, 백모근 5돈을 한데 넣고 달인 물에 죽염을 1돈씩 먹거나 된 찰밥으로 반죽해서 만든 죽염환(좀더 속효)을 50알씩 복용한다. 또는 들깨 1말과 속껍질, 뾰족 끝 제거하고 약간 볶은 살구씨 1되를 기름 짜서 아침저녁으로 식전에 복용한다. 피로당뇨인 하소는 중간크기의 흑염소에 약 1년간 음양곽과 인삼(밀기울을 약간 섞어서 먹임) 10근을 먹인 뒤에 이를 잡아서 복용한다. 먼저 생간과 피를 식전에 먹도록 하고, 다음 똥만 제거한 창자를 소금에 씻어서 삶아 먹는다. 나머지는 계속 삶아서 두고 먹는다(과식금물). 이는 상ㆍ중ㆍ하소의 공통치료도 된다(김일훈, 신약, 인산가, 2000, 178ㆍ179p).

이 외에도 서목태(약콩) 하루 반합을 물에 불려서 소나무절구에 찧어서 조석으로 빈속에 소나무로 만든 수저로 먹은 후 바로 토종계란 1개에 참기름 1숟갈 타서 마시는 것도 당뇨병에는 신효하고, 제니(=계로기=잔대) 10근, 산약 5근, 백모근 2근을 오래 달여 조청을 만들어 두고 가미생진거소탕 하루 1첩 달인 물에 조석으로 식전에 복용하되, 죽염환 15-25알을 겸복한다. 만일 극도로 쇠약한 환자라면 혈액형에 따라 A, AB, O형은 환갑 이전은 녹용 3돈, 환갑 이후는 녹용 5돈-1냥을 가미하고, B형은 인삼 1돈, 부자 1돈 5푼을 가미하되 식후에 복용한다. 중소·하소나 합병증은 중완, 기해, 관원에 9분 왕뜸 5000장을 뜨는 것이 좋다. 기타 깊은 산의 무와 배추로 김치, 깍두기를 담가 먹는 한편, 무 일부는 얇게 썰어 말린 것을 솥에 넣고 물 부은 뒤 오래 달여 엿 만들어 두고 먹는 것도 당뇨병에 좋다. 생동쌀(푸른 좁쌀)도 당뇨약이다.

금식 얘기만 하면 넌더리를 치는 사람도 있다. 금식은 죽어도 못하겠다는 것이다. 하지만 자꾸만 하다보면 10일 정도의 금식은 결코 어려운 일이 아니다. 누가 죽인다고 하면 아주 손쉽게 금식할 수 있다. 우리 세대는 죽어서 그냥 땅 속으로 들어가는 세대가 아니라 아마도 용광로 속으로 들어가는 세대일 것으로 믿는다. 금식해서 건강 찾고 행복하게 살 것인가, 아니면 병마에 시달리다가 가산(家産)을 몽땅 탕진한 후 용광로 속으로 들어가고 말 것인가를 생각하면서 기쁜 마음으로 금식하기를 소망한다.

♠생진거소탕 재료

천초·산약 각 1냥, 백모근·천화분 각 5돈, 석곡 3돈, 패모·연육 각 2돈, 현삼·맥문동(거심)·백작약·당귀·감국화·패란(없으면 택란으로 대용) 각 1돈, 불수(없으면 진피로 대용) 7푼, 황련 5푼

♠가미생진거소탕 재료

천초·산약 각 1냥, 백모근·천화분 각 5돈, 현삼·거심한 맥문동·백작약·당귀·감국화·패란(없으면 택란)각 1돈, 불수(없으면 진피) 7푼, 황련 5푼

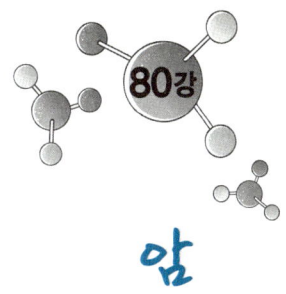

암

    암! 듣기만 해도 무섭지 않은가? 암은 정말 무서운 병이다. 수많은 사람들이 암으로 세상을 떠나기 때문이다. 암은 모든 질병의 황제이다. 암에 걸렸다는 말만 들어도 그 사람의 수명이 많이 단축된다는 얘기가 들릴 정도이다. 암의 원인에 대해서는 수많은 학설이 있지만, 대가들의 말을 종합해 보면 몸 안의 독극물이 그 원인이다. 다른 병들도 결국은 마찬가지겠지만, 몸 안의 독극물이 밖으로 배출되지 못하고 인체에서 가장 열악한 부분에 쌓이는 것이 암이라는 것이다. 결국 암은 몸 안의 독극물을 배출해 달라는 신호이기도 한 것이므로, 결국 암은 고마운 존재이기도 하다. 암에 걸리면 그 후로는 극도로 건강에 대해서 신경 쓰게 되기 때문이다.

    인산 김일훈 선생도 '피가 죽으면 독해진다. 죽은피는 독이 있다. 죽은피는 종처에 빨갛게 독이 쓰는데, 호흡으로 들어오는 외부의 독을 합성하게 되어 있다. 죽은피가 독을 일으키게 되면 신경은 자연히 둔해지고 심하면 마비된다. 신경이 마비되면 독이 갈 곳을 잃어 상처를 일으키는데, 핏줄이 통하지 못하므로 신경이 합선된다. 신경합선으로 독혈(毒血)이 핏줄로 자꾸 팽창해 가는 것이 암이다.' 라고 했는데, 이에 의할 때도 암의 원인은 사혈(死血＝죽은피) 또는 독극물이 되는 셈이다.

몸 안의 독극물이 암의 원인이라면 의아해하는 사람도 있을 것이다. 그렇게 독한 독극물이 우리 몸 안에 정말로 있다는 것이냐? 하는 것이다. 하지만 우리가 지나가는 지렁이에게 침을 뱉으면 지렁이 허리가 두 동강으로 뎅강 잘려 나갈 정도이고, 독사가 암환자를 물으면 그 독사는 암환자의 암독이 침입해서 죽어버린다고 하니, 인간의 독극물을 결코 우습게 볼 일이 아니다. 우리나라 허준의 동의보감에 의하면, 장례식장에 가면 반드시 소주 3잔을 마셔야 한다고 되어 있는데, 그 까닭도 사체(死體)의 독극물이 방문객의 인체에 침입하는 것을 소주가 막아주기 때문이라고 한다.

하지만 필자는 암을 두려워하지 않는다. 그래서 건강검진이나 암검진 같은 것도 전혀 받지 않는다. 암에 걸리지도 않겠지만, 암에 걸려도 스스로 치료하지, 병원 가서 수술하고 항암치료 받고 방사선치료 받고 하지는 않을 것이다. 몸 안의 독극물이 암의 원인이라면 몸 안의 독극물을 배출시키면 될 일이지, 암수술해서 칼로 암종을 떼어내 봤자 또다시 암에 걸릴 것이기 때문이다. 암에 걸렸다는 말 자체로도 극도로 심신의 건강상태가 열악한 상태에서, 수술하고 항암치료 받게 된다면 좀 더 빨리 재발되지 않겠는가? 암에 칼대면 온몸으로 확산된다는 신의(神醫)였던 인산 김일훈 선생의 말씀(김일훈, 신약본초 전편, 인산가, 1999, 417p)을 귀담아 들을 필요가 있을 것이다. 또한 '항암제라는 게 얼마나 무서운데, 그 사람들이 항암제 원료를 갖다놓고 분석하면 그건 즉사(卽死)하는 건 알고 있을 건데, 왜 오늘까지 이용하느냐?' 라고 했고, 또 '항암제는 극에 달하는 독(毒)이라! 누구든지 돈 버리고 죽지 않으려면, 암을 잘 고치는 사람이 돼서 병원을 찾지 않아야 할 것이다!' 고 했다(김일훈, 신약본초 전편, 인산가, 1999, 342・343p).

암종(癌腫)은 바로 그러한 독극물의 저장소이다. 쓰레기통이나 마찬가지이다. 집안에도 쓰레기통이 없으면 집안이 온통 지저분하고 불결하게 되듯이, 몸 안에도 독극물의 쓰레기통이 없으면 독극물이 온 몸으로 퍼져 좀 더 일찍 사망할지도 모른다는 생각 때문에, 우리 몸의 생명력은 독극물의 쓰레기통으로 암을 만들어 놓는 것이다. 따라서 문제는 암이 아니라 독극물이다. 몸 안의 독극물이 사라지면 암도 사라질 것이다. 그런데 독극물은 그대로 둔 채 암을 없애려고만 하려는 것은 문제이다. 쓰레기통에 쓰레기가 차면 쓰레기통의 쓰레기를 치워야 할 일이지, 쓰레기통을 통째로 내다버리는 것은 지혜롭지 못한 일이다.

이것은 여담이지만, 사실 인간은 누구나 하루에 5천개 정도의 암세포를 생산한다고 한다. 하지만 인간의 생명력과 면역력은 그러한 암세포를 잡아 죽이는 능력이 있기 때문에 대부분 암에 걸리지 않고 평생을 살아가는 것이다. 교통사고로 사망한 사람의 사체(死體)를 우연히 부검한 결과 몸 안에 암을 가지고 있는 것이 나타나는 경우도 허다하다고 한다. 그렇듯 인간은 암세포를 가지고 있으면서도 자신이 암환자라는 것을 모르면서 평생 행복하게 천수(天壽)를 누릴 수도 있다는 것을 알아야 한다.

의료기계의 발전으로 좀 더 작은 암종까지 발견하는 단계가 되면 많은 암수술이 이뤄질 수도 있는 것인데, 이는 반드시 재고해야 할 일이다. 벌써 미국 등 서구에서는 암수술을 극도로 자제하는 단계로 접어들었다는 점을 밝혀 둔다. 아마도 그것은 1985년 미국 국립암연구소 데비타 소장이 '항암제를 투여하는 화학요법은 아무런 효력도 없다' 라고 공언하였고, 1988년 미국 국립암연구소의 보고서 『암의 병인학』에서는 '항암제는 강력한 발암물질일 뿐이다' 라고 선언하였으며, 1990년 미국정부의 『OTA보고서』에서는 '암의 3대 치료법(수술.항암제.방사선)은 실패하였다' 고 인정했기 때문일 것이다(후나세순스케, 병원가지 않고 고치는 암치료법, 중앙생활사 2011, 182p). 따라서 '의사는 항암제 등으로 철저히 짓밟으니까, 암세포가 발견되지 않아도 만일을 위해서라며 항암제를 놓는다. 그래서 연간 33만 명 이상 죽는 것이다. 이것을 멈추면 1/3 정도는 금방 살릴 수 있다. 약 10만 명은 구할 수 있다. 정말 큰 숫자다(후나세순스케, 병원가지 않고 고치는 암치료법, 중앙생활사, 2011, 193p).' 라는 말이 더 이상 나오지 않도록 의사들은 각별히 노력해야 할 것이다.

우리나라 인산 김일훈 선생도 '시원찮은 목사나 중 말은 듣는데 죽을 사람 가르쳐주면 살릴 수 있는 각자(覺者)의 말은 안 들어! 나는 이름 없는 사람인데, 이름난 박사들 찾아가서 죽고 말아! 내가 살려주지 않는 것이 아니라 제가 죽을 데를 찾아가서 죽는 거라! 태양보다 더 밝은 지혜가 가르쳐주는 건 외면하고 약국 가서 살인약 사먹고, 암이면 얼른 칼 대서 짤라 버리고, 또 항암제가 최고로 무서운 살인약 아닌가? 그런 살인약을 먹고 어떻게 살겠는가? 그걸 돈 주고 사먹는다. 살인하고 돈 받아먹는 것이 이 세상이다(김일훈, 신약본초 후편, 인산가, 2009, 332p).' 라고 했고, '항암제가 상상도 못할 살인약인 줄은 누구도 알겠고, 그걸 사용하는 사람보고 너는 얼마씩이나 맞아봤느냐고 물어보시오! 그 사람들은 한 대 맞은 사람이 그 중에 없어요! 그 단위가 높은 항암제 주사약을 누구도 살에다 한 방울 떨궈 봐요! 청강수(염산) 떨어져 타는 거와 항암제 주사약 떨어져 타는 것이 어느 쪽이 더 강한가? 그걸 사람한테 이용해! 아무리 죽을 사람이라고 해도 그렇게 죽이는 것이 당연히 옳다고 보면, 그것도 뭐 내가 골속에 물이 좀 찼다고 봐요! 그 쓸개에도 물이 좀 들어갔고! 안 그러면 그럴 수 없어요!(김일훈, 신약본초 전편, 인산가, 1999, 807p).' 라고 했다.

〈생명의학〉에서의 암을 치료하는 방법은 틈틈이 금식하면서 소식하고, 생수, 생채식, 감잎차, 해초식, 죽염, 죽염마늘환, 홍화씨, 마그밀, 오트밀, 민들레, 유황오리탕(암에는 특히 알낳는 암오리가 좋다), 쥐눈이콩, 밭마늘, 건칠피, 유근피, 유피밤떡, 유피국수 등을 많이 먹는다. 풍욕, 냉온욕, 6대 법칙을 실행한다. 특히 풍욕은 니시의학에서 가장 강조하는 암치료법이므로 반드시 실행하기 바란다. 9회죽염이나 서목태죽염간장을 먹고 바르는 것도 좋고, 군마늘을 죽염 찍어서 장복하는 것도 좋으며, 환부에는 마늘뜸을 하는 것이 좋다.

모든 암에 죽염과 계란고백반을 5:1이나 10:1 비율로 섞어서 복용하는 것도 신효하다(김일훈, 신약본초 전편, 인산가, 1999, 511p). 또한 무 100근을 채 썰어서 죽염 10근 넣어 짜게 절굴 때, 백개자 오래 구워서 분말한 것, 살구씨 오래 구워서 분말한 것, 누룩 볶아서 분말한 것, 맥아 오래 볶아서 분말한 것, 산조인 검게 볶은 것, 생강·마늘 찧어서 각각 3.5근을 넣고 하루 동안 절군 후에 부지런히 퍼먹으면 모든 암 특히 위암, 위궤양에 좋고, 화공약독의 해독에도 좋으며 여성의 산후병(産後病)에도 좋다(김일훈, 신약본초 전편, 인산가, 1999, 520p). 하지만 뭐니 뭐니 해도 예방책보다 더 좋은 것은 없다. 〈57강 생명의학에서의 건강장수의 길〉을 실천한다면 암에 걸릴 확률은 전혀 없다. 1주1일 금식과 손발끝따주기는 암의 예방책으로서도 매우 훌륭하다.

이 글이 마무리되어 가던 2012년 말쯤 밤9시뉴스에서 이런 보도가 있었다. '사람이 이 세상에 태어나서 죽을 때까지 암에 걸릴 확률은 38%에 달한다' 는 내용이다. 참으로 놀랄만 하지 않은가? 내가 어렸을 때만 해도 세상에 암이라는 것이 거의 없었다. 불과 수십 년이 지난 오늘날 암의 발병률이 수만 배로 급상승된 것이다. 그렇다면 앞으로는 또 어떤 괴질(怪疾)이 어떻게 우리 인류를 괴롭힐지 상상할 수도 없게 되었다. 왜 그런 일이 벌어질까? 우선, 의료기계의 발달이 크게 영향을 미쳤을 것이다. 과거에는 암덩어리가 자기 주먹만 해야 암이라는 것을 알았는데, 최근에는 1센티가 되지 않아도 발견할 수 있는 기계들이 발명되어 있지 않은가? 과거에는 죽을 때까지 자기가 암환자라는 사실도 모른 채 천수를 누리기도 했지만, 최근에는 암의 조기검진제도가 도입됨으로써, 일상 생활하는데 전혀 장애가 없는데도 불구하고 암진단을 받은 후 생사(生死)를 건 투쟁을 시작하게 된다. 암수술 후 5년 생존율이냐, 10년 생존율이냐에 대해서 말들이 많지만, 1센티짜리 꼬마 암이 주먹만 한 크기로 자라기 위해서는 수십 년이 필요할지도 모르는 일이다. 생활습관을 다소 고치기만 해도 죽을 때까지 그렇게 크지 않을 수도 얼마든지 있을 것이다. 그냥 놔둬도 될 것을 고연히 건드려서 더더욱 힘들어지는 것은 아닐까 심사숙고해야 할 일이다. 거기에 더하여 병원에라도 한번 가면 엑스레이다, MRI검사다 해서 얼마나 많은 방사능을 인체에 주입하는가? 독자분들은 그래도 괜찮다고 생각하는가? 아무튼 그런 저런 이유로 필자는 공짜로 암검진 받으라는 것도 절대로 받지 않는다. 아예 병원이나 약국 근처에도 얼씬거리지 않는다.

둘째로는 현대산업사회의 발달로 말미암아 우리 주변의 물, 공기, 논, 밭, 음식, 바다 등이 온통 독극물로 오염되었기 때문이다. 예컨대 논의 흙이 정상적인 흙이 아니다. 농약떡이라고 표현해야 옳을 것이다. 인류가 살아간다는 자체가 독극물흡수과정일 뿐인 세상이 된 것이다. 독극물을 흡수하지 않으려면 빨리 저 세상으로 떠나 버려야 한다. 깊은 산속에서 나 홀로 자연과 더불어 살지 않는 한, 독극물을 흡수하되 그 흡수된 독극물을 해독하는 방법을 철저히 연구하지 않으면 안 된다. 〈생명의학〉은 그 방법을 제시하고 있다.

셋째로는 인간의 이기심과 탐욕을 들지 않을 수 없다. 자기만 잘 살면 되고 남을 배려하는 마음이 없다보니 고춧가루에 농약을 타기도 하고, 가축을 기를 때도 비좁은 공간에 쳐들어 막아 놓고서 수많은 항생제(抗生劑)나 생장제(生長劑)를 먹이고 주사 놓기도 하는 것이다. 6개월 이상 키워야 하는 가축들이 1-2개월 만에 시판되기도 하지 않는가? 그런 것들은 가축이 아니라 그저 독극물이라고 표현해야 옳을 것이다. 사람들이 그런 것들을 먹고서 암이나 괴질에 걸리지 않는다면 그것이 오히려 이상한 일에 속한다. 먹는 것에 따라서 물질이 구성되는 것 아닌가? 산삼 씨를 가져다가 동네 밭에 심어놓고 일반 야채 키우듯이 하면 산삼효과가 나겠는가? 아마도 산삼이 재배되기도 어렵겠지만, 설령 재배된다고 하더라도 깊은 산속 산삼의 만분의 1도 효력이 없을 것이다.

불과 얼마 전까지만 해도 사람이 암에 걸릴 확률이 3명에 1명꼴, 즉 33%라고 했었다. 그러나 이제 3명에 1명꼴 시대는 이미 지나버렸다. 5명에 2명꼴 시대로 들어온 것이다. 정신을 똑바로 차리지 않으면 안 될 시대인 것이다. 이하에서는 기타의 암치료법에 대해서 정리해 본다.

❶ 100년 넘은 산삼, 2치 넘는 녹용, 오핵단, 삼보주사약은 최고의 항암약이지만, 과도히 고가라든가 제조에 어려움이 많은 등으로 여기서는 설명을 생략했다. 하루빨리 그들 항암약이 상용화되기를 소망한다.

❷ 오리새끼 사다가 보리밥 식혀서 유황:인삼=3:1 비율로 유황 3근, 인삼 1근을 먹여 키워서 달여 먹는다.

❸ 백반 · 명반 · 녹반(=가장 좋은 명반) 1근을 안팎으로 24시간 깨끗이 구워서 빻아가지고 오골계란 흰자위 13개에 낮에 햇빛에 놓고 반죽하면 고열이 나는데, 그것을 죽염 1숟갈에 적은 양을 타서 복용한다.

❹ 마늘뜸으로 마늘의 끓는 물이 종처(腫處)에 닿으면 최고의 항암약이다.

❺ 약염소, 약돼지, 약개 푹 고아서 환약(보조약)만들어 죽염(주장약)과 함께 복용한다.

❻ 웅담 1푼을 소주타서 마시고, 30분 후 천마탕 달인 물에 경명주사가루 5푼 타서 마신 후 솔잎땀을 낸다.

❼ 치공주사법이다. 죽염을 차 1숟갈씩 입에 물고 있다가 뱉기를 계속한다.

❽ 혈관주사법(=血淸주사법)이다. 유근피 1근 반(900g)을 물 5승(9리터)넣고 은은한 불에 20시간 달여 약물의 양이 반되(0.9리터)되면 유근피 걷어 내고 죽염 250그램 타서 녹인 후 저어서 고운 광목천에 3회 걸러서, 이 물을 소형 주사기에 2cc가량 넣어서 환부의 상하좌우 4센티 가량 4곳에 3일에 1회 혈관주사 한다.

❾ 죽염을 먹고 주사하면서 집오리에 포공영, 금은화, 유근피 넣고 달여 먹는다.

❿ 집오리 2마리에 다슬기 5되, 마늘 2접, 대파 넣고 달여 먹는다.

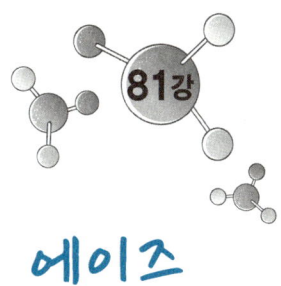

에이즈

에이즈는 후천성면역결핍증(後天性免疫缺乏症) 또는 음저창(陰疽瘡)이라고도 하는데, 인간 면역결핍바이러스에 의하여 면역 세포가 파괴됨으로써 인체의 면역능력이 극도로 저하되어, 병원체에 대하여 무방비 상태에 이르게 되는 병이다. 혈액, 정액, 질의 점액 등을 통해 감염되며 일정한 잠복기를 거친 후 증세가 나타난다. 가장 흔한 증상은 피부에 진한 청색의 발진이나 적갈색 반점이 나타나는 것 등이다.

에이즈는 1981년 미국 캘리포니아 주의 로스앤젤레스에서 최초로 확인된 바 있다. 처음에 미국에서 발견된 에이즈 환자들은 대부분 남성 동성연애자들과 정맥주사를 사용하는 마약중독자들이었다. 동성연애자들은 성 접촉을 통해, 그리고 마약중독자들은 오염된 주사바늘을 함께 사용함으로써 바이러스에 감염되었다. 그 후로 급속도로 팽창되어 유엔에이즈퇴치계획(UNAIDS)과 세계보건기구(WHO)가 펴낸 연례보고서에 의하면, 1999년 12월 현재 전 세계적으로 에이즈 환자의 수는 4,000만 명 이상이나 되며, 그 중 2,000만 명이 사망했다. 에이즈 감염자의 약 33%는 15~24세의 청소년층이며, 성인 사망자 240만 명 중 여성이 110만 명으로 집계돼 젊은 층과 여성층이 에이즈에 취약한 것으로 드러났다. 지역별로는 아프리카·아시아 등의 빈곤국가에서 에이즈 확산 속도가 빠른데, 특히 사하라 사막 이남 아프리카 지역의 경우 보츠와나를 비롯한 일부 국가는 임산부의 감염률이 30%를 웃도는 것으로 나타났다. 아시아의 경우 발병 빈도가 높은 지역은 남아시아와 동남아시아 지역으로, 전 세계의 감염자 중 약 20%가 이곳에 거주하고 있다. 한국의 경우 1999년 말 현재 3,800명이 에이즈에 감염된 것으로 나타났다.

에이즈를 막을 수 있는 백신이나 치료법은 아직까지 개발되지 않았다. 예방 노력은 주로 금욕이나 일부일처제, 콘돔사용 및 그 밖의 안전한 섹스 방법과 같은 성행위의 변화에 치중하고 있는 실정이다. 필자 역시 에이즈에 대해서는 잘 알지도 못하고, 또한 에이즈 환자를 한 번도 만나보지도 못했으며, 당연히 임상경험도 전혀 없다. 아마도 환자들이 들어 내놓고 치료하지 않으려는 성향 때문이기도 할 것이다. 하지만 여기서는 우리나라 인산 김일훈 선생이 제시했던 3가지 방법을 소개한다. 탁월한 임상결과를 갖고 있는 방법이므로 참고하기 바란다.

첫째는 유근피(榆根皮=느릅나무 뿌리껍질) 충분한 분량을 날 것으로 찧어 환부에 붙이고, 1천년 가량 된 옛 기왓장을 불에 달구어 유근피 위에 대고 찜질하는 것이다. 몹시 귀찮은 방법임에는 틀림없겠지만, 아무리 심한 증세라도 꾸준히 계속하면 50일쯤이면 대개 완치된다고 하므로 믿음을 갖고 치료해보기 바란다. 환락의 끝에 이루는 병은 생각보다 훨씬 더 처참하다는 말씀도 겸했다(김일훈, 신약, 인산가, 2000, 69p).

둘째는 기해와 관원에 왕쑥뜸을 뜨는 방법이다. 또는 15분 왕쑥뜸을 단전에 하루 15장씩 나을 때까지 뜨라고 했다(김일훈, 신약본초 전편, 인산가, 1999, 166·167p). 단전왕뜸 100일이면 완쾌되고 6년이면 재발과 후유증도 없이 정력도 좋아진다고 했다.

셋째는 집오리에 금은화, 생강, 감초와 에이즈의 주장 3약(석위초, 호장근, 통초)과 오미자 같은 생산약(生山藥)과 유근피 같은 콩팥약을 가미해 달여서 국물을 먹는 방법이다.(김일훈, 신약본초 전편, 인산가, 1999, 553·738p). 거기에 더해서, 백반이나 청색녹반 600g을 24시간 구워서 태운 후, 토종 오골계의 계란 13개의 흰자위를 넣고 쇠주걱이나 나무주걱 같은 것으로 반죽하여 식은 후 분말해서, 죽염과 그 백반분말이나 녹반분말을 백반은 5:1, 녹반은 15:1 비율로 섞어 캡슐에 넣고 식전, 식후에 한 알씩 하루 6알을 먹다가 며칠 후부터 하루 10알씩 먹어도 되는데, 그것이 에이즈의 신약이라고 했다(김일훈, 신약본초 전편, 인산가, 1999, 553·554p). 또한 그것을 먹고 그것으로 관장하면서 페니실린 주사기로 음부 3-4곳에 1cc나 2cc 주사하는 것도 좋다고 했다(김일훈, 신약본초 전편, 인산가, 1999, 706p).

당뇨 기적의 완치

아는 만큼 극복되는 당뇨!
원리만 알면, 반드시 예방되고 반드시 치료된다.

심장병, 뇌졸중, 실명, 심부전, 치매 등 합병증이 나타났을때는 이미 늦어, 이책은 체계적으로 알기쉽게 당뇨를 소개하면서 정상적인 삶을 유지할 수 있는 당뇨 극복법을 제시한 책!

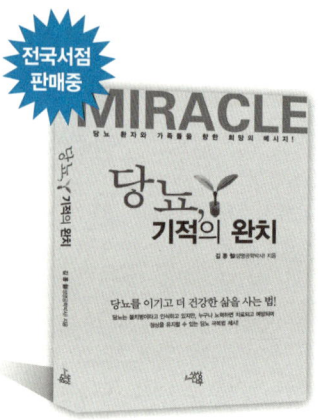

삼상나무 | 김동철(생명공학박사) 지음
232쪽 | 12,000원

인터넷주문 | www.sspark24.com

당뇨 환자와 가족들을 향한 희망의 메시지!

제3세대 당뇨병 제품은 5장 6부의 기능을 정상화함은 물론이고, 제2세대 원인으로 막힌 베타세포 구멍을 뚫어서 통하게 하면서 다시 이 구멍이 막히지 않도록 하는 것이 마지막 단계라고 하겠다. 이렇게 되면 당뇨병은 근본적으로 퇴치되는 것이다.

당뇨치료의 새로운 패러다임, NTB-A추출물

NTB-A추출물은 천연의 자연식물 30여가지를, 특수 나노기술을 이용하여 추출하고 건조하여 분말형태로 만든 원료이다. 황기, 누에, 산약, 사삼(더덕), 꾸지뽕, 갈근(칡뿌리), 숙지황, 옥수수수염, 백모근 등의 원료를 과학적으로 잘 배합하였기 때문에 체질에 관계없이 누구나 섭취가 가능하다. 단순히 당뇨에 좋다고 하는 성분들을 모아서 추출한 것이 아니라 정량적으로 배합하고 처방화하여 구성한 것이다.

사례. 20대 같다는 말 실감나 바로 이런 것!

가톨릭대 김 모 교수님(남, 50세)은 3개월 섭취 후 정상혈당을 유지하면서 완전히 옛날로 회복되었다. 대부분의 당뇨 환자들은 신장의 염증으로 인한 발기부전 합병증세로 부부 관계를 거의 할 수 없는 경우가 많은데, NTB-A추출물은 신장의 염증을 해소하여 문제점을 개선해주기 때문이다.

10여 년 전부터 고혈압과 당뇨병으로 내과전문의 치료를 받으며 NTB-A를 5개월째 복용해 오고 있는 65세 남자로 NTB-A를 병원약과 함께 아침저녁으로 3개월째 복용 후, 병원에서 식후 2시간 혈당 수치가 108로 검사결과가 나와 양호하다는 소견을 받았습니다. 의사에게는 NTB-A 복용한 사실을 말하지 않고 4개월 후 혈액검사를 하였더니 당화혈색소가 6.0으로 양호한 결과 수치가 나왔고 현재도 양호한 상태를 유지하고 있습니다. 병원약만을 먹었을 때는 종종 저혈당 증상으로 고생을 했는데, 지금은 공복이나 운동 후에 땀을 많이 흘려도 저혈당 증상이 나타나지 않습니다.
당뇨병으로 고생하시는 분들에게 희망이 될 수 있는 NTB-A를 추천합니다.

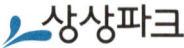